全国中医药行业高等教育"十三五"规划教材

全国高等中医药院校规划教材（第十版）

医药人力资源管理

（新世纪第二版）

（供管理学专业用）

主　编

曹世奎（长春中医药大学）

副主编

罗中华（甘肃中医药大学）　　熊季霞（南京中医药大学）

崔瑞兰（山东中医药大学）　　王　毅（成都中医药大学）

张丽莉（辽宁中医药大学）

编　委（以姓氏笔画为序）

孙敦振（江西中医药大学）　　杜　娟（安徽中医药大学）

李　轩（长春中医药大学）　　李　惠（天津中医药大学）

唐昌敏（湖北中医药大学）　　曾雪璐（黑龙江中医药大学）

学术秘书

王军永（江西中医药大学）

中国中医药出版社

· 北 京 ·

图书在版编目（CIP）数据

医药人力资源管理/曹世奎主编 . —2 版 . —北京：中国中医药出版社，2017.5（2023.1重印）

全国中医药行业高等教育"十三五"规划教材

ISBN 978 – 7 –5132 –3934 –9

Ⅰ . ①医…　　Ⅱ . ①曹…　　Ⅲ . ①医药卫生人员 – 人力资源管理 – 中医药院校 – 教材

Ⅳ . ①R192

中国版本图书馆 CIP 数据核字（2016）第 317828 号

中国中医药出版社出版

北京经济技术开发区科创十三街 31 号院二区 8 号楼
邮政编码　　100176
传真　　010 – 64405721
河北省武强县画业有限责任公司印刷
各地新华书店经销

开本 850 ×1168　1/16　印张 19.5　字数 486 千字
2017 年 5 月第 2 版　2023 年 1 月第 4 次印刷
书　号　ISBN 978 – 7 –5132 –3934 –9

定价　55.00 元
网址　www. cptcm. com

服务热线　010 –64405510
购书热线　010 –89535836
微信服务号　zgzyycbs

微商城网址　https://kdt. im/LIdUGr
官方微博　http://e. weibo. com/cptcm

天猫旗舰店网址　https://zgzyycbs. tmall. com

全国中医药行业高等教育"十三五"规划教材

全国高等中医药院校规划教材（第十版）

专家指导委员会

名誉主任委员

王国强（国家卫生计生委副主任　国家中医药管理局局长）

主 任 委 员

王志勇（国家中医药管理局副局长）

副 主 任 委 员

王永炎（中国中医科学院名誉院长　中国工程院院士）

张伯礼（教育部高等学校中医学类专业教学指导委员会主任委员
　　　　天津中医药大学校长）

卢国慧（国家中医药管理局人事教育司司长）

委　　　　员（以姓氏笔画为序）

王省良（广州中医药大学校长）

王振宇（国家中医药管理局中医师资格认证中心主任）

方剑乔（浙江中医药大学校长）

左铮云（江西中医药大学校长）

石　岩（辽宁中医药大学校长）

石学敏（天津中医药大学教授　中国工程院院士）

卢国慧（全国中医药高等教育学会理事长）

匡海学（教育部高等学校中药学类专业教学指导委员会主任委员
　　　　黑龙江中医药大学教授）

吕文亮（湖北中医药大学校长）

刘　星（山西中医药大学校长）

刘兴德（贵州中医药大学校长）

刘振民（全国中医药高等教育学会顾问　北京中医药大学教授）

安冬青（新疆医科大学副校长）

许二平（河南中医药大学校长）

孙忠人（黑龙江中医药大学校长）

孙振霖（陕西中医药大学校长）

严世芸（上海中医药大学教授）

李灿东（福建中医药大学校长）

李金田（甘肃中医药大学校长）

余曙光（成都中医药大学校长）

宋柏林（长春中医药大学校长）

张欣霞（国家中医药管理局人事教育司师承继教处处长）

陈可冀（中国中医科学院研究员　中国科学院院士　国医大师）

范吉平（中国中医药出版社社长）

周仲瑛（南京中医药大学教授　国医大师）

周景玉（国家中医药管理局人事教育司综合协调处处长）

胡　刚（南京中医药大学校长）

徐安龙（北京中医药大学校长）

徐建光（上海中医药大学校长）

高树中（山东中医药大学校长）

高维娟（河北中医学院院长）

唐　农（广西中医药大学校长）

彭代银（安徽中医药大学校长）

路志正（中国中医科学院研究员　国医大师）

熊　磊（云南中医药大学校长）

戴爱国（湖南中医药大学校长）

秘　书　长

卢国慧（国家中医药管理局人事教育司司长）

范吉平（中国中医药出版社社长）

办公室主任

周景玉（国家中医药管理局人事教育司综合协调处处长）

李秀明（中国中医药出版社副社长）

李占永（中国中医药出版社副总编辑）

全国中医药行业高等教育"十三五"规划教材

编审专家组

组　长
王国强（国家卫生计生委副主任　国家中医药管理局局长）

副组长
张伯礼（中国工程院院士　天津中医药大学教授）

王志勇（国家中医药管理局副局长）

组　员
卢国慧（国家中医药管理局人事教育司司长）

严世芸（上海中医药大学教授）

吴勉华（南京中医药大学教授）

王之虹（长春中医药大学教授）

匡海学（黑龙江中医药大学教授）

刘红宁（江西中医药大学教授）

翟双庆（北京中医药大学教授）

胡鸿毅（上海中医药大学教授）

余曙光（成都中医药大学教授）

周桂桐（天津中医药大学教授）

石　岩（辽宁中医药大学教授）

黄必胜（湖北中医药大学教授）

前　言

为落实《国家中长期教育改革和发展规划纲要（2010-2020 年）》《关于医教协同深化临床医学人才培养改革的意见》，适应新形势下我国中医药行业高等教育教学改革和中医药人才培养的需要，国家中医药管理局教材建设工作委员会办公室（以下简称"教材办"）、中国中医药出版社在国家中医药管理局领导下，在全国中医药行业高等教育规划教材专家指导委员会指导下，总结全国中医药行业历版教材特别是新世纪以来全国高等中医药院校规划教材建设的经验，制定了"'十三五'中医药教材改革工作方案"和"'十三五'中医药行业本科规划教材建设工作总体方案"，全面组织和规划了全国中医药行业高等教育"十三五"规划教材。鉴于由全国中医药行业主管部门主持编写的全国高等中医药院校规划教材目前已出版九版，为体现其系统性和传承性，本套教材在中国中医药教育史上称为第十版。

本套教材规划过程中，教材办认真听取了教育部中医学、中药学等专业教学指导委员会相关专家的意见，结合中医药教育教学一线教师的反馈意见，加强顶层设计和组织管理，在新世纪以来三版优秀教材的基础上，进一步明确了"正本清源，突出中医药特色，弘扬中医药优势，优化知识结构，做好基础课程和专业核心课程衔接"的建设目标，旨在适应新时期中医药教育事业发展和教学手段变革的需要，彰显现代中医药教育理念，在继承中创新，在发展中提高，打造符合中医药教育教学规律的经典教材。

本套教材建设过程中，教材办还聘请中医学、中药学、针灸推拿学三个专业德高望重的专家组成编审专家组，请他们参与主编确定，列席编写会议和定稿会议，对编写过程中遇到的问题提出指导性意见，参加教材间内容统筹、审读稿件等。

本套教材具有以下特点：

1. 加强顶层设计，强化中医经典地位

针对中医药人才成长的规律，正本清源，突出中医思维方式，体现中医药学科的人文特色和"读经典，做临床"的实践特点，突出中医理论在中医药教育教学和实践工作中的核心地位，与执业中医（药）师资格考试、中医住院医师规范化培训等工作对接，更具有针对性和实践性。

2. 精选编写队伍，汇集权威专家智慧

主编遴选严格按照程序进行，经过院校推荐、国家中医药管理局教材建设专家指导委员会专家评审、编审专家组认可后确定，确保公开、公平、公正。编委优先吸纳教学名师、学科带头人和一线优秀教师，集中了全国范围内各高等中医药院校的权威专家，确保了编写队伍的水平，体现了中医药行业规划教材的整体优势。

3. 突出精品意识，完善学科知识体系

结合教学实践环节的反馈意见，精心组织编写队伍进行编写大纲和样稿的讨论，要求每门教材立足专业需求，在保持内容稳定性、先进性、适用性的基础上，根据其在整个中医知识体系中的地位、学生知识结构和课程开设时间，突出本学科的教学重点，努力处理好继承与创新、理论与实践、基础与临床的关系。

4. 尝试形式创新，注重实践技能培养

为提升对学生实践技能的培养，配合高等中医药院校数字化教学的发展，更好地服务于中医药教学改革，本套教材在传承历版教材基本知识、基本理论、基本技能主体框架的基础上，将数字化作为重点建设目标，在中医药行业教育云平台的总体构架下，借助网络信息技术，为广大师生提供了丰富的教学资源和广阔的互动空间。

本套教材的建设，得到国家中医药管理局领导的指导与大力支持，凝聚了全国中医药行业高等教育工作者的集体智慧，体现了全国中医药行业齐心协力、求真务实的工作作风，代表了全国中医药行业为"十三五"期间中医药事业发展和人才培养所做的共同努力，谨向有关单位和个人致以衷心的感谢！希望本套教材的出版，能够对全国中医药行业高等教育教学的发展和中医药人才的培养产生积极的推动作用。

需要说明的是，尽管所有组织者与编写者竭尽心智，精益求精，本套教材仍有一定的提升空间，敬请各高等中医药院校广大师生提出宝贵意见和建议，以便今后修订和提高。

国家中医药管理局教材建设工作委员会办公室

中国中医药出版社

2016 年 6 月

编写说明

21 世纪是一个以知识为主宰的时代，人力资源与知识资本优势的独特性成为组织重要的核心技能，没有优秀的人力资源，就没有卓越的组织。人力资源的价值成为衡量组织核心竞争力的标志。因此，人力资源与人力资源管理越来越受到重视，人力资源管理也被提到战略管理的高度，医药院校开设的管理学等专业也多把人力资源管理作为核心课程。目前，国内人力资源管理教材种类众多，但总体来说，有的过于强调理论的系统性，实践应用性不强；有的过于强调实践操作性，理论体系不够完整；有的虽然在理论与实践平衡方面下了功夫，但缺乏行业背景和特点。医药行业包括医药生产企业、医药流通企业、医疗器械企业、医院等诸多机构，无论是业务工作还是人力资源管理工作，均具有较为突出的特点，这就要求医药行业的管理类人才，既要掌握较为完整的人力资源管理知识，又要熟悉医药行业的特点和文化背景。本教材正是基于上述认识和目的，根据《国家中长期人才发展规划纲要（2010—2020 年)》和国务院《中医药健康服务发展规划（2015—2020 年)》的精神，在国家中医药管理局教材建设工作委员会宏观指导下，由国家中医药管理局教材建设工作委员会办公室组织建设，全面贯彻党的教育方针，以服务人才培养为目标，以使用对象的需求为指导，实施精品战略，注重突出医药行业人力资源管理的特色，发挥教材在提高人才培养质量中的基础性作用，旨在体现医药行业特色和管理类人才的培养规律，注重理论与实践相结合，体现应用性的特点。

本教材的编写坚持与时俱进的原则，在新世纪全国高等中医药院校规划教材的基础上，对原有各章的内容进行了适当的调整，删减了一些章节和内容，增加了员工激励、职业生涯管理、人力资源管理前沿三章新内容，并重点对案例进行了修订，增补了大量反映人力资源管理新观念、新方法、新进展的医药特色案例，使本教材的内容更加丰富，结构更加合理，重点更加突出，案例更加鲜活。

本教材的主要特点：一是医药行业特色更加突出。教材紧密结合医药生产企业、医药流通企业、医院等医药行业人力资源管理的实践，所选案例主要来自于医药行业。二是理论体系完整、合理。教材结合医药院校特别是中医药院校相关专业的实际，设置了人力资源管理导论，人力资源战略与规划，工作分析与工作设计，员工招聘，员工培训，绩效管理，薪酬福利管理，员工激励，职业生涯管理，劳动关系管理，人力资源管理前沿共 11 章内容，根据中医药院校本课程的教学安排，本着理论体系够用的原则，比较系统地介绍了人力资源管理的基本理论。三是注重突出案例教学。教材注重实践应用导向，弥补了以往结构式课堂讲授的不足，重视采用"亲验性"（应用性、实践性、操作性）教学。案例教学旨在提高学生分析问题、解决问题的能力，与理论知识传授相得益彰，对于人力资源管理这样实践性较强的学科，案例教学就显得更加重要。本教材每一章都设有导入案例，让学生带着问题进入新内容的学习；每一章正文都比较系统地介绍了人力资源管理的相关知识和理论，使导入案例提出的问题得到解答；

每一章篇尾设置有案例分析，概述一个或多个综合性的案例，通过综合运用该章的理论知识详细分析这一案例，使学生对本章知识有个巩固提高的过程。这些环节的设置旨在提高学生运用人力资源管理的知识和理论分析、解决问题的能力，达到学以致用的目的。四是注重创新性。在内容方面吸收了人力资源管理最新的理论和应用成果，并通过"知识链接""案例链接"等多种形式，帮助学生更好地理解所学的理论知识。我们相信，本教材一定会给使用者新的启迪和思考。

本教材由长春中医药大学曹世奎担任主编，高等中医药院校从事人力资源管理教学的一线教师参与编写。第一章由曹世奎编写，第二章由孙敦振、唐昌敏编写，第三章由熊季霞编写，第四章由王毅编写，第五章由张丽莉编写，第六章由崔瑞兰编写，第七章由罗中华编写，第八章由杜娟编写，第九章由曾雪璐编写，第十章由曹世奎、李轩编写，第十一章由李惠编写，王军永负责本教材的文字修改和校对。

本教材在编写过程中，参考和借鉴了国内外一些专家、学者的理论和观点，在此向他们致以诚挚的谢意！借此机会，向新世纪全国高等中医药院校规划教材《医药人力资源管理学》编委会为本教材编写奠定的良好基础表示衷心的感谢！

教材编写过程中，全体编写人员付出了辛劳，竭尽全力旨在编出高质量的教材，若有不足，请专家、学者和师生提出宝贵意见，以便再版时修订提高。

《医药人力资源管理》编委会

2016 年 8 月

目 录

第一章　人力资源管理导论

学习目标

1. 掌握人力资源、人力资本、人力资源开发、人力资源管理的概念；传统人事管理与现代人力资源管理，以及人力资源与人力资本之间的区别与联系。

2. 熟悉人力资源、人口资源、劳动力资源与人才资源之间的关系；人力资源管理的基本原理、角色定位与职责分担。

3. 了解人力资源的特征、人力资源管理的演变过程与现代人力资源管理的发展趋势；医药行业人力资源管理的现状及存在的问题。

【导入案例】

福康制药股份有限公司的"人事"问题

福康制药股份有限公司位于长江三角洲，是它的董事长兼总经理林一国于7年前创办的，专门生产抗生素、营养素之类的产品。从一开始，公司的做法就是大胆放权，各车间主任和科室负责人都各自包下自己部门的人事职能，对自己手下的人，从招聘、委派、考核、升迁、奖惩都由他们自己说了算，公司领导基本不过问。

经过7年发展，公司规模扩大到540多人，业务也复杂起来。林总发现当初那几年全公司"一个和睦大家庭"的气氛消退了，近两年员工士气在不断下降。班子开会研究，一致决定，应该专门设一个管人事的职能办公室了。但这个办公室该设在哪一级，班子意见不一致。争论再三，才决定设在生产厂长之下，办公地点在生产厂进门左边一间小房间内。该办公室有主任一名，并配一名秘书。

公司财务科有位成本会计师，叫李亮。他5年前从北方一所大学工商管理专业毕业，经他的父亲、林总的一位亲戚推荐，来公司财务科工作。那时公司还小，分工不细，他聪明能干，科长让他管成本控制，不久就熟练了。他的工作使他跟生产与营销两方面的人都多有接触，人缘甚佳。林总觉得这小伙子工作自觉，受到大家喜爱。但李亮却常说："我并不喜欢干财会，我其实爱搞人事工作，跟人打交道，不爱跟数字打交道。"那天在食堂，他正巧跟总经理秘书小周同桌吃饭，从小周那里听到公司要设"人事办"的消息。于是他闻风而动，马上递上书面申请，要求当这"人事办"主任。经过董事会讨论，他如愿以偿，当上了"人事办公室主任"。上任前，林总关照他说："你这人事办公室干的好坏，对全厂工作很重要。"

李亮新官上任三把火，上任伊始，他就向各车间主任发出书面通知说："为适应公司的扩展，公司领导决定对全厂员工的人事管理实行集权。为此成立本办公室，今后各车间一切人事方面的决定，未经本主任批准，一概不得擅自执行。"

通知下发后，各车间主任们对此政策变化普遍不满，都说："小李这小子太狂了，一朝权在手，便把令来行，手太长了。"厂长听到主任们的抱怨后说："工人们已经跟刚招来时不同了，难管多了。"厂长有一回见到一位车间主任，问为什么生产下降了，主任答道："我手脚给捆住了，还怎么管得了工人。如今奖励、惩罚、招聘、辞退，我都没了权，叫我怎么控制得了他们？怎么让他们出活？"

有一天，有位女工闯进人事办公室气冲冲地说，她被车间主任无缘无故地辞退了。李亮说："别急，让我先搞清楚情况。"于是给那个车间主任挂了电话："喂，三车间张主任吗？我是李亮，你们车间林达芬是怎么回事？"

"我炒了她鱿鱼。"

"这我知道，但为什么？"

"很简单，我不喜欢她。"

"你知道，没有人事办批准，你是不能随便辞退工人的。"

"是吗？可是我已经辞退她了。"

"老张，你不能这么办。你总得有个站得住的理由才行……"

"我不喜欢她——这就够了。"

电话到此给挂断了。

李亮把这事向厂长做了汇报，最后是厂长做了不少工作，坚持让女工复职，这事才平息下来。但主任们关于招的工人素质差、自己没有人事权、管不了的抱怨却有增无减；主任们主张人事办应当管的事越少越好。这事终于闹到厂长那里去了，但林总出差走访用户去了。厂长认为，现在这厂的规模还不算大，用不着设一个专门的人事职能部门，还是用行之有效的老办法，让各车间主任自己管本部门的人事工作，李亮还是回他财务科做原来的成本会计为好。但左思右想，难以定夺。最后厂长决定，等几天林总回来后，请示了再定。

[资料来源：http://wenda.so.com/q/1378583508061311，有修改]

【思考】

1. 你认为该公司这样处理人事职能恰当吗？为什么？

2. 李亮请求干人事，是否正确？为什么？

3. 你若是林总，回来听了厂长的汇报，会怎样决定？

4. 福康公司实行的是传统人事管理还是现代人力资源管理？

第一节　人力资源概述

21 世纪是一个以知识为主宰的时代，人力资源与知识资本优势的独特性成为组织重要的核心技能，没有优秀的人力资源，就没有卓越的组织。人力资源的价值成为衡量组织核心竞争力的标志。

一、人力资源的概念

资源作为经济学术语，泛指社会财富的源泉，经济学把可以投入到生产中创造财富的一切生产条件和要素统称为资源，包括人力资源、自然资源、资本资源和信息资源等。其中，人力资源是生产活动中最活跃的因素，是最宝贵的资源，是第一资源。

人力资源这一名词最早于1919年由约翰·R·康芒斯（J. R. Commons）在其所著的《产业信誉》一书中所使用。但是最早、最系统地界定现代意义上的"人力资源"的是现代管理学之父彼得·德鲁克（Peter Drucker）。他在其1954年出版的《管理的实践》（*The Practice of Management*）一书中提出。人力资源与其他所有资源相比较而言，唯一的区别就是它是人，并且是经理们必须考虑的具有"特殊资产"的资源。

关于人力资源的概念，国内外学者有很多不同的认识和表述，主要可以分为两类：第一类，从能力的角度进行定义，认为人力资源是能够推动整个经济和社会发展的劳动能力，即处在劳动年龄的已经直接参加劳动或尚未参加劳动人口的能力。第二类，从人的角度进行定义，认为人力资源是在一定时期内，一个国家或地区能够推动国民经济和社会发展的、具有脑力劳动和体力劳动能力的人的总和。在这两类定义中，从能力的角度出发来解释人力资源的含义更接近于它的本质。因为资源是资本财富形成的来源，而人对财富形成起贡献作用的正是人所具有的知识、经验、技能、体能等能力。从这个角度说，人力资源的本质是能力，人只是一个载体而已。

所谓人力资源是人所具有的能创造价值、且能够被组织所利用的体力和脑力的总和。这个概念包括三个要点。

第一，人力资源的本质是人所具有的体力和脑力的总和，即劳动能力。

第二，这个劳动能力必须是财富形成的来源，即要能对财富的价值创造起贡献作用。

第三，这个能力还必须能够被组织所利用。

二、人力资源的构成

人力资源由数量和质量两方面构成。

（一）人力资源的数量

人力资源的数量是指一个国家或地区拥有的具有劳动能力的人口资源，亦即劳动力人口的数量，具体反映由就业、求业和失业人口所组成的现实人力资源。一个国家或地区的人力资源数量由8大部分构成。

1. 适龄就业人口 适龄就业人口是指处于劳动年龄之内、正在从事社会劳动的人口，它占据人力资源的大部分。

2. 未成年就业人口 未成年就业人口是指尚未达到劳动年龄、已经从事社会劳动的人口。

3. 老年就业人口 老年就业人口是指已经超过劳动年龄、继续从事社会劳动的人口。以上三部分构成就业人口的总体。

4. 求业人口或待业人口 求业人口或待业人口是指处于劳动年龄之内、具有劳动能力并要求参加社会劳动的人口，它与前三部分一起构成经济活动人口。

5. 就学人口 就学人口是指处于劳动年龄之内、正在从事学习的人口。

6. 家务劳动人口 家务劳动人口是指处于劳动年龄之内、正在从事家务劳动的人口。

7. 服役人口 服役人口是指处于劳动年龄之内、正在部队服役的人口。

8. 其他人口 其他人口是指处于劳动年龄之内的其他人口。

人力资源的构成见图1-1。

	未成年 就业人口	适龄就业人口			老年就业人口
		求业人口			
		就学人口	家务劳动人口	服役人口　　其他人口	
		病残人口			
0岁	少年人口　16岁	劳动适龄人口	60/55岁	老龄人口	

图1-1　人力资源构成

影响人力资源数量的因素主要有三个方面。

（1）**人口总量及其人口自然增长率**　由于劳动力人口是人口总体中的一部分，人力资源的数量又体现为劳动人口的数量，因此，人口总量及通过人口的自然增长形成的人口变化决定了人力资源数量，即人口的状况决定了人力资源的数量。

（2）**人口的年龄结构**　人口的年龄构成是影响人力资源的一个重要因素。在人口总量一定的情况下，人口的年龄构成直接决定了人力资源的数量。劳动适龄人口在人口总量中所占的比重较大时，人力资源的数量相对会较多。相反，人力资源的数量相对会比较少。

（3）**人口迁移**　人口迁移可以使一个地区的人口数量发生变化，继而使人力资源的数量发生变化。人口迁移可由多种原因造成。一般情况下，主要由经济方面因素造成。如由贫困地区向富裕地区迁移；由低收入地区向高收入地区迁移；由发展前景小的地区向发展前景大的地区迁移；由于国家整体战略规划造成的人口迁移，如中国三峡工程建设使沿江地带的人口分布发生了重大变化，继而使人力资源也发生重大变化。

（二）人力资源的质量

人力资源的质量是对人力资源在质上的规定性，该指标具体反映在构成人力资源总量的劳动力人口的整体素质上，即指人力资源所具有的体质、智力、知识、技能水平，以及劳动者的劳动态度，一般体现在劳动者的体质、文化、专业技术水平及劳动积极性上。在统计与使用中，常常用健康状况、受教育程度、劳动者技术等级状况，以及劳动态度等指标进行衡量。

人力资源的质量是指一个国家或者地区拥有劳动者的身体素质、智能素质、心理素质及劳动技能水平的统一。劳动者在劳动中表现出的体力、知识、智力和技能水平，反映了人力资源的质量状况（图1-2）。

图1-2　人力资源的质量

三、人力资源与相关概念比较

人力资源是一个涵盖面很广的理论概括,分析人力资源与人口资源、劳动力资源、人才资源的关系,有助于准确地理解人力资源的实质和内涵。

（一）人力资源与人口资源、劳动力资源、人才资源

1. 人口资源 人口资源是指一个国家或地区所拥有的人口的总量,主要表现为人口的数量,是人力资源、劳动力资源、人才资源来源的基础。

2. 劳动力资源 劳动力资源是指一个国家或地区在劳动年龄范围内具有劳动能力的人口总和,即人口资源中在劳动年龄范围内且拥有劳动能力的那一部分人。

3. 人才资源 人才资源是指一个国家或地区中具有较强专业技术能力、创造能力、管理能力、研究能力,在价值创造过程中起关键或重要作用的那部分人。人才资源是人力资源的一部分,即优质的人力资源。

广义的人力资源强调人们所具有的能够推动国民经济与社会发展的智力劳动和体力劳动的能力,因此超出了劳动力资源的范围,涵盖了全部人口资源中具有劳动能力的人。人口资源、人力资源、劳动力资源与人才资源四者之间的关系依次为包含关系和数量关系（图1-3、图1-4）。

图1-3 人口资源、人力资源、劳动力资源与人才资源的包含关系

图1-4 人口资源、人力资源、劳动力资源与人才资源的数量关系

（二）人力资本与人力资源

人力资本理论的创始人是美国芝加哥大学教授西奥多·舒尔茨，他在 1960 年发表《人力资本投资》的就职演说时阐明了关于人力资本的观点。舒尔茨认为，人力资本（humancapital）是通过对人力资源投资而体现在劳动者身上的体力、智力和技能。它是另一种形态的资本，与物质资本共同构成了国民财富，而这种资本的有形形态就是人力资源。

人力资本与人力资源是两个密切相关却又内涵各不相同的概念，各自有着不同的理论体系。但是在许多理论和实践中，人们经常将它们相提并论，因而引起了很多的混乱。因此，有必要认识和厘清人力资本与人力资源的关系。

1. 人力资本与人力资源的联系　从概念的角度来看，人力资源是指能够进入流通领域的劳动人口；人力资本是指经过投资而形成的凝结在人体内的能够带来预期回报的知识、技能、健康和态度等因素的总和。这两个概念外表上虽然大相径庭，但本质上却有相通之处。作为能够进入流通领域的劳动人口——人力资源个体的构成因素包括知识、技能、健康和态度，人力资本则是知识、技能、健康和态度等因素的总和。因此，有些学者把人力资本看作是劳动者的劳动能力，这是很有道理的。也就是说，每个人力资源个体都拥有一定的人力资本，只不过是存量不同而已。通过开发能够使人力资源个体形成或是提升其体内的人力资本，这个过程就是投资的过程。

从人力资源再生产的角度看，人力资源的生产环节就是对人力资本投资以形成新的人力资本的过程，人力资源的流通环节就是人力资本的配置过程，人力资源的消费环节就是以人力资本进行投资获取预期回报的过程。所以人力资源再生产的全过程与人力资本再生产的全过程高度一致，以至于可以这么说，人力资源再生产的全过程就是人力资本再生产的全过程。

因此可以断定，人力资源是一种资本性的资源。一方面，通过投资而形成人力资本，其质量的提高取决于后天社会和个人投资的程度；另一方面，人力资源投入消费的结果是人力资源个体能够获得预期的回报。

2. 人力资本与人力资源的区别　尽管人力资本与人力资源有着密切的联系，但两者毕竟是两个不同的概念。人力资源是一种资源，人力资本是一种资本，两者有着根本性的区别。作为一种资源，人力资源也是社会财富的来源，其消费能够产生社会财富；作为一种资本，人力资本也能带来剩余价值。两者的区别主要体现在 3 个方面。

（1）在社会财富和社会价值的关系上不同　人力资本是由投资形成的，强调以某种代价获得的能力或技能的价值，投资的代价可在提高生产力过程中以更大的收益收回。因此，劳动者将自己拥有的智力和体力投入到生产过程中参与价值创造，就要据此来获取相应的劳动报酬和经济利益，它与社会价值的关系应该说一种由因索果的关系。人力资源则不同。作为一种资源，劳动者拥有的智力和体力对价值的创造起到了重要的贡献作用。人力资源强调人力作为生产要素投入到生产过程中的生产和创造能力，它在生产过程中可以创造产品，创造财富，促进经济发展。它与社会价值的关系应当说是一种由果溯因的关系。

（2）两者研究问题的角度和关注重点不同　人力资本是从成本收益的角度研究人在经济增长中的作用，强调投资付出的代价及其收益，研究的是价值增值的速度和幅度，关注的重点是收益问题。人力资源则不同，它将人作为财富的来源看待，是从投入产出的角度研究人对经济发展的作用，关注的重点是产出问题，即人力资源对经济发展的贡献有多大、对经济发展的推动力有多强。

（3）人力资源与人力资本的计量形式不同　　人力资源是存量概念，人力资本兼有存量和流量的概念。人力资源是指在一定时间、一定空间内人所具有的对价值创造起贡献作用，并且能够被组织所利用的体力和脑力总和。人力资本从生产的角度看，表现为经验的不断积累、技能的不断提高、产出量的不断变化和体能的不断消耗；从投资的角度看，表现为投入到教育培训、迁移和健康等方面的资本在人身上的凝结。

引入人力资本的概念，对于人力资源管理在理论上大有裨益。比如，人力资本投资、人力资本收益、人力资本价值等分析理论，对人力资源的教育培训、人力资源的效益、人力资源的薪酬回报等有很大的帮助。企业家人力资本理论和科学家人力资本理论，对企业特殊人力资源的配置和分配也有很大的帮助。从某种角度上说，人力资本理论是人力资源管理的理论基础。

知识链接

人力资本合伙人制度

除了组织和管理变革外，在互联网时代还有一个重大的变化就是利益分享机制的变化，从人力资源走向人力资本。所以海尔提出超值分享，华为要实行获取分享制。总之，企业的利益分享机制正在发生变化。

未来可能会是知识雇佣资本，一个人少量控股甚至不控股就可以实现对这个企业的有效控制，称之为人力资本合伙人制度。这方面阿里巴巴比较有代表性。

阿里巴巴的股权结构是：日本软银集团孙正义占34.4%的股份，雅虎占22.5%，马云只占到8.9%，蔡崇信占3.6%，陆兆禧等高管和其他社会资本（包括员工持股）共占30.6%。雅虎的股份也可能属于孙正义，因此孙正义才是真正阿里巴巴的大股东。如果从股权来讲，阿里巴巴应该算是日本企业，但实际上马云和他的创业合伙人掌控着企业的日常经营决策。

阿里巴巴在美国上市，就是因为美国承认人力资本合伙人制度。人力资本合伙人制度最大的特点是同股不同权。资本方不参与企业经营管理，企业的经营权、管理权由企业创始人和职业经理人进行。这就是为什么马云只占8.9%的股份，但可以有效控制这个企业的原因。

阿里巴巴的人力资本合伙人主要来自两方面：马云自己培养的合伙人和空降的技术人才。就财富来讲，马云虽然只有8.9%的股份，但市值为130多亿美元。阿里巴巴上市后，杭州一下就多了成百上千位千万级、亿万级富翁。

这反映出一个趋势：在互联网时代，人们不一定要通过控股而获得财富和价值，通过知识、能力和人力资源的付出，把企业做大、把企业价值做大，同样可以获得极大的财富和价值。

所以未来将进入人力资本价值管理时代。它具有三个特点：第一，人力资本成为企业价值创造的主导要素。第二，人力资本不仅要获得工资待遇，还要参与企业的利益分享。第三，人力资本不仅要参与企业的利益分享，而且要参与企业的经营管理。

[资料来源：http://weixin.niurenqushi.com/article/2015-03-11/2000941.html]

四、人力资源的基本特征

人力资源与其他资源（如自然资源、资本资源、信息资源等）相比，具有五个基本特征。

（一）能动性

能动性是人力资源与其他资源的最根本区别。人力资源具有情感、思维和思想，具有主观能动性，能够有目的、有意识地主动利用其他资源去推动社会和经济的发展，因而它在组织的发展过程中起到了积极和主导作用，其他资源则处于被动使用的地位。另外，人力资源还是唯一能起到创造作用的因素。人所具有的创造性思维能发挥出两方面的作用：一是在组织发展中能创造性地提出一些新方法，加速组织的发展和进步；二是能适应环境变化和发展要求，担负起应变、进取、创新发展的任务，进而使组织充满活力。

（二）两重性

人力资源既是投资的结果，同时又能够创造财富。换言之，人力资源既是生产者，又是消费者。研究证明，对人力资源的投资，无论是对社会还是对个人所带来的收益都要远远大于对其他资源投资所产生的收益。

（三）时效性

人力资源的形成、开发和利用都会受到时间的限制。从个人成长角度看，人才的培养有幼稚期、成长期、成熟期和退化期4个阶段。相应地，人才的使用则经历培训期、适用期、最佳使用期和淘汰期4个阶段。这是由于随着时间的进程，社会在进步，科学技术也在不断发展，这就使得人的知识或技能相对老化。人力资源的开发与管理必须尊重人力资源的时效性特点。

（四）再生性

与物质资源一样，人力资源在使用过程中也会出现有形磨损或无形磨损。有形磨损是指人自身的疲劳或衰老，这是不可避免、无法抗拒的损耗。无形磨损是指人的知识或技能与科学技术发展相比的相对老化。不过，人力资源可以实现自我补偿，自我更新，自我丰富。这就要求人力资源的开发与管理要注重终身教育和学习，加强后期培训与开发。

（五）社会性

由于每个民族（群体）都有自身的文化特征，每一种文化都是一个民族（群体）共同的价值取向，但是这些文化特征是通过人这个载体表现出来的。由于每个人受自身文化和环境影响的不同，其个人的价值观也可能不同，他们在工作、生活及社会交往等活动中，其行为可能会与民族（群体）文化所倡导的行为准则发生矛盾，可能会与他人的行为准则发生矛盾，这就要求人力资源管理要注重团队建设，注重人与群体、人与社会、人与人的关系及利益的相互协调与整合。

第二节　人力资源管理与开发

一、人力资源管理的概念

人力资源管理的概念是继彼得·德鲁克1954年提出人力资源概念之后，1958年由美国社会学家怀特·巴克（E. Wight. Bakke）首次提出的。对于这一概念，目前虽然学术界有不同的理解和表述，但实质内容并无太大分歧。所谓人力资源管理，是指为了实现组织的战略目标，对组织人力资源进行的规划、招聘、使用、保留和激励等各个环节的管理活动的总和。

我国台湾地区的著名人力资源管理专家黄英忠提出：人力资源管理是将组织所有人力资源做最适当的获取、开发、维持和使用，以及为此所规划、执行和统制的过程。国内著名学者彭剑峰认为，人力资源管理是根据组织和个人发展的需要，对组织中的人力这一特殊的战略性资源进行有效开发、合理利用与科学管理的机制、制度、流程、技术和方法的总和。这一观点在国内的宏观人力资源管理研究中，具有一定的代表性。

二、传统人事管理与现代人力资源管理的区别

传统人事管理与现代人力资源管理有着很大的区别：前者注重事，以事为主；后者注重人，以人为本，注重开发人的潜能。如果说传统人事管理属于刚性管理的话，那么现代人力资源管理则是刚柔并济，以柔为主。现代人力资源管理与传统人事管理的区别见表1-1。

表1-1　现代人力资源管理与传统人事管理的区别

比较项目	现代人力资源管理	传统人事管理
管理视角	视员工为第一资源	视员工为成本
管理目的	组织和员工利益的共同实现	组织短期目标的实现
管理活动	重视培训开发	重使用，轻开发
管理内容	非常丰富	简单的事务管理
管理地位	战略层	执行层
部门性质	生产效益部门	单纯的成本中心
管理方式	强调民主、参与	命令式、控制式
管理模式	以人为中心	以事为中心
管理性质	战略性、整体性	战术性、分散性

［资料来源：范勇军. 人力资源实战管理模式：工作流程·范本实例·操作实务. 广州：广州经济出版社，2004：7］

三、人力资源管理的内容

人力资源管理的内容主要包括人力资源规划、工作分析、员工招聘、培训与开发、绩效管理、薪酬福利管理、员工激励、职业生涯管理、劳动关系管理等。

1. 人力资源规划　人力资源规划是指根据企业目前的人力资源状况，为了满足企业实现战略目标对人力资源质量和数量方面的需要，对人力资源的引进、保持、提高、流出所做出的预测及其他相关事项。

人力资源规划是企业人力资源管理的一项基础性工作，人力资源规划的目的是保证企业人力资源供给和需求的平衡，优化人力资源结构，并为人力资源的其他各项工作提供保障。

2. 工作分析　工作分析是人力资源管理中的一项基础性工作，是对企业不同职务的设置目的、岗位性质、职责、工作任务、工作内容、权力和隶属关系、工作条件和环境，以及员工为履行岗位任务所需的资格条件等所做的系统分析和研究。工作分析的结果是形成工作说明书和岗位规范。

工作分析是企业人力资源管理的基石。企业人力资源管理中的其他活动，如人力资源规划、员工招聘、员工培训、员工绩效管理及薪酬激励管理等，都要在工作分析的基础上才能开展。工作分析在企业人力资源管理中具有很重要的作用。

3. 员工招聘　招聘是指为了实现企业的目标，人力资源管理部门和相关职能部门根据组织战略和人力资源规划的需求，通过各种渠道和方法，把符合职位要求的求职者引进到企业中，以弥补岗位空缺的过程。

录用是人员招聘的主要环节之一，主要指对应聘人员进行挑选之后，对候选人进行录取和任用的一系列具体事宜（决定并通知录用人员、合同签订、员工的初步安排、试用和正式录用等）。在这一环节，招聘者和求职者都要做出决策，以达到个人和岗位的最终匹配。

有效的招聘和录用具有提高员工满意度、降低员工流失率、减少甚至无需支付员工培训成本、增强团队工作士气、减少工作纠纷和提高组织绩效水平等作用。

4. 培训与开发　培训是指企业为了实现其战略发展目标，满足培养人才、提升员工职业素养的需要，采用各种方法对员工进行有计划的教育、培养和训练的活动过程。开发是指企业根据员工需求和组织发展需求对员工的潜能开发与职业发展进行系统设计与规划的过程。培训和开发的最终目的在于通过提升员工的能力实现员工与企业的共同成长。

有效的培训和开发可以传授给员工与工作相关的知识和技能，提高员工的终生就业能力，从而为企业吸引和保留人才、建立学习型组织及营造优秀企业文化等提供必要的支持。

5. 绩效管理　绩效管理是组织为实现企业发展战略目标，运用特定的标准和指标，采用科学的方法与员工共同进行绩效计划、绩效沟通、绩效评价和绩效反馈，持续改进员工个人绩效，最终提高组织绩效的管理过程。

绩效管理的目标是不断改善组织氛围，优化工作环境，持续激励员工，提高组织效率。有效的绩效管理有助于组织真正地了解自身，改善绩效，保证员工与组织目标一致，提高员工满意度，优化和协调人力资源管理等。

6. 薪酬福利管理　薪酬福利管理是指企业在发展战略指导下的动态管理过程，确定、分配和调整员工薪酬与福利支付原则、薪酬与福利策略、薪酬与福利水平、薪酬与福利结构和薪酬与福利构成。

科学、有效的薪酬福利管理具有推动和支持企业战略目标的实现，确立企业的竞争优势；满足员工的需求，激发员工潜能，开发员工能力；调和劳资关系，推动社会和谐发展等作用。

7. 员工激励　员工激励是企业通过一定的制度激发员工的主动性、积极性和创新性，即通过一定手段使员工的需要和愿望得到满足，从而调动员工的积极性，使员工自发、主动地将个人潜能发挥出来，提高效率，创造价值，最终实现企业绩效目标。

激励理论认为，激励的方法与人们的需求有关。由于不同时期人们的要求不同，因此，激励的方法也不断发展。激励的方法因人而异，有效的激励需建立在对人的工作动力与满足感分析的基础上。

8. 职业生涯管理　职业生涯管理是企业帮助员工制定职业生涯规划和帮助其职业生涯发展的一系列活动。职业生涯管理应作为满足管理者、员工、企业三者需要的一个动态过程。管理者必须鼓励员工对自己的职业生涯负责，企业必须提供自身的发展目标、政策、计划等，并帮助员工做好自我评价、培训、发展等。当个体目标与组织目标有机结合起来时，职业生涯管理就会意义重大。因此，职业生涯管理是从企业出发的职业生涯规划和职业生涯发展。

9. 劳动关系管理 劳动关系是指企业与员工在劳动过程中发生的以经济利益为核心的各种关系的总和。劳动关系管理主要包括劳动合同管理、劳动纠纷管理、员工满意度管理和沟通与冲突管理等。

劳动关系管理的总目标是依据劳动关系管理的法律法规，缓解、调整企业劳动关系的冲突，创造良好的工作氛围和良好的人际关系环境，最大限度地促进劳动关系的和谐，以提高企业管理效率，实现组织战略目标。

人力资源管理工作是一个有机的整体，人力资源管理六大业务模块之间相互作用，密不可分。人力资源管理各项业务的工作必须到位，并且根据不同的情况，不断地调整工作重点，以保证人力资源管理的良性运作，促进企业战略目标的实现。

人力资源管理的基本职能与功能见图1-5。

图1-5 人力资源管理的基本职能与功能

［资料来源：张小兵. 人力资源管理. 北京：机械工业出版社，2013：8］

四、人力资源管理的角色与职责分担

人力资源管理要支撑企业的竞争优势，帮助企业获得可持续成长与发展，除了要建立以核心竞争力为导向的人力资源管理体系之外，还必须对人力资源管理在企业中扮演的角色重新进行界定，并在此基础上进一步明确人力资源管理不仅是人力资源部门的职责，更是企业的高层管理者与直线管理者所必须履行的职责，是他们管理工作的关键组成部分。因此，提高人力资源管理战略地位的两个关键命题，一是人力资源管理在现代组织中的角色定位；二是人力资源管理在组织各层、各类人员中的责任分担。

（一）人力资源管理在现代组织中的角色定位

随着21世纪知识经济时代的到来，人力资源是组织的第一资源、是组织获取竞争优势的根本源泉已形成共识。这一变化使人力资源管理发生了深刻的变化，即逐步从传统的强调专业职能角色的人力资源管理向基于战略的人力资源管理转变。要实现这种转变，除了要在理论、技术和方法上解决人力资源管理如何支撑企业战略外，还需要对人力资源管理在组织中的角色重新进行定位，在组织的日常运营中强化人力资源管理的战略职能，提升人力资源管理在整个运作体系中的位置。

目前，国内外有关人力资源管理的角色定位有多种说法，从国内相关研究看，中国人民大学彭剑锋教授提出，人力资源管理必须在企业中扮演战略伙伴、专家（顾问）、员工服务者和变革的推动者4种角色，并对每一种角色要求的行为和结果进行了详细说明（表1-2）。

表1-2　人力资源管理的4种角色

角色	行为	结果
战略伙伴	组织战略决策的参与者，提供基于战略的人力资源规划及系统解决方案	将人力资源纳入组织的战略与经营管理活动当中，使人力资源与组织战略相结合
专家（顾问）	运用专业知识和技能研究开发组织人力资源产品和服务，为组织人力资源问题的解决提供咨询	提高组织人力资源开发与管理的有效性
员工服务者	与员工沟通，及时了解员工的需求，为员工及时提供支持	提高员工满意度，增强员工忠诚感
变革的推动者	参与变革与创新，组织变革（并购与重组、组织裁员、业务流程再造等）过程中的人力资源管理实践	提高员工对组织变革的适应能力，妥善处理组织变革过程中的各种人力资源问题，推动组织变革过程

（二）人力资源管理的职责分担

现代人力资源管理越来越强调人员的参与，人力资源管理不仅是人力资源部门的事情，更是各层各类管理者的共同职责。因此，必须对人力资源管理者的各类参与者进行明确的界定，并且对其职能进行合理的定位，有效地促进组织内部的人力资源管理的职责分担，从而使人力资源管理真正变成组织的战略伙伴，以及人力资源管理产品的开发者和提供者。在组织中，参与人力资源管理的主要责任主体包括组织的高层管理者、直线管理人员、人力资源部门和组织的每一位员工。组织各类人员在人力资源管理中的责任和角色见表1-3。

表1-3　组织各类人员在人力资源管理中的责任和角色

责任主体	责任	角色
高层管理者	从大局着眼把握未来人力资源管理发展方向，倡导组织各级管理者都关心人力资源问题，并承担人力资源管理责任	人力资源战略的倡导者、人力资源政策的制定者、领导团队的建设者、人力资源政策导向的把握者、自我管理者
直线管理人员	现有直线职能管理体制下，各中心、部门主管是人力资源管理和组织文化最直接的体现者，应承担相应的职责	人力资源政策和制度的执行者、人力资源具体措施的制定者、人力资源管理氛围的营造者
人力资源部门	从权力机构转变为专业化秘书、咨询机构，对组织人力资源管理起决策支持作用	人力资源开发与管理方案的制定者、人力资源政策和制度执行的监督者、人力资源管理人员的专业化
员工本人	由他律到自律、自我开发与管理	心理契约，团队管理，学习型人才与学习型组织，职业生涯管理，跨团队、跨职能的合作

五、人力资源开发与管理的关系

（一）人力资源开发的概念

人力资源开发主要指国家或地区、企业、家庭、个人的正规国民教育，在职学历教育，职业技能培训，以及人的使用和启发智力等一系列活动，从而达到培养各类人才、开发人的潜能、提升人的质量的目的。

（二）人力资源开发与管理的关系

人的一生可分为三大阶段：输入阶段、输出阶段和淡出阶段。

第一阶段为输入阶段。这一阶段，个人被输入大量的知识、经验和信息。这一阶段的时间从学龄6岁开始，受教育的时间长度分别为12年（高中毕业或中专毕业）、15年（大学专科毕业）、16年（本科毕业）、19年（硕士研究生毕业）、22年（博士研究生毕业），加上学龄前的家庭教育和社会教育的6年，人们的从业年龄一般在18～28岁。输入阶段也是人力资本投资最集中的阶段。在输入阶段，个别人可能会勤工俭学、参加社会实践活动等，但这一阶段始终以输入为主。

第二阶段为输出阶段，也叫从业阶段。这一阶段个人输出其知识、智能、信息、劳动和服务。在这一阶段，人们以输出劳动和服务为主，随着时代的变迁和知识的更新，人们也需要一些补充输入、继续教育和再教育。在人生输出阶段的输入多数是业余的、短期的或间断性的。

第三阶段是淡出阶段。这一阶段是社会和组织对其曾经输出的劳动和服务的回报。这种回报使人们获得了更加自由的时间和空间，可以发挥自己所长，把在输出阶段因时间和工作的限制无法展现的才华和无法实现的某些理想在这一阶段中表现出来，如绘画、写作、音乐、旅游等。

人力资源管理主要表现在输出阶段（图1-6）。人力资源管理的对象主要是正在从事体力劳动和脑力劳动的人，包括从人力资源规划、招聘开始，到退休为止的全过程，也包括在职培训、潜能开发等。人力资源开发则表现在人生的整个过程。

图1-6　人力资源开发与管理的关系

第三节　人力资源管理的基本原理

根据现代人力资源管理的理论和实践，人力资源管理可以概括为九个基本原理。

一、同素异构原理

同素异构原理是从化学借用的概念，指事物的成分因在空间关系上即排列次序和结构形式上的变化而引起不同的结果，甚至发生质的变化。把自然界中的同素异构原理移植到人力资源管理中，指同样数量的人采用不同的组织结构，可以取得不同的效果。好的组织结构可以有效地发挥整体功能大于个体功能之和的优势。合理的组织结构，可以充分地发挥人力资源的潜力，发挥组织的系统功能。

二、能级层序原理

能级层序是来自物理学的概念。能表示做功的能量；能级表示事物系统内部个体能量大小形成的结构、秩序和层次。这样才能形成稳定的物质结构，这就是能级对应关系。将能级层序原理引入人力资源管理，指具有不同能力的人，应配置在组织中的不同职位上，给予不同的权利和责任，使能力与职位相应，这样组织结构才会相对稳定。这里的能力不仅指知识、经验，还包括人的道德水平、价值观。

三、要素有用原理

要素有用原理是指在人力资源开发与管理中，任何要素（人员）都是有用的。关键在于知人善任，没有无用之人，只有不用之人。

1. 要承认人的能力、知识、价值观是有差异的，也是多元化的。

2. 要根据每个人的知识、能力和经验等，配置到合适的岗位上。

3. 作为领导要善于发现员工的特点，用其所长，避其所短。

总之，每个人身上都有闪光的一面，关键是将其放到合适的岗位，为其创造闪光的机会。

四、互补增值原理

互补增值原理是指将各种差异的群体，通过个体间取长补短而形成整体优势，以实现组织目标。该理论的启示是：在目标一致的前提下，充分利用互补增值原理，往往可以收到事半功倍之效。

互补主要包括五个方面：一是知识互补。在一个群体中，若个体在知识领域的广度和深度上实现互补，则整个集体的知识结构就比较全面、合理。二是能力互补。在一个群体中，若个体在能力类型、大小方面实现互补，各种能力的互补就能形成优势，使组织的能力结构更加合理。三是性格互补。每个个体都具有不同的性格特点，而且具有互补性，这样易于整个组织形成良好的人际关系和胜任处理各类问题的良好的性格结构。四是年龄互补。合适的人员年龄结构，可以在体力、智力、经验、心理上形成互补，从而有效实现人力资源的新陈代谢，使组织焕发出持久的活力。五是关系互补。每个人都有自己特殊的社会关系，从整体上看，关系互补更易于发挥集体的社会关系优势。

五、动态适应原理

动态适应原理是指随着时间的推移，员工个体状况、组织结构、外部环境等也会发生变化，人力资源管理要适时予以调整，以适应各种变化。员工个人状况的变化包括年龄、知识结构和身体状况等。组织结构包括机构组织结构、人才组织结构、岗位组织结构、生产组织结构等。外部环境包括科学技术的进步、竞争的加剧等。

人与事的不适应是绝对的，适应只是相对的。从不适应到适应是在运动中实现的，是一个动态的适应过程。应对人力资源实行动态管理，主要包括五个方面：一是实施岗位的调整或岗位职责的调整。二是实施人员调整，进行竞聘上岗，平行调动。三是实施弹性工作时间，如聘用小时工、临时工等。四是培养、发挥员工一专多能的才干，实现岗位流动。五是实施动态优化组合，实现组织、机构人员的优化。

六、激励强化原理

所谓激励，是以物质和精神满足员工的需求，激励职工的工作动机，使之产生实现组织目标的特定行为的过程。应注意对人的动机的激发和对行为的激励。激励可调动人的主观能动性，强化期望行为，使之适应组织目标，从而提高劳动生产效率。

七、公平竞争原理

公平竞争原理是指竞争条件、规则的同一性原则。在人力资源管理中，指考核录用和奖惩过程中的统一竞争原则。同一性指起点、尺度、条件、规则的统一。

运用竞争机制需注意三点：一是竞争的公平性。应严格按规则办事并一视同仁，对员工给以鼓励和帮助。二是竞争的加强。没有竞争或竞争强度不够，会使组织死气沉沉，缺乏活力；相反，过度竞争会使人际关系紧张，破坏员工之间的协作，破坏组织的凝聚力。三是竞争的目的性。竞争应以组织目标为重，良性竞争既可提高效率、增强活力，又不削弱凝聚力。恶性竞争则必然破害组织的凝聚力，难以实现组织目标。应坚持公平竞争、适度竞争、良性竞争三项原则。

八、信息催化原理

信息是指作用于人的感官被大脑所反映的事物的特征和运动变化的状态。信息催化原理反映了人们通过获得自然、社会、人类自身的信息，能动地认识客观世界并改造世界的思想。组织领导需不断向员工提供各种信息，也可通过文字以简报或建立组织内部网传达各种信息。

九、组织文化凝聚原理

组织文化凝聚原理是指以价值观、理念等文化因素将员工凝聚在一起的原理。组织的凝聚力大小取决于两个方面，一是组织对个体的吸引力或是个体对组织的向心力；二是组织内部个体之间的黏结力或吸引力。

组织文化是组织的灵魂，具有极强的凝聚力，是组织员工的黏合剂。员工一旦对组织文化认同，就会与组织同甘苦、共命运。所以要加强组织文化的建设，用高尚的组织目标、组织精神、组织风气塑造人才、凝聚队伍，促进组织发展壮大。

第四节 人力资源管理的历史沿革

从管理的发展看，人力资源管理工作在管理中很早就已经存在，对人力资源管理发展历史的考察有助于提高对组织人力资源管理的工作内容、职能及地位的认识。关于人力资源管理的发展，国内外学者将其分为不同阶段。目前，国内学者一般将人力资源管理的发展分为人事管理起源阶段、人事管理阶段和现代人力资源管理阶段 3 个发展阶段。

一、人事管理起源阶段

人事管理起源于 19 世纪后期，持续到 20 世纪初期，一些工厂出现了一些关于人的"福利工作"。

（一）福利人事管理阶段

人事管理的发展与 18 世纪后半叶工业革命的到来相伴随。18 世纪以前盛行于欧洲的行会制度以家庭式管理处理学徒培训和雇用问题。工业革命的兴起使工作性质和雇佣关系发生了根本性变化，机器大工厂的建立需要大量的人集中到工厂做工。当时管理需要解决的主要问题，是吸引农业劳动力放弃原有的生产和生活方式到工厂来，传授给他们工业生产所需要的基本技能，且使其适应工业文明的行为规则，以最大限度地发挥劳动分工和生产协作所带来的巨大生产率潜力。这些本是现代人事管理的内容，在当时承担的主要是"福利工作"。

"福利工作"大约从 1910 年开始弱化，并逐步被"人事管理"替代。此后的"福利工作"多限于制定若干规定，如公司为员工提供食堂和外出度假等便利。直至今日，我们还能从人事管理中看到福利传统的影响。

（二）专业化人事管理阶段

1. 人事工作逐步专业化 1910 年，一家实行泰罗制的出版社普利茅斯成立了人事部，其职责是通过职业分析确定适当的人选，训练和引导工人，保存工作记录，每月接见每个工人 1 次，每 6 个月为增加工资评定效率等级听取意见，照顾出事故或生病的工人，管理储藏流行和技术杂志书籍的图书馆，为家庭提供财务咨询，提供餐厅及其他服务。毫无疑问，这是当时最完善的人事部门。20 世纪初期，人事工作主要关注企业人员的录用、安置、上岗培训、工时记录、退职、报酬支付体系等，让工人掌握科学的操作方法和技巧，加大劳动强度，强调提高劳动生产率，增加效率。

2. 人事工作逐步系统化与职业化 第一次世界大战和第二次世界大战之间，人事管理渐渐成形，成为管理的支持体系。企业组织规模的不断扩大是这一阶段不可忽视的因素。虽然福利人事中也强调人的价值，但它难以适应现代企业发展所需要的专业化。人事管理工作也逐步演进成为由一位主要的人员负责招聘、挑选等工作的标准模式。企业的人事职能因完成该项工作的人越来越多而得到了加强。通过引入工业心理学，科学管理给予了人事管理工作这种活力，使人事管理有了很大的发展。

福利主义和科学管理为现代人事管理开辟了道路。

二、人事管理阶段

人事管理是人力资源管理发展的第二阶段，即 20 世纪初期（第二次世界大战后）到 20 世纪 50 年代。在梅奥的霍桑试验宣告"工具人"管理时代结束时，管理进入了新的时代。在随后很长的一段时间里，科学家们开始关注工人的需要，研究工人的行为特点，并试图在管理中突出人的重要性。理论学家们将科学管理与行为科学相结合，以"社会人""自我实现人"假设理论为基础，强调以工作为中心的思想，包括如何挑选工人、如何培训员工以提高生产效率。这些理论为管理者提供了管理实践的依据。

但是这一时期，管理者追求效用最大化，对员工的关注更多地体现在以"工作"为中心的人事管理上。例如，在招录人员时，强调人对工作的适应性；对员工工作绩效的评价标准取决于工作的要求；工资分配的标准，根据工作的特征来制定等。

尽管这一阶段人事管理又容纳了更多的内容，包括工资管理、基础培训和劳资关系咨询，但仍局限在战术而非战略水平上。在此阶段，组织规模的不断扩张又对促进劳资关系的特定变化起了举足轻重的作用。例如，劳资交涉明显从行业团体交涉转向公司层次，其结果是在人事管理层中出现了劳资关系专家。

三、现代人力资源管理阶段

20 世纪 50 年代以后，人事管理进入现代人力资源管理阶段。现代人力资源管理阶段经历了 4 个发展时期。

（一）档案管理阶段

该阶段从人事管理出现到 20 世纪 60 年代中期。人事管理的主要工作是招聘录用、培训和人事档案管理。随着雇主对员工关心程度的增加，新员工的录用、职前教育、人事档案的管理等工作都是由人事部门或专门的人员进行负责，这一阶段缺乏对工作性质、目标的明确认识，也没有清晰的条理和制度。爱德华·巴克（Edward W·Bakke）最早在 1958 年出版的《人力资源功能》中提到了企业人力资源职能的概念，并认为所有的管理者是资源管理者，其中包括人的因素。这一阶段，人力资源管理的某种真实价值在于建立人事管理的一个合法领域。

（二）政府职能阶段

该阶段主要从 20 世纪 60 年代后期到整个 70 年代。之所以称为政府职能阶段，是因为这一阶段，政府介入和法律规定开始在各个方面影响雇佣，但企业高层仍将人力资源管理的成本视为非生产性消耗。在美国，继 1964 年《民权法》通过之后，政府相继通过了《种族歧视法》《退休法》《保健与安全法》等涉及公民雇佣的多种法规，企业违反了这些法规就会遭受巨大的经济损失。这些法规对就业的各个方面都产生了影响，许多企业从劳工诉讼的大量经济后果中意识到了错误人事管理的经济代价。在这种背景下，企业人事管理工作不得不强调规范化、系统化和科学化，企业的劳动人事管理工作处于政府强制行为之下。这一阶段，加速了管理者把人力资源管理的职能提到议事日程上，一些并非专门从事人事管理工作的经理开始对这一领域重视起来，一大批薪酬和福利专家、劳工关系专家和培训专家等纷纷出现在人力资源管理领域，人事专家也显得更加重要。明确地说，档案管理和政府职责仍属于人事管理部门的工作。

（三）组织职责阶段

该阶段从 20 世纪 70 年代末到 80 年代。20 世纪 80 年代后，企业的管理者不再将人事管理认为是"政府的职责"，而是视为企业自己的"组织职责"范畴，人力资源管理成为企业人事部门的职责。这一认识上的转变基于以下原因：一是心理学、社会学和行为科学日益渗透到企业管理领域，通过学科交融形成的崭新企业管理理论受到企业的重视和认可。二是这一阶段，特别是 1972 ~ 1982 年间，美国生产率相比于日本、联邦德国增长缓慢，员工的懒散和管理的低效使得企业高层管理者忧虑日增。三是政府对企业的人事管理进行了不公正的干预。四是劳动力多样化和教育水平的提高加大了人事管理的难度。加之当时劳资关系紧张，企业管理者不得不从企业内部寻找出路，结果发现人力资源管理是一个重要的突破口。20世纪80年代初期，美国和欧洲一些国家纷纷建立人力资源管理部门或组织，人事部门也更名为人力资源管理部。至此，企业逐渐从强调对物的管理转向注重对人的管理。

（四）战略性人力资源管理阶段

该阶段从20世纪80年代开始至今。这个阶段企业开始从战略的角度考虑人力资源管理问题，人力资源管理成为重要的管理核心。企业的人力资源管理不再仅仅承担传统的、辅助性的行政管理事务，而是更加突出能够影响企业长远发展的战略性任务。一方面，科学技术的迅速发展和信息时代的到来对管理提出了进一步的要求，人在工作中的能动性对工作效率和质量具有更重要的意义。企业如果想取得成功，人力资源就必须作为企业战略的组成部分。选人、培养、奖励和其他一些人事工作必须在企业战略中体现。另一方面，美国的管理学家已从单纯的理性分析转向对管理实践的探索。反思美国企业管理水平整体下滑的原因，以及部分成功企业的经验，管理的理论研究者和实际工作者都不约而同地接受了人本管理的理念与模式。德鲁克1954年在其《管理的实践》中首先提出了人本管理的思想，并指出："人的资源是唯一能够扩大的资源。""把人管理好，既是管理的出发点，也是管理的归宿。"由此，现代人力资源管理应运而生。

第五节　现代人力资源管理发展的新趋势

随着人类社会进入21世纪，全球的社会、经济环境也将发生巨大的变化，知识经济的深入和经济全球化、信息技术的快速发展，使组织面临的外部生存环境和竞争方式正在发生深刻的变革，未来人力资源管理的发展趋势将呈现如下的变化。

一、人力资源管理全球化

目前，组织竞争领域扩展到全球，越来越多的组织实现了全球化。组织的全球化，必然要求人力资源管理策略的全球化。全球化要求企业拥有全球视野和战略眼光，重视全球化人才的培养，开放的心态和学习力，致力于建立系统化的组织管理与制度体系，不断追求创新的产品或服务。人力资源管理的全球化趋势适应企业全球化运作和人力资源多元化的需求。全球化企业的人才要求具有全球化思维、认同企业的文化、具有创新意识和持续的学习习惯等特点。

二、人力资源管理虚拟化

信息化时代和知识经济时代使得家庭办公、网络办公、协同工作等工作方式逐渐流行，对应的人力资源虚拟化管理也成为一种趋势。人力资源虚拟化管理作为适应信息化、网络化发展的企业组织管理的一种策略，是人力资源管理的一种新趋势，它可使企业运用自身员工的优势和有限的资源，最大限度地提高企业的竞争能力，使人力资源管理工作变得更加具有弹性和战略性。人力资源信息化管理与人力资源外包也是人力资源管理虚拟化的主要形式。

三、人力资源管理职业化

人力资源管理已经成为一种职业，在全球正朝向更为职业化与专业化的方向发展。美国人力资源认证协会（HRCI）作为美国人力资源管理协会（SJBM）的附属机构，至今已认证了6万余名人力资源管理专业人员；中国也推出了注册人力资源管理师（CHRP）和企业人力资源管理人员国家职业标准。

人力资源专业与其他专业一样，有着成熟的知识结构体系，以及对行为解释的规范和准则，人力资源职业中更具胜任力的从业人员人数将会大大增加。中国企业的人力资源管理者需尽快实现从业余选手到职业选手的转化。职业选手需具备的素质主要包括专业的知识和技能、职业的精神和职业的游戏规则三个方面。

四、人力资源管理战略地位日益提高

新形势下，人力资源管理要为组织战略目标的实现承担责任，人力资源可以说是组织最重要的资源。人力资源管理在组织中的战略地位上升，成为整个组织的战略性工作之一，是组织高层和决策机构必须关注与参与的管理活动。因而所有组织在设计自己发展战略的时候，都将组织和部门战略与人力资源战略统一起来为组织战略决策服务。

五、人力资源开发成为培育企业核心竞争力的源泉

企业核心竞争力是一个以企业技术创新能力为核心的复杂系统，它包括生产、营销、服务和管理等多种能力。这些能力的提升主要取决于人力资源的开发状况。因此，企业核心竞争力的根本取决于人力资源的开发和激发员工的创造力。知识经济时代处于以服务为基础的经济环境当中，企业间的竞争越来越体现在培育和应用有限的知识和专长能力方面。

六、知识型员工管理成为人力资源管理的重心

在新经济时代和创业型经济时代，企业成为经济发展的主导因素，企业的核心是人才，人才的核心是知识创新者与企业家，两者均为知识型员工。人力资源管理面临的新三角是知识型员工、知识工作设计和知识工作系统。人力资源管理需关注知识型员工的特点，重点是如何合理开发与有效管理知识型员工，对其采用不同的管理策略。

七、企业与员工关系转变为战略合作伙伴关系

随着法律制度的完善和员工维权意识的加强，企业与员工的关系由过去的资本与劳动不对等雇佣模式转变为以劳动契约和心理契约为双重纽带的战略合作伙伴关系。一方面要依据市场法则确定员工与企业双方的权力义务关系、利益关系；另一方面要求企业与员工一道建设共同愿景，在共同愿景基础上就核心价值观达成共识，培养员工的职业道德，实现员工的自我发展与管理。企业对员工的管理在制度明晰的基础上实现人性化管理，两者之间形成利益共同体，实现和谐的战略合作伙伴关系。战略合作伙伴关系要求企业建立系统的职业生涯管理体系，充分发挥企业员工的积极性、创造性与智慧，这是保证员工产出高水平的内动力。

八、双基点复合式人力资源管理

早期基于职位的人力资源管理系统难以适应以知识型员工为主导的能力发展需求，组织的管理实践对人力资源管理提出了新的要求，基于能力的人力资源管理应运而生。单一的、基于岗位的人力资源管理或者基于能力的人力资源管理都不能解决目前复杂的人力资源管理问题。人力资源管理发展的未来进入到基于能力和职位的复合式人力资源管理阶段。复合式的人力资源管理有双重的基点，即职位管理系统和胜任能力系统。

九、流程化人力资源管理

流程化人力资源管理包括两个方面：一是人力资源管理的流程化，二是适应流程优化的人力资源管理模式。

人力资源管理的流程化体现在有效管理组织的同时，实现人力资源管理程序的标准化，确保每位员工都受到相同而公平的对待，其实质是适应企业面临的各种环境，对人力资源管理的职能进行程序化运作。

适应流程优化的人力资源管理模式，要求企业在不断审视和改进自身业务流程的同时发展员工的技能和能力，改进人力资源管理模式。企业生产或服务流程优化的实质是不断将新技术应用到服务或生产的实践中，以不断提高企业的运营效率，并最终获取持续的竞争优势。企业流程优化的管理水平需对应人力资源管理模式的变革，因此，适应流程优化的人力资源管理模式的实质是建立一种通过流程组织资源，清晰的职责和组织灵活性并重，企业的发展聚焦在连续的流程发展和高效率的资源利用，以及快速适应商业环境的变化、内部客户驱动的人力资源管理新模式。

十、人力资源管理外包

近年来，专门为企业提供人员招聘、培训和绩效考核等职能的人力资源管理服务型公司大量出现，表明人力资源管理已有外包需求。人力资源管理外包是指将组织的人力资源管理部分职能委托给组织以外的专门公司来承担。其主要内容包括招聘、培训、薪酬和绩效考核等方面的方案设计及具体实施。人力资源管理外包减少了组织人力资源的管理成本，能直接得到人力资源管理专家的专业化指导和服务，增加了人力资源管理的公平性和科学性。

知识链接

企业的核心竞争力是什么

人！企业，"企"字的上面是一个人字，没有上面这个"人"就是一个"止"，停止的"止"，所以人才是第一核心竞争力。有了一流的人，才会有一流的管理，才会有一流的执行力和创新力。无论哪个企业，都应该把人才的招聘和培养作为重点工作来抓。因为这是整个企业的核心所在。若企业要找到那些想干事、能干事、干成事的优秀人才，培养他们的集体荣誉感，最关键的就是留住他们，让他们最大限度地为企业服务。

1. 企业核心能力的含义

核心能力是企业在长期生产经营过程中的知识积累和特殊的技能（包括技术、管理等），以及相关资源（如人力资源、财务资源、品牌资源、企业文化等）组合成的一个综合体系，是企业独具的与其他组织不同的一种能力。

企业持续竞争的源泉和基础在于核心能力。核心能力是 1990 年由两位管理科学家哈默尔和普拉哈拉德在《哈佛商业评论》发表的《企业核心能力》一文中提出的。此后，核心能力和企业能力理论在企业发展和企业战略研究方面迅速占据主导地位，成为指导企业经营和管理的重要理论之一。根据麦肯锡咨询公司的观点，所谓核心能力是指某一组织内部一系列互补的技能和知识的结合，它具有使一项或多项业务达到竞争领域一流水平的能力。企业核心能力是企业的整体资源，它涉及企业的技术、人才、管理、文化和凝聚力等各方面，是企业各部门和全体员工的共同行为。

2. 核心能力的种类

第一类：基于整合和协调观的核心能力。整合观、协调观、网络观、组合观等都属于此类。核心能力是组织对企业拥有的资源、技能、知识的整合能力，是一种积累性学识。这个积累过程涉及企业不同生产技巧的协调、不同技术的组合和价值观念的传递。通过核心能力积累，组织可以很快发现产品和市场的机会，获得更多的超额利润。

第二类：基于文化观的核心能力。知识观、文化观等属于此类。巴顿等认为，企业中难以完全仿效的、有价值的组织文化是公司最为重要的核心竞争力，并强调核心竞争力蕴含在企业的文化中，表现在企业的诸多方面，包括技巧和知识、技术价值观系统和管理系统。麦肯锡公司的凯文、科因、斯蒂芬、霍尔等也提出，核心能力是某一组织内部一系列互补的技术和知识的组合，具有使一项或多项关键业务达到业界一流水平的能力。这一提法强调了核心能力是以知识的形式存在于企业的各方面能力中。

第三类：基于资源观的核心能力。杰伊·巴尼强调，获得那些潜在租金价值的资源是企业成功的基础，这些资源是保证企业持续获得超额利润的最基本条件。奥利维尔认为，不同企业之间在获取战略性资源时，决策和过程上的差异构成了企业的核心竞争力。企业只有获得战略性资源，才能在同行业中拥有独特的地位，这种地位来自其在资源识别、积累、储存和激活过程中独特的能力。

第四类：基于技术观的核心能力。帕特尔和帕维特认为，企业的创新能力和技术水平的差异是企业异质性存在的根本原因。梅耶和厄特巴克（1993 年）提出，核心竞争力是企业在研究开发、生产制造和市场营销等方面的能力，并且这种能力的强与弱直接影响企业绩效的好坏。

第五类：基于系统观的核心能力。持有该观点的学者认为，核心能力是提供企业在特定经营中的竞争能力和竞争优势基础的多方面技能，是互补性资产和运行机制的有机结合。它建立在企业战略和结构之上，以具备特殊技能的人为载体，涉及众多层次的人员和组织的全部职能，因而必须有沟通、参与和跨越组织边界的共同视野和认同。企业的真正核心能力是企业技术核心能力、组织核心能力和文化核心能力的有机结合。

　　无论哪种类型的核心能力，都来源于企业对人力资源的开发，创建学习型组织，在不断修炼中增加企业的专用资产和不可模仿的隐性知识等。

[资料来源：https://baike.1688.com/doc/view－d1322515.html 有修改]

第六节　医药行业人力资源管理现状

医药行业是我国国民经济的重要组成部分，是传统产业与现代产业相结合，以第一、第二、第三产业为一体的产业。医药行业主要包括五大支柱产业，分别是生物医药、化学药、中成药、医疗器械和医药流通业。医药行业对于保护和增进人民健康、提高生活质量、促进经济发展和社会进步均具有十分重要的作用。

新中国成立以来，特别是改革开放30多年来，我国已经形成了比较完备的医药工业体系和医药流通网络，发展成为世界制药大国。据统计，我国现有医药工业企业3613家，可生产化学原料药近1500种，总产量43万吨，位居世界第二。

仅以 CHINAHRKEY 创智中国研究中心编制的《2012年中国医药行业人力资源管理白皮书》为参考，概括总结如下。

一、医药行业人力资源现状

1. 数量不断增长　据粗略估计，2012年全国医药行业从业人员总数约500万人，全国卫生人员总数（从事医疗服务）784万。从整个医药行业来看，随着医药行业的发展和市场环境的改变，新的医药企业不断涌现，我国医药行业的人力资源总量处于不断增长之中，而且相对其他行业较为稳定。

2. 质量不断提高　其集中表现在医药行业中科研人员数量的增加，并且科研人员数量的增长幅度明显高于医药行业从业人员总的增长幅度。

3. 劳动生产率呈平稳增长　随着改革的不断深化，管理技术与制度建设促进了劳动生产率的增长。

医药行业总体属于高流动性行业。我国医药行业以销售为主导模式的企业仍占多数。另外，在医药行业中，市场竞争激烈，促销使销售型人才流动性加大。医药行业离职率约为18%，其中以销售人员离职率最高，超过20%。医药企业对该类人才的需求量不断增大，但人才缺口仍难以填补。

医药行业薪酬增长率较大，位于2012年各行业的前三名。预算增长率约为14%，属于增长幅度较大的行业。

医药行业最火职位是医药代表。2012年十大热门招聘职位和求职职位之首均为销售经理/代表。

医药行业应届毕业生起薪点总体不高。应届毕业生的起薪点根据从事部门（类别）的不同和学历要求的差异而有所区别（表1-4）。提供给应届毕业生的岗位主要为研发和营销两类。其中，研发部门薪资水平最高，且与其他部门较为悬殊。有专业背景的应聘者更有竞争力，学历越高，起薪点越高。拥有博士学位的应届毕业生起薪通常在6000元以上。营销类人才需求也分为两类，一类是医药代表，这类人才门槛比较低，有销售经验即可；第二类是医药流通领域岗位，所需的应届毕业生要有药学等专业背景。

表1-4　医药行业不同类别毕业生起薪点（元）

类别	大专	学士	硕士	博士
职能类	1200	1700	2000	4000
营销类	1000	1500	1800	4200
生产类	1200	1600	2200	4200
研发类		2200	4000	6000

［资料来源：《2012年医药行业人力资源管理白皮书》］

二、医药行业人力资源管理现状

医药人力资源管理的现状可以从认识水平、人员构成、人员招聘、员工培训、绩效考评、薪酬管理等方面进行分析。

（一）重视程度与认识水平

我国医药行业近几年一直保持较高的经济增长速度，但这种高速的经济增长是建立在高积累、高投入、粗放型经营模式之上的。医药企业要继续保持较高的增长速度，就必须从对物力的投入转向对人力的投入，走人力资源开发为主线的内涵式发展道路。医药企业应把人力资源视为最宝贵的财富，这取决于企业领导层如何认识人力资源在经济发展中的作用，以及领导层对人力资源的管理能力。改革人力资源管理体制的前提在于转换观念。据调查，医药企业的领导者已普遍从指导思想上开始重视人在组织发展中的作用。

（二）人力资源管理部门的人员构成

据资料显示，医药行业的人力资源部门，本科及以上学历人员已占到六成，工作期间参加过人力资源管理相关培训者近两成，在知识结构和学历层次上远远超过医药企业内的其他职能部门。绝大多数从事人力资源管理工作的人员是从基层提拔上来的，在进行人力资源管理时，主要依靠工作中积累的实践经验，即在工作中学习。

（三）人员招聘

目前，医药行业主要的招聘方式是通过高等医药院校或人才市场，即主动到人才市场吸引优秀人才，目的是补充基层岗位。医药行业中的中高级管理岗位，主要采取内部员工竞聘和面向社会公开招聘两种方式。医药企业对员工的管理正逐步走向制度化，主要体现在两个方面：一是在用工制度上，由原来医药管理部门统一安排员工转变为医药企业自主选择员工，企业有了更大的选择范围和更多的选择渠道。二是晋升方面，医药企业可以通过招聘、考试等方式择优录用，改变了原来由领导考核指定的局面。据调查，有67%的医药企业在选拔中层干部时采取竞争上岗、择优录用的方法，且选拔范围不断扩大，既在企业内选拔，也通过社会招聘。

（四）员工培训

医药行业的员工培训表现出三个特点：一是普遍实行岗前培训，培训时间10~30天，培训内容多为企业历史、宗旨、目标，以及所在岗位职责任务等。调查显示，所有被调查企业均对新员工进行过岗前培训。二是岗前培训多为自我培训，培训者多为本岗位的领导者或者本企业培训机构。调查显示，有66%的医药企业由本企业的培训机构对员工进行培训，外聘专家或专业培训机构对员工进行培训的仅占34%。三是医药企业对员工缺乏长远的培训计划。

（五）绩效考核与评估

据调查，有六成左右的医药企业会对员工进行定期的业绩考核，考核的办法多种多样，主要有民主测评、标准参照法和观察法，少数企业采取要素评定法、考试法、情景模拟法等。医药企业在对员工的评价方面较以往迈出了一大步，如对生产等岗位进行量化考核，对管理、科研等岗位探讨量化考核的方法。但工作岗位的评价系统多以经验性为主。除了营销和部分操作岗位有具体的量化评价体系外，很多岗位采取的是语言差别性评价，如好、中、坏或优秀、称职、一般、不合格等。也有的医药企业主要采取经验式考核，对设置的岗位数量和岗位职责范围缺乏科学性考核标准。

（六）薪酬管理

医药行业员工的薪酬结构较为简单，底薪高，福利低，相关薪酬奖励少。另外一个特点是，医药行业对销售部门颇为重视。销售部门的员工收入随着等级的提高有明显的攀升。与同等水平的企业相比，收入较高。但国内医药企业的薪资水平与外资制药企业相比还存在较大差异。

三、医药行业人力资源管理存在的主要问题

（一）人力资源构成不尽合理，高层次科研人才严重匮乏

国有医药企业科技人员大都严重匮乏，从事科研工作的研究生与本科生比例不高，并且本科生大部分从事企业管理和营销工作。从初始水平看，我国医药制造业的科技人员占比仅为4%，远低于国际先进水平基准的20%。科研人员中从事研究创制新药工作的不足两成，部分国有医药企业由于各方面的原因，每年引进的本科以上人才不足以弥补每年退休和流失的人员。

究其原因，一是企业重视不够，人才评价机制和激励机制不健全。二是企业投入不足，科研部门经费紧张。按照国际平均水平，医药企业每年用于研发的投入占到销售收入的8%，欧美发达国家则可达到15%~16%，有的甚至达到20%以上。而我国医药制造业的研发费用尚不足3%，远低于国际平均水平。三是市场供给与医药企业需求差距较大。目前，高等药学教育应用型人才培养的比例较高，而学术型人才则数量不足，不能满足医药企业发展的需求。

（二）对员工培训重视不够

绝大多数医药企业在人力资源管理方面侧重于员工使用，对员工培训重视不够。培训主要存在两方面的问题：一是培训投入大幅减少。连续几年参加培训的人数占从业人员的比例呈下降趋势。二是对管理人员重视使用，忽视培养。在知识快速更新的时代，若不及时为员工提供继续学习与提高能力的机会，将会严重影响企业的竞争力。

（三）分配仍存在平均主义倾向，不同体制企业或同一企业不同岗位差距较大

随着改革开放的深入，医药企业分配制度改革不断深入，大多数企业实行的是激励机制，采取奖金形式，也有不少企业采取晋升、提成、进修提高等辅助激励措施。由于评价机制不同，劳动报酬的差距不太大。

近几年，医药企业在分配制度方面取得了一些突破，但主要在营销部门，其他部门分配不

公现象仍相当严重。主要存在的问题：一是奖金、津贴人人有份，而且奖金多为团体性的，缺乏针对性与个体性，尤其国有医药企业又产生了新的平均主义。二是体制性收入差别很大，因为经济性质不同，导致收入分配上的差别很大。从总体收入看，国有医药企业员工的收入明显低于合资或独资医药企业员工的收入。三是同一个医药企业内，不同岗位的收入差距较大。营销等岗位由于实行"工效挂钩"制度，因而与企业内其他岗位的收入差距较大。

（四）管理缺乏制度化

由于政府的非经济性干预，国有医药企业因人设事现象仍较普遍。调查显示，有45%的医药企业认为人事管理不能按章办事，有25%的企业认为岗位不能按需设置，有21%的企业认为人员安排不能按实际能力确定。

从医药企业自身看，人浮于事仍较突出。冗员问题除外部原因外，企业的非经济性也是重要因素。究其原因，一方面没有一套与社会发展相适应的企业人力资源管理监控系统；另一方面，与企业领导人的社会成就扩张趋势有关。

（五）医药代表高流动性

医药代表是目前医药企业销售的主力军。由于医药销售过程中存在严重而普遍的"回扣现象"，使之成为医药销售的主要促销手段，从而大大降低了医药销售代表的业务素质要求，造成医药企业对医药代表队伍的整体素质要求不高，对医药代表的管理方式相对粗放，使这支队伍长期缺乏稳定性，经常大批量招聘，又高比率流动，这一直是医药企业特别是民营医药企业最头疼的问题。

医药代表在欧美等西方发达国家，属高学历行业，许多医药代表都是医学或药学专业的本科毕业生。他们懂得药理和安全用药知识，负责介绍药品的安全性、指导合理用药、收集药品的不良反应信息等。在国内，随着医改"医药分离"的深入推进，越来越多的基本药物不再通过医院，而是从药店进行购买。可以预见，缩减医药销售队伍，用少而精的医药代表推广专科药（抗癌、抗艾滋病）和罕见病药将成为一种必然趋势。

未来的药企销售队伍将会从大而平向少而精发展，对医药代表的素质要求将由"关系导向"向"专业导向"转型。随着医药企业整体人才供不应求，加之中国人口红利的消失，医药企业销售人员的来源需更多依靠灵活的供应方式（外包服务、临时雇佣、兼职）和内部培养（以质代量），仅靠低质量大出大入的时代已经过去。

本章小结

人力资源是人所具有的能创造价值，并且能够被组织所利用的体力和脑力的总和。人力资源由数量和质量两方面构成，具有能动性、两重性、时效性、再生性、社会性等特征。人力资本是通过对人力资源投资而体现在劳动者身上的体力、智力和技能，它是另一种形态的资本。人力资源与人力资本既有区别，又有联系，人力资源是一种数量化的概念，人力资本是一种质量化的概念。

人力资源管理是为了实现组织的战略目标，对组织人力资源进行规划、招聘、使用、保留和激励等各个环节的管理活动的总和。传统人事管理与现代人力资源管理有着很大的区别：前者注重事，以事为主；后者注重人，以人为本，注重开发人的潜能。人力资源管理的基本内容包括人力资源规划、工作分析、员工招聘、培训与开发、绩效管理、薪酬福利管理、员工激励、职业生涯管理、劳动关系管理九个方面。人力资源管理在企业中扮演着战略伙伴、专家（顾问）、员工服务者和变革推动者4种角色。人力资源开发与管理关系密切，人力资源管理主要表现在输出阶段，人力资源开发则表现在人生的整个过程。

人力资源管理的基本原理主要有同素异构原理、能级层序原理、要素有用原理、互补增值原理、动态适应原理、激励强化原理、公平竞争原理、信息催化原理、组织文化凝聚原理等。

对人力资源管理发展历史进行考察，有助于提高对企业人力资源管理工作内容、职能及地位的认识。国内外学者将人力资源管理的发展分为若干不同的阶段。目前，国内学者一般将人力资源管理分为人事管理起源阶段、人事管理阶段和现代人力资源管理阶段3个发展阶段。

现代人力资源管理将呈现全球化、职业化、虚拟化、流程化、外包化等发展趋势。

我国医药行业的人力资源总量处于不断增长当中，而且相对其他行业较为稳定。在数量提升的同时，质量在不断提高。医药行业的劳动生产率呈现并保持一个平稳的增长趋势。医药行业人力资源管理还存在着人员构成不尽合理、高层次科研人才严重匮乏、对员工培训重视不够、分配上仍存在平均主义倾向、管理缺乏制度化、医药代表高流动性等问题。

【推荐网站】

1. http：//www. hr. com. cn

2. http：//www. rlzygl. com

3. 现代人力资源管理网：http：//www. ehrdm. com

4. 中国人力资源开发网：http：//www. chinahrd. net

【思考题】

1. 什么是人力资源？人力资源、人口资源、劳动力资源、人才资源之间的关系是什么？

2. 人力资源的基本特征是什么？

3. 什么是企业核心竞争力？它与人力资源有什么关系？

4. 什么是人力资本？人力资本与人力资源的关系是什么？

5. 什么是人力资源管理？其主要内容是什么？

6. 人力资源管理与传统人事管理有何区别？

7. 简述人力资源管理在企业中的地位与角色定位。

8. 什么是人力资源开发？人力资源开发与人力资源管理是什么关系？

9. 人力资源管理的基本原理是什么？

10. 简述人力资源管理的发展历史。

11. 简述现代人力资源管理的新趋势。

12. 简述医药行业人力资源管理的现状与存在问题。

【案例分析】

中医药人力资源发展现状与存在的主要问题

一、中医药健康服务人力资源现状

1. 中医药医疗服务人力资源现状

（1）全国中医药资源总量全面增长　2012年全国卫生机构中，中医机构（包括中医类医院、中医类门诊部、中医类诊所、隶属于卫生部门的中医科研机构）达到39305个。目前，全国卫生机构中，中医机构所占比例达到4.14%。全国各类卫生机构中，在岗从业的中医药人员总数为476882人，占全国卫生技术人员的比例达到7.15%；全国中医药人员占全国医药人员的比例达15.00%；全国每万人口中医执业（助理）医师数达2.63人。按地区排名，前5位的省份（直辖市）依次为北京、内蒙古、四川、甘肃和天津，分别达到每万人口6.35人、4.20人、3.99人、3.79人和3.78人。中医药人员构成中，中医执业医师305372人，中医执业助理医师51407人，中药师（士）107630人，见习中医师12473人。

（2）中医类医院资源总量持续较快增长 2012年全国中医医院2886个，中西医结合医院312个，民族医院199个，中医类医院总计3397个。全国中医类医院人员总数达731415人，占全国医院人员总数的14.81%；每院平均职工人数215.31人，超过同期全国医院平均职工数的213.55人。从医院类型看，中医医院655925人，中西医结合医院60831人，民族医院14659人。

2. 中医预防保健服务人力资源现状 据中国保健协会2012年《中国保健服务产业发展蓝皮书》统计，我国保健服务企业总数已达60万家，产业链企业达300多万家，有3000多万人从事中医预防保健服务，并且以较快速度增长。集养生、休闲、娱乐、餐饮、保健、健身和美容等功能为一体的预防保健企业急剧增加，经营规模不断扩大，连锁企业数量日益增多。

3. 中医药健康服务相关产业人力资源现状

（1）中医药教育人力资源现状 目前，共有高等中医药院校45所，另有208所高等西医药院校、非医药高等院校和研究院所开设中医药专业。在校生（含研究生、本科生、专科生）总计62.13万人，预计毕业生人数15.58万人（不包括留学生）。2012年，高等院校中医学专业毕业生人数为1.67万人，其中高等中医药院校毕业生1.25万人，高等西医药院校毕业生0.24万人，高等非医药院校毕业生0.18万人。

（2）中医科技人力资源现状 目前，共有中医药科研机构134所，从事中医药科学研究人员1.18万。其中，科学研究与技术开发机构88所，科学技术信息和文献机构2所，R&D活动单位27所，县属研究与开发机构17所，逐步建立并完善了中医药科研体系。

（3）中药产业人力资源现状 中药产业已成为我国快速增长的产业之一。2012年全国医药产业的产值达18255亿元，同比增长21.7%；中药工业总产值5156亿元，占医药工业总产值的31%。其中中药饮片1020亿元，同比增长26.4%；中成药4136亿元，同比增长21.3%；中药出口快速增长，达到24亿多美元。《中医药事业发展"十二五"规划》指出，到2015年我国中药工业总产值预计将达5590亿元。中药产业的快速发展吸纳了大量的中药种植、中药工业、中药商业和中医药知识产权从业人员。

（4）中医药国际化人力资源现状 目前，中医药已成为我国服务贸易的重要组成部分和文化传播的重要载体，现已传播到160多个国家和地区。世界各地从事中医针灸推拿服务的针灸师约20万人，每年针灸服务总产值超过100亿美元。中医针灸被列入《人类非物质文化遗产代表作名录》，一些国家成立了中医孔子学院，成为国际社会了解中国优秀传统文化的重要窗口。

二、中医药健康服务人力资源存在问题

1. 人力资源队伍建设尚不能充分满足社会需求 中医医疗服务体系人力资源的社会需求

大量增加，中医药机构数和人员数在全国卫生机构和技术人员中所占比例不高。加之中医预防保健、慢病防控与康复、妇婴保健、健康养老、亚健康和心理健康问题等新型医疗服务领域对人力资源的大量需求，中医药人才队伍建设从数量、结构、质量上还不能充分满足日益增长的社会需要，人力资源问题已成为制约中医药事业和健康服务业发展的关键。

中医预防保健服务体系人力资源的社会需求呈多元化趋势，缺口巨大。中国保健协会2012年《中国保健服务产业发展蓝皮书》显示，至2012年，我国已拥有60万家保健服务企业，产业链企业达300多万家，从业人员3000多万人。预计到2020年，我国保健服务业的平均增长率将保持在20%以上。

中医药健康服务相关产业人力资源社会需求呈现快速增长趋势。随着健康服务业的不断发展，作为人才培养主要渠道的高等中医药院校将出现缺口并且缺口会越来越大。随着群众对健康服务产品需求的多样化趋势，以自主创新为主体的中医药科研的内涵和外延不断深化，需要具有较高水平的中医药科研人员加以充实，构建以企业为主体、以科技为依托、以农业为基础、以市场为导向的现代大中药产业体系成为时代需要，人才需求仍是第一要务。至2012年，有119个国家制定了传统医学国家政策，69个国家有草药管理政策，103个国家明确可以使用针灸诊疗，中医药已成为我国服务贸易的重要组成部分和文化传播的重要载体，国际化进程不断加快，中医药健康服务国际化人才的需求越来越多。

2. 人力资源区域分布不平衡　城乡基层卫生人力资源相对缺乏，整体素质不高，学历偏低，尤其是村卫生室低学历、低职称人员比例更高，部分农村地区已不能提供中医药服务。

3. 人力资源培养尚未充分遵循中医药人才成长规律　中医药人才成长具有其特殊性和规律性，但中医药教育教学中仍存在重理论、轻实践的情况；重视现代医学知识、忽视中医基本理论、基本技能的培养训练而且缺乏中医思维的培养。同时，高等教育的课程体系、教材内容，以及教学模式还不能充分体现中医药人才成长规律。

4. 人力资源的选拔、使用和评价机制尚不健全　招生方面还没有充分考虑中医药教育和中医药职业的特殊性，没有相关倾斜政策出台，难以吸引优质生源。

中医药相关职业技能岗位标准与准入制度有待进一步健全。

中医药专业人才评价体系不健全，人才质量管理缺乏分类指导，未能建立各层次人才评价标准和激励机制。

农村中医药人才培养与使用缺乏相应的优惠政策，难以培养农村"下得去、留得住、用得好"的中医药医疗人员，也难以吸引中医药院校毕业生到农村医疗机构就业。

［资料来源：《2012年全国中医药统计摘编》和国家中医药管理局人事教育司《中医药健康服务人力资源发展研究报告》］

【讨论】

1. 根据中医药人力资源现状的研究，思考医药人力资源管理的意义是什么？

2. 如何在中医药人力资源现状研究的基础上，预测中医药人力资源需求趋势？

3. 针对中医药人力资源发展中存在的问题，你认为可以结合人力资源管理的哪些理论去探寻对策？

第二章　人力资源战略与规划

学习目标

1. 掌握人力资源规划的步骤；人力资源需求预测、供给预测方法；人力资源供需平衡方法。

2. 熟悉人力资源战略与组织战略的整合；人力资源战略管理过程；人力资源规划的内容、影响因素与制订原则；人力资源供给的影响因素；人力资源需求的影响因素。

3. 了解人力资源战略的概念、内容；人力资源规划的概念、分类。

【导入案例】

张华和郭总的苦恼

张华是银江医药有限公司的人事部经理。去年6月份，公司总经理郭怀远把张华叫到了办公室。一进门，郭总经理就非常着急地说："老张，最近我们公司业务量剧增，没办法，为了能够生产出客户需要的产品，生产部经理马迈迈提出招人要求。所以你必须在半个月内从市场上招50个生产工人、4个生产部管理人员和1个生产部副经理。""这么急？""怎么？你搞人事多年了，难道招不到？""郭总，一下子真的招不到，因为我们公司的生产人员还是有挺多的专业要求的。""我也知道你很为难，可是公司业务发展需要啊！""我听说今年下半年医药市场会缩小。""不管那么多，你招就是了。""那我尽力吧。"

两周后，张华从市场上招了相应数量的人员。可是没过多久，马迈迈就向总经理反映，张华招的人很多技术没法用，工作效率低，知识不完全对口。于是出现了下面一幕："郭总，老张明显就是不负责任嘛，市场上那么多人却给我招些没法用的人。""老张，你怎么说？""郭总，我已经说过市场上根本没有人了，可是你让我招我也没办法。再说，我去年就说业务量可能会有增加，并且要求聘用一部分人员，可是你们都不同意。你看，现在……"不容张华说完，马经理就说了："郭总，你看，他明显是对去年不听他的意见耿耿于怀，这不是不负责任是什么？"张华只好不停地解释……

这件事让张华很是苦恼：我明明是没有任何私心，可为什么会这样呢？其实他不知道郭总也很纳闷：我知道他们俩都很尽心，可是为什么会这样呢？我该怎么办？

1年后，整个医药市场出现了萎缩，银江也难逃厄运。

【思考】

1. 结合本章要介绍的内容分析：为什么会出现案例中的情况？

2. 公司应该如何应对环境的变化？如何制订适合环境变动的计划？

第一节　人力资源战略概述

一、人力资源战略的概念与内容

（一）人力资源战略及相关概念

1. 战略　战略是指组织面对激烈变化、严峻挑战的经营环境，为求得长期生存和不断发展而进行的总体性规划。

2. 人力资源战略　人力资源战略是根据外部和内部环境，确定组织目标，从而制订出人力资源管理目标，并通过各种人力资源管理职能活动实现组织目标和人力资源目标的过程。

3. 组织战略管理　组织战略管理是一个过程，是将组织主要目标、政策和行为依次整合为一个具有内在有机联系的整体的过程。

4. 人力资源战略管理　人力资源战略管理是人力资源战略制订并得到实施的一个过程。一个完整的人力资源战略管理过程包括人力资源战略的制订、组织建设、进行能力开发、评价绩效等。

知识链接

战略人力资源管理

战略人力资源管理（Strategic Human Resources Management，SHRM）的概念诞生于20世纪80年代一篇名为《人力资源管理：一个战略观点》的文章。按 Wright & Mcmanhan 的观点，战略人力资源管理是为组织能够实现目标所进行和所采取的一系列有计划、具有战略性意义的人力资源部署和管理行为。它定位于在支持组织的战略中人力资源管理的作用和职能，主要观点是人力资源管理活动对组织绩效非常重要。其理论依据包括资源基础理论、角色行为理论和一般系统理论等。

（二）人力资源战略的内容

1. 人力资源开发战略　主要是为有效发掘组织内外人力资源、提高员工能力与智慧，利用各种技术、手段与方法所进行的长远性的谋划和方略。常见的战略方案有人才引进战略、人才使用战略、人才激励战略、人才培养战略（自主培养、鼓励自学、定向培养等方式）等。

2. 人才结构优化战略　主要是对人才群体要素和系统组织配合方式进行调整，从而使各种要素形成最佳组合的谋划与方略。即如何遵循人才群体结构的变动规律，搭建良好的学科、层次、年龄、智能与职能结构，更好地发挥人才群体的作用，保障组织运行所需。人才结构优化，可以考虑学科优化战略、层次优化战略、年龄优化战略、智能优化战略、职能优化战略等方案。

3. 人才使用战略　主要从如何才能使"人尽其才，物尽其用"的角度，在对人力资源进行科学评价的基础上，依据组织战略目标与任务，根据人的特点将其安排到合适的岗位上，并科学、合理地组合人才、取长补短，从而发挥人的最大能量的谋划与方略。该战略可选择的战略方案包括任人唯贤战略、岗位轮换战略、权力委让战略等。

案例链接

美国通用电气公司（General Electric，GE）的人才开发战略

1. 造就长期稳定的公司领导层，特别是一个优秀的公司首席执行官（CEO）。GE 公司有一支具有战略眼光、丰富经验和出色领导能力的团队，而且精干高效、结构合理、授权到位、相对稳定。

2. 培育以"诚信"为核心内容的企业文化，不断增进员工对公司价值观的认同。诚信是 GE 公司的三大传统之一，是 GE 价值观的核心内容。GE 公司非常重视员工和合作伙伴诚信理念的养成。

3. 打造学习型公司，不断提升全体员工的素质。对招募来的优秀人才，公司不是单纯地强调发挥他们的作用，而是对他们进行不断地培训，培养他们永不满足的学习欲望，使他们每天都能自觉去学习新的东西、寻求新的创意，在不断学习、成长中实现自己的梦想。在培养公司高层管理人才上，公司更是舍得花本钱、下功夫。

4. 实施以"六个西格玛"为核心的质量管理，全面提升管理水平。

5. 构建完善、有效的监督激励机制，推行"无界限"管理和员工"360度"全方位考评。监督主要是通过股东及社会监督、董事会对公司及首席执行官的监督、公司内部严格的考核监督三个层面实现。公司按照严格的制度和程序对员工进行考核，并在科学评估的基础上进行奖惩。

［资料来源：美国通用电气公司人才开发和管理战略及启示：MBA 管理案例研讨。http：//www.51edu.com/bjky/zhuanshuo/gongshanggl/2991532.html］

二、人力资源战略与组织战略的整合

（一）组织经营战略的层次与基本类型

1. 组织经营战略的层次　组织经营战略一般分为三个层次（图 2－1）。

图 2－1　组织经营战略的层次

2. 组织基本竞争战略　为获得竞争优势，组织可以采取三大基本竞争战略。

（1）成本领先战略 力求在生产经营活动中降低成本、扩大规模、减少费用，使产品成本比竞争对手低，因为可以用低价格和高市场占有率保持竞争优势。适合于成熟的市场和技术稳定的产业。

（2）差别化战略 努力使自己的产品区别于竞争对手产品，保持独特性。为达到这一目的，组织可能生产创新性产品，即竞争对手无法生产的产品，或具有竞争对手产品所不具有的独特功能；也可以生产高品质产品来实现这一目的，以优秀品质胜过竞争对手的产品。

（3）集中战略 组织集中精力在较小较窄的市场细分中进行生产经营，努力使自己在这一市场缝隙中专门化，弥补他人产品的不足，这一战略主要是通过巧妙避开竞争而求得生存和发展。

3. 组织的发展战略 组织发展战略主要分为以下4种。

（1）成长战略 通常，组织在市场不断扩大、业务不断增长时采取成长战略，以抓住发展机会。分为三种：①集中式成长战略：即在原有产品基础上，集中发展成为系列产品，或开发与原产品相关联的产品系列。②纵向整合成长战略：即向原组织产品的上游产业或下游产业发展。③多元化成长战略：即组织在原产品或产业的基础上，向其他不相关或不密切相关的产品和产业发展，形成"多角化经营"格局。

（2）维持战略 当市场相对稳定，且被几家竞争组织分割经营时，处于其间的组织常常采用维持战略，即坚守自己的市场份额、客户和经营区域，防止组织利益被竞争对手蚕食，同时警惕新对手的进入。采用这种战略的组织，经营目标不再是高速发展，而是维护已有的市场，尽可能大地获取收益和投资回报。常用的维持方法包括培养客户忠诚感、维护名牌知名度、开发产品独特功能、挖掘潜在顾客等。

（3）收缩战略 当组织的产品进入衰退期或因经营环境变化而陷入危机时，组织可以采取收缩战略以扭转颓势，克服危机，争取柳暗花明，走出困境。常见的收缩战略方法包括转向、转移、破产、移交。

（4）重组战略 组织通过资产重组的方式寻求发展。常见的资产重组方式有兼并、联合、收购。

4. 组织文化战略 组织文化主要指一个组织长期形成的并为全体员工认同的价值信念和行为规范。奎因认为，组织文化可以根据两个轴向而分成四大类（图2-2）。

图2-2 组织文化的分类

（1）发展式组织文化 特点是强调创新和成长，组织结构较松散，运作上非规范化和程序化。

（2）市场式组织文化 特点是强调工作导向和目标的实现，重视按时完成各项生产经营目标。

（3）家庭式组织文化 特点是强调组织内部的人际关系，组织像一个大家庭，员工像一个大家庭里的成员，彼此间相互帮助和相互关照，最受重视的价值信念是忠诚和传统。

（4）官僚式组织文化 特点是强调组织内部的规章制度，凡事皆有章可循，重视组织的结构、层次和职权，注重组织的稳定性和持久性。

（二）人力资源战略与组织经营战略的整合

人力资源战略是组织总体战略的重要组成部分，只有与组织经营战略相协调，才有助于组织利用市场机会，提升组织内部组织优势，帮助组织达成战略目标。

1. 与波特竞争理论相匹配的人力资源战略 根据迈克尔·波特的竞争理论，戈梅斯和麦加等人提出了与之相匹配的 3 种人力资源战略（表 2-1）。

表 2-1 与波特竞争理论相匹配的 3 种人力资源战略

战略类型	组织特点	人力资源战略要求
成本领先战略	结构分明的组织和责任；严格的成本和定量目标控制，以及员工监督；经常、详细的控制报告	强调员工生产率；以定量目标和绩效评估为基础的薪酬激励；强调与工作有关的培训
差异化战略	基础研发能力强；质量或科技领先的组织声誉；强大的生产营销能力	营造轻松愉悦的工作氛围吸引创造型人才；强调主观评价和自我激励而非定量指标；基于团队的培训
集中化战略	针对某一客户群、某一地区提供更高效的服务，以实现成本领先优势或差异化优势	员工有特定的技术特长；通过长期激励来留住核心员工

2. 与迈尔斯和斯诺的人力资源战略相匹配的人力资源战略 根据迈尔斯和斯诺的战略划分，伯德和比奇勒提出了组织与之相匹配的人力资源战略（表 2-2）。

表 2-2 与迈尔斯和斯诺的人力资源战略相匹配的人力资源战略

战略类型	组织特点	人力资源战略要求
防御者战略	维持内部稳定性；有限的环境分析；集中化的控制系统；标准化的运作流程	累积者战略：获取员工最大潜能；通过培训开发员工能力、技能和知识；保持稳定的员工流动水平
分析者战略	组织结构弹性大；严密和全盘的规划；低成本的独特产品	协助者战略：重视自我激励动机强的员工；知识能力、技能和知识的自我发展；人员配备与团队结构灵活运用
探索者战略	组织结构非正式化；广泛的环境分析；分权的控制系统；资源配置快速	效用者战略：雇用拥有目前需要的技能且能马上使用的员工；员工能力、技能和知识的培养以工作为导向；外部招聘较多

3. 与奎因组织基本竞争战略和文化战略相匹配的人力资源战略 根据奎因的研究，组织的基本经营战略和组织文化战略与人力资源战略可以有下述配合方式（表 2-3）。

表 2-3 组织的基本经营战略和组织文化战略与人力资源战略的配合

基本经营战略	文化战略	人力资源战略
低成本、低价格经营战略	官僚式组织文化	诱引式人力资源战略
独创性产品经营战略	发展式组织文化	投资式人力资源战略
高品质产品经营战略	家族式组织文化	参与式人力资源战略

（1）采用成本领先的组织 多为集权式管理，生产技术较稳定，市场也较成熟，因此组织主要考虑的是员工的可靠性和稳定性，工作通常是高度分工和严格控制。

（2）采用产品差别化战略的组织 处在不断成长和创新的过程中，主要以创新性产品和

NOTE

独特性产品去战胜竞争对手，其生产技术一般较复杂，其成败取决于员工的创造性，而员工工作内容较模糊，无常规做法，非重复性并具有一定的风险。组织的任务是为员工营造一个有利的环境，鼓励员工的独创性。

（3）采取高品质产品战略的组织　只有依赖于广大员工的主动参与，才能保证其产品的优秀品质。组织重视培养员工的归属感和合作参与精神，通过授权，鼓励员工参与决策或通过团队建设让员工自主决策。

4. 与蒂契和迪维纳组织发展战略配合的人力资源战略　人员招聘、绩效考评、薪酬政策和员工发展等应与组织的发展战略相配合，这样才能实现组织的发展目标。

（1）集中式单一产品发展战略与家长式人力资源战略的配合　组织采取这种发展战略时，往往具有规范的职能型组织结构和运作机制，高度集权的控制和严密的层级指挥系统，各部门和人员都有严格的分工。这种组织常采用家长式人力资源战略，在员工选择招聘和绩效考评上，较多从职能作用上评判，且较多依靠各级主管的主观判断；在薪酬上，多采用自上而下的家长式分配方式；在员工的培训和发展方面，以单一的职能技术为主，较少考虑整个系统。

（2）纵向不整合式发展战略与任务式人力资源战略的配合　采取这种发展战略的组织在组织结构上仍较多实行规范性职能型结构的运作机制，控制和指挥同样较集中，但这种组织更注重各部门实际效率和效益。其人力资源战略多为任务式，即人员的挑选、招聘和绩效考评多依靠客观标准，奖酬主要依据工作业绩和效率，员工的发展仍以专业化人力培养为主，少数通才主要通过工作轮换来培养和发展。

（3）多元化发展战略与发展式人力资源战略的配合　采取这种发展战略的组织因为经营不同产业的产品系列，其组织结构较多采用战略事业单位或事业部制。这种事业单位都保持着相对独立的经营权。这类组织的发展变化较为频繁，其人力资源管理多为发展式战略。在人员招聘和选择上，较多运用系统化标准；对员工的绩效考评主要是看员工对组织的贡献，主客观评价标准并用；奖酬的基础主要是对组织的贡献和组织的投资效益；员工的培训和发展往往是跨职能、跨部门，甚至跨事业单位的系统化开发。

三、人力资源战略的管理过程

制订与实施人力资源战略是一个与组织战略一致的人力资源管理过程，可以分为环境分析、战略选择、战略实施、战略评估与战略控制五步（图2-3）。

图2-3　人力资源战略管理过程图

第二节 人力资源规划概述

一、人力资源规划的概念

（一）人力资源规划的含义

人力资源规划（Human Resource Planning，HRP）是根据组织的战略目标，科学预测组织在未来环境变化中人力资源的供给与需求状况，制订必要的人力资源获取、利用、保持和开发策略，确保组织对人力资源在数量和质量上的需求，使组织和个人获得长远利益的人力资源管理过程。

（二）人力资源规划与其他人力资源管理职能的关系

1. 人力资源规划是人力资源管理的纽带　人力资源规划以企业工作岗位分析、劳动定员定额等人力资源管理的基础工作为前提，又对企业人员的招聘、选拔、考评、调动、升降、薪资、福利、培训开发和人员调剂等各种人力资源管理活动的目标、步骤与方法有具体而详尽的安排，是其他人力资源管理活动的纽带。

2. 人力资源规划是人力资源管理的业务基础　人力资源规划是其他人力资源管理活动的总则与纲领，为其他人力资源管理活动提供方向，并通过不断调整人力资源管理的政策和措施，指导人力资源管理活动，规定其他人力资源管理活动的走向，是人力资源管理其他业务活动的基础。

二、人力资源规划的内容

从广义上说，人力资源规划的内容包括战略规划、组织规划、制度规划、人员规划和费用规划 5 个方面。从狭义上说，人力资源规划的内容主要是指人员规划，包括总体规划与各项业务计划（表 2-4）。

表 2-4　人力资源规划及其各项业务计划

计划类别	目标	政策
总规划	总目标：绩效、人力资源总量、素质、员工满意度	基本政策：如扩大、收缩改革、稳定
人员补充计划	类型、数量对人力资源结构及绩效的改善等	人员标准、人员来源、起点待遇等
人员使用计划	部门编制、人力资源结构优化、绩效改善、职务轮换	任职条件、职务轮换、范围及时间
人员接替与提升计划	后备人员数量保持、改善人员结构、提高绩效目标	选拔标准、资格、试用期、提升比例、未提升人员安置
教育培训计划	素质与绩效改善、培训类型与数量、提供新人员、转变员工劳动态度	培训时间的保证、培训效果的保证
评估与激励计划	离职率降低、士气提高、绩效改善	激励重点：工资政策、奖励政策、反馈
劳动关系计划	减少非期望离职率、雇佣关系改善、减少员工投诉与不满	参与管理、加强沟通
退休解聘计划	编制、劳务成本降低、生产率提高	退休政策、解聘程序等

（一）人力资源总体规划

人力资源总体规划是有关计划期内人力资源开发利用的总目标、总政策、实施步骤及总预算的安排。其中，人力资源开发利用的总目标不外乎组织与员工绩效、人力资源总量与结构、人员素质、员工满意度等方面。

（二）人力资源业务计划

人力资源业务计划是总体规划的展开和具体化，包括人员补充计划、人员使用计划、提升降职计划、教育培训计划、薪资计划、退休计划、劳动关系计划等。

1. 人员补充计划　人员补充计划是组织根据组织运行情况，对组织可能产生的空缺岗位加以弥补的计划。目的在于促进人力资源数量、质量的改善，是组织吸收员工的依据。人员补充计划主要有两种情况：一是由于自然减员、技术革新、离职、组织规模扩大等，针对人员需求招聘和选拔新员工到组织来；二是因为晋升计划导致职位空缺逐级向下移动，产生较低层次的人员需求。

2. 培训开发计划　人员培训开发计划（教育培训计划）就是通过对员工有计划的培训，提升员工能力与潜力，引导员工技能与组织发展目标相适应。

3. 人员配备计划　人员配备计划是组织按照内外环境的变化，采取不同的人员管理措施，实现内部人员的最佳配置。如部分岗位人员过剩时，通过岗位再设计对岗位工作量进行调整，解决工作负荷不均的问题。

4. 薪资激励计划　薪酬激励计划（包含福利计划）一方面是为了充分发挥薪酬的激励功能，充分调动员工的积极性；另一方面，是为保证组织人工成本与组织状况之间的比例关系恰当。

5. 人员晋升计划　人员晋升计划是根据组织目标、岗位需要和人员分布情况制订员工职务提升方案，从而能够把有能力的员工配置到能够发挥其最大作用的岗位上去。

6. 员工职业计划　员工职业计划是对员工在组织内的职业发展做出系统安排，从而把员工的职业发展与组织需要结合起来，有效留住、激励人才，稳定员工队伍。

三、人力资源规划的分类

（一）根据期限分类

根据人力资源规划的用途和时间幅度，可分为战略性的长期规划、策略性的中期规划和作业性的短期计划3种。

1. 战略性的长期规划　通常是5年或5年以上，主要涉及组织外部因素分析，预计未来组织总需求中对人力资源的需求，估计远期组织内部人力资源数量，调整人力资源规划，重点在分析问题。

2. 策略性的中期规划　也称为战术上的策略规划，通常是2~5年，涉及对人力资源需求与供给量的预测，并根据人力资源的方针政策，制订具体的行动方案。

3. 作业性的短期计划　通常是1~2年，涉及一系列的具体操作实务，要求任务具体明确，措施落实。

组织人力资源规划的期限长短，主要取决于组织环境的确定性和稳定性，以及对人力资源素质高低的要求。通常环境越不确定、不稳定，对人力资源素质要求也越不高，可以随时从市场上补充所需的劳动力，其人力资源规划可以是短期的；反之，必须制订长期人力资源规划。

（二）根据范围分类

根据规划范围大小，可以分为整体人力资源规划、部门人力资源规划、具体任务或工作的人力资源规划3类。

1. 整体人力资源规划 在整个企业范围内进行的人力资源规划，将组织所有部门都纳入规划范围内。

2. 部门人力资源规划 在某个或某几个部门内进行人力资源规划。

3. 具体任务或工作的人力资源规划 是为了完成某项工作或任务而制订的人力资源规划。

（三）根据独立性分类

根据人力资源规划是否单独进行，可分为独立性人力资源规划和附属性人力资源规划两类。

1. 独立性人力资源规划 独立性人力资源规划是指将人力资源规划作为一项专门职责来进行，其结果体现为一份独立的人力资源规划报告，因此其对人力资源分析的内容往往比较详细。

2. 附属性人力资源规划 附属性人力资源规划是指将人力资源规划作为组织整体战略规划的一部分，在整体规划过程中涉及人力资源规划，而不是专门进行，结果往往不单独显示，对人力资源的分析往往相对简单。

四、人力资源规划的影响因素

（一）组织内部影响因素

1. 组织所处发展阶段 组织所处发展阶段不同，竞争战略往往存在差异，其人力资源规划往往也有不同。如处于初创期的组织通常采用集中战略，因此人力资源的获取往往聚焦在招聘某方面的专业技术人员。成长期的组织往往采用一体化、多元经营战略，人力资源招聘更多地注意不同类型人员的性格、兴趣、素质、结构与组织战略、岗位的匹配。成熟期的组织，则侧重保证员工队伍的稳定性，侧重通过培训和开发提高人员使用效率。处于衰退期的组织，则往往是裁员与招聘并举。

2. 组织发展战略 组织在确定发展战略时，要制订相应的措施以保证组织发展目标的实现。因此，制订人力资源规划时，应着重考虑组织发展战略，保证组织人力资源符合组织战略目标的要求。

3. 组织文化 良好的组织文化能增加组织凝聚力，增强员工进取精神，稳定组织员工队伍，从而使组织面临的人力资源不确定性因素减少，有利于人力资源规划的制订。

4. 组织经营管理水平 组织结构的变化影响组织的管理方式、理念与效率；组织的经营管理理念和水平，直接影响管理者对人力资源管理工作的支持度，影响人力资源规划工作的落实与实施。

5. 组织人力资源状况 组织现有人力资源状况是人力资源规划的基础。

6. 其他组织内部因素 如组织产品特征等。

（二）组织外部影响因素

1. 政治、法律环境 各种层次的法律法规和各级政府的政策，都会不同程度地影响人力资源规划的制订和调整。如大学生毕业就业政策、执业医师制度与医师规范化培训、多点执业制度、户籍管理制度等，对于组织内外人力资源的供给、需求都会产生影响。

2. 经济环境　经济的繁荣与萧条都会对人力资源规划产生显著影响。如经济增长、利率变化、通货膨胀等都影响人力资源的可获得性。如经济萧条时，人力资源获得成本和人工成本低，但组织受经济形势的影响，对人力资源需求减少；劳动力市场上，人力资源供给大于需求时，人员获取难度小。

3. 社会文化环境　不同的文化对待劳动关系的观点不同，因此在制订规划时必须考虑社会文化因素，尤其是跨国公司。跨地域经营需要充分考虑不同国家、地域的文化差异。

4. 人口环境　人口环境主要包括人口规模，以及劳动力的数量、结构和质量。人口的不断变动，形成了具有差别性的劳动力群体。因此，人口环境，尤其是组织所在地域的人口环境对于组织能否获取想要的人力资源有着重要的影响。

5. 科技环境　科学和技术使人力资源供需处于结构性变化状态或动态不平衡状态，如网络的发展使得网络招聘成为一种重要选择；新技术与设备的使用，使组织对部分技能员工的需求量减少。因此，科技对组织人力资源规划的影响是全方位的。

6. 自然环境　组织所处地理位置、自然环境等对于人力资源的吸引力不同，因此也会直接或间接影响到组织的人力资源规划。

7. 行业与竞争环境　组织总是处于一定的行业之中，行业的现有布局、竞争程度和竞争对手情况，如人力资源需求、招聘策略等，都会对组织的人力资源获取产生重要影响。此外，行业特征不同，组织的管理模式也往往不同，其人力资源管理方式也会有所差异。

五、人力资源规划的作用

（一）支撑组织战略目标的实现

组织战略规划是一个由一些相对独立的业务规划组合而成的整体规划，是指导和控制整个组织一切行为的最高纲领。人力资源规划是组织的战略目标在资源保障与配置——人力资源供需（包括数量与质量）上的分解，是为了确保组织目标的实现而制订的一种辅助性规划，它与组织其他方面的规划共同构成组织目标的支撑体系。

（二）满足组织对人力资源的需求

人力资源规划可以根据组织战略目标要求和组织环境变化，预测人力资源供需，对人力资源的需求和供给之间的差距进行分析，制订必要的措施，从而保证可以在合适的时间、合适的地点获得合适岗位上的合适人才。

（三）保证人力资源管理活动的有序性

人力资源规划是企业人力资源管理工作的基础，它由总体规划和各种业务计划构成，为管理活动（如确定人员的需求量、供给量、调整职务和任务、培训等）提供可靠的信息和依据，进而保证管理活动的有序开展，不受或少受环境变动的影响。

（四）调动员工的积极性和创造性

人力资源管理要求在实现组织目标的同时，也要满足员工的个人需要（包括物质需要和精神需要），这样才能激发员工持久的积极性。只有在人力资源规划的条件下，员工对自己可满足的东西和满足的水平才是可知的。

（五）控制人力资源成本

人力资源规划有助于检查和测算人力资源规划方案的实施成本及其带来的效益，避免企业发展过程中因人力资源浪费而造成的人工成本过高问题。通过人力资源规划，可以预测组织人员的变化，调整组织的人员结构，将人工成本控制在合理的水平。

（六）统一组织思想

人力资源规划是组织人力资源管理的纲领性文件，具有先导性和战略性，为各项人力资源管理活动提供了方向。

第三节　人力资源规划的制订

一、人力资源规划制订的原则

（一）确保组织人力资源需求

人力资源规划的核心是确保组织人力资源供给适时、高效，人力资源规划利用科学的预测和分析（包括对人员的流入分析和流出预测、人力资源供给状况分析、人员流动的损益分析等）确保组织获取人力资源。

（二）服从组织整体发展战略

人力资源规划作为组织整个发展规划中的重要组成部分，应与组织战略目标相适应，服从组织整体发展战略的需要，以保证目标与资源的协调发展。

（三）与组织内部和外部环境相适应

组织在发展过程中，总会受到某些不确定因素的干扰（如所处环境的不可预测的变化等），给组织的发展带来风险。因此，组织必须要有前瞻性，要对可能出现的环境变化做出预测、分析，并有所准备。

（四）保持组织人力资源合理流动

人力资源的合理流动对组织稳定发展具有重要作用。员工流动性过高和过低都会对组织的发展造成不利影响。流动性过高，会导致人力资本的损耗，使组织生产经营成本增加。流动性过低，会抑制员工的积极性和创造性发挥；适度的人员流动，有利于人力资源科学、合理的利用。

（五）促进组织与人力资源共同发展

人力资源规划既服务于组织战略发展，又服务于员工自身的发展。随着人力资源理论的不断普及与运用，员工越来越重视自身职业生涯规划。组织需重视人力资源的培训与开发，提高员工的工作效率和积极性，促进组织与人力资源共同发展。

二、人力资源规划制订的步骤

人力资源规划的制订、实施是一个科学的过程，主要分五个阶段（图2-4）。

图 2 - 4　人力资源规划的基本步骤

（一）准备阶段

准备阶段的主要任务是信息的采集，即调查、收集和整理涉及企业战略决策和经营环境的各种信息，包括外部环境信息、内部环境信息和现有人力资源信息。

1. 外部环境信息　外部环境信息是指组织开展经营活动所处的经济、法律、人口、文化教育、市场竞争、劳动力市场等，可以使用 PEST 分析法、波特五力模型等分析组织的外部环境。

2. 内部环境信息　内部环境信息主要包括组织结构、管理风格、组织氛围、薪酬方案、组织经营战略、组织目标任务、产品组合、经营区域、竞争重点等。

3. 现有人力资源信息　现有人力资源信息是人力资源规划的信息基础，主要包括个人情况、录用资料、教育资料、工资资料、工作执行评价、工作经历、服务与离职资料、工作态度、安全与事故资料、工作或职务情况、工作环境情况、工作或职务的历史资料等。

（二）预测阶段

预测阶段的主要目的是得出计划期各类人力资源的余缺情况，掌握"净需求"的数据。

1. 人力资源存量分析　人力资源存量分析是指计算特定时间、空间范围的人力资源数量和质量，方法是把经济学上的存量分析引入人力资源管理研究领域。人力资源存量分析主要包括：

（1）外部存量分析：外部存量分析主要包括数量分析、质量分析和结构分析。

（2）内部存量分析：内部存量分析主要包括数量、类型、年龄结构分析，工作流分析，岗位配置分析，冗员分析，素质分析。

（3）对存量分析的结果进行内部讨论，得出准确的统计结果。

（4）结合组织发展规划，根据工作量的增长或减少情况，确定各部门需要增加或减少的工作岗位与人员数量。

（5）汇总分部门和分类的预测结果，得出组织整体的预测结果。

2. 人力资源供需预测　人力资源供需预测是人力资源规划的基础，包括供给预测和需求预测。

（1）人力资源需求预测　人力资源需求预测包括短期预测和长期预测、总量预测和各个岗位需求预测。典型步骤如下：步骤一，现实人力资源需求预测。步骤二，未来人力资源需求预测。步骤三，未来人力资源流失情况预测。步骤四，得出人力资源需求预测结果。

（2）人力资源供给预测　人力资源供给预测包括组织内部供给预测和组织外部供给预测。典型步骤如下：步骤一，内部人力资源供给预测。步骤二，外部人力资源供给预测。步骤三，将组织内部人力资源供给预测数据和组织外部人力资源供给预测数据汇总，得出组织人力资源供给总体数据。

（3）确定人力资源净需求　在对员工未来的需求与供给预测数据的基础上，将本组织人力资源需求的预测数与同期内组织本身可供给的人力资源预测数进行对比分析，测算出各类人员的净需求数。这里所说的"净需求"既包括人员数量，又包括人员的质量、结构；即既要确定"需要多少人"，又要确定"需要什么人"，从而有针对性地进行招聘或培训，为组织制订有关人力资源的政策和措施提供依据。

（三）制订阶段

本阶段主要任务是根据组织战略目标及本组织员工的净需求量，制订人力资源开发与管理的总规划；根据总规划制订各项具体的业务计划，以及相应的人事政策，以便各部门贯彻执行。各项业务计划相互关联，在规划时要全面考虑，不能分散地做个别单一的计划。这一阶段是人力资源规划中比较具体细致的工作阶段。同时，要注意总体规划和各项业务计划，以及各项业务计划之间的衔接和平衡，提出调整供给和需求的具体政策和措施。

一个典型的人力资源规划应包括：

1. 规划时间段　确定规划时间的长短，要具体列出从何时开始，到何时结束。若是长期的人力资源规划，可以长达 5 年以上；若是短期的人力资源规划，如年度人力资源规划，则为 1 年。

2. 规划达到的目标　确定达到的目标要与组织的目标紧密联系起来，最好有具体的数据，同时要简明扼要。

3. 情景分析　①目前情景分析：主要是在收集信息的基础上，分析组织目前人力资源的供需状况，进一步指出制订该计划的依据。②未来情景分析：在收集信息的基础上，在计划的时间段内，预测组织未来的人力资源供需状况，进一步指出制订该计划的依据。

4. 规划的具体内容　这是人力资源规划的核心部分，主要包括：①项目内容。②执行时间。③负责人。④检查人。⑤检查日期。⑥预算。

5. 规划制订者　规划制订者可以是一个人，也可以是一个部门。

6. 规划制订时间　主要指该规划正式确定的日期。

案例链接

人力资源规划示例

目标：今后两年将公司管理干部的平均年龄降低到 35 岁以内。

政策：重视对年轻人的培养和使用，选聘和提拔年轻人进入管理层。

方案：◆加强对现任管理干部的高级管理培训。

◆选择优秀的一线员工接受管理培训及其他培训。

◆在招聘工作中向有管理经验的年轻人倾斜。

◆对现任管理干部进行规划，通过退休、聘为顾问等途径，有计划地使年龄超过 50 岁的干部退出现任管理岗位。

方案评价：两年以后进行。

评价的主要问题：

◆我们最初的目标（两年达到 35 岁）定得太高吗？

◆公司是否真正愿意为年轻人提供展示才能的舞台？

◆参加高级管理培训的现任管理干部的平均年龄是多少？

◆有多少优秀一线员工接受了管理培训？

◆新招聘了多少有管理经验的年轻后备人才？

◆有多少 50 岁以上的管理干部已退出原任岗位？是否得到妥善安置？

◆公司的管理思想、管理效果是否发生了变化？与干部年轻化有关吗？

◆是否应推迟或改变原来的目标？

（四）实施阶段

组织将人力资源的总体规划与各项业务计划付诸实施，根据实施的结果进行人力资源规划的评估，并及时将评估的结果反馈，修正人力资源规划。人力资源规划是一个长久持续的动态工作过程，它具有滚动的性质。由于组织内外诸多不确定因素的存在，造成人力资源战略目标的不断变化，也使得人力资源规划不断变更，因此人力资源规划应当滚动地实施，不断修正短期计划方案。

知识链接

人力资源规划实施中需要注意的问题

1. 必须有专人负责既定方案的实施，要赋予负责人拥有保证人力资源规划方案实现的权利和资源。

2. 要确保不折不扣地按规划执行。

3. 实施前要做好准备。

4. 实施时要全力以赴。

5. 要有关于实施进展状况的定期报告，以确保规划能够与环境、组织的目标保持一致。

（五）评估与反馈阶段

评估与反馈是人力资源规划工作的重要内容，应协调组织各部门与规划相关环节的关系，形成信息沟通顺畅，全体人员重视，决策者对人力资源规划中提出的预测结果、行动方案和建议充分利用的局面。

第四节　人力资源供需预测与平衡

人力资源供需预测是人力资源规划中最具技术性的环节和核心环节，分为人力资源供给预测和人力资源需求预测。

一、人力资源需求预测

人力资源需求预测是估算组织未来需要的员工数量和能力的组合，其基本原理是根据过去推测未来，预测结果可根据现实需要进行调整。

（一）人力资源需求的影响因素

总体上，影响人力资源需求的因素主要分为两大类。

1. 组织外部影响因素　按照 PEST 模型、五力模型等的提示，可以理解为经济、市场（尤其是劳动力市场）、社会、政治、法律、技术进步、行业特点、竞争者情况等对人力资源需求都有一定的影响。

2. 组织内部影响因素　人力资源需求与组织整体战略目标、组织结构和职位设置、管理体制和机制等密切相关。因此，组织的战略、财务预决算、生产和销售预测、工作设计、新设部门或组织扩大、员工流动、员工退休、员工休假、员工解聘、员工辞职等都是需要考虑的因素。

（二）人力资源需求预测方法

人力资源需求预测一般可分为两大类：定性分析预测法与定量分析预测法。

1. 定性分析预测法

（1）经验预测法　经验预测法是由有经验的专家或管理人员进行直觉判断预测，其准确度取决于预测者的个人经验和判断力，又称为专家征询法，多适用于组织缺少足够的信息资料、环境变动速度不快、组织规模较小时。当组织内外部环境复杂多变时，经验预测法难以适应需求。

（2）德尔菲（Delphi）法　德尔菲法又称专家讨论法。它根据对影响组织内部因素的了解程度来选择多个专家。德尔菲法的具体做法是：首先将要咨询的内容写成明确的问题，将这些问题寄给专家，请他们以书面的形式予以回答。专家在背靠背、互不通气的情况下回答问题，然后将意见归纳并反馈给他们，使专家有机会修改自己的预测并说明修改的原因，之后再将修改结果寄回。经过 3～4 次反馈，专家的意见趋于集中。最后通过一些数字化处理，可得出结果。

知识链接

德尔菲法使用注意事项

1. 要向专家提供充分且完备的信息，以使其能够作出判断。

2. 所提出的问题应该是他们能够答复的问题。

3. 不要求精确。允许专家粗估数字，并请他们说明预估数字的肯定程度。

4. 尽可能简化，特别是不要问那些没有必要的问题。

5. 保证所有专家能从同一角度去理解员工分类和其他定义。

6. 向高层领导和专家说明预测的优点，以取得他们的支持。

（3）描述法　描述法是指人力资源规划人员通过对组织在未来一个时期内相关因素的变化进行描述和假设，并从中提炼出需求预测规划方案，不同的描述和假设得出相应的人力资源需求备选方案。描述法适用于短期预测，长期预测的诸多不确定因素使之难以胜任。

2. 定量分析预测法

（1）趋势外推预测法　趋势外推预测法又称时间序列法，预测者必须拥有过去一段时间的历史数据资料，然后用最小平方法求得趋势线，将趋势线延长，就可预测未来的数值。趋势预测法以时间或产量等单个因素作为自变量，人力数作为因变量，且假设过去人力的增减趋势保持不变、一切内外部影响因素保持不变。具体又分为直接延伸法和滑动平均法两种。

①直线延伸法：直线延伸法是组织人力资源需求量在时间上表现出明显均等延伸趋势的情况下运用，可由需求线直接延伸得出未来某时点的人力资源需求量。

②滑动平均法：滑动平均法一般是在企业人力资源需求量的时间序列不规则、发展趋势不明确时，采用滑动平均数进行修匀的一种趋势外推法。它假定现象的发展情况与较近一段时间情况有关，而与较远时间无关，以近期现象已知值的平均值作为后一期的预测值。主要适用于短期预测。

（2）回归分析预测法　回归分析预测法是在分析市场现象自变量与因变量相关关系的基础上，建立变量之间的回归方程，并将回归方程作为预测模型，根据自变量在预测期的数量变化来预测因变量关系，大多表现为相关关系。

具体步骤：根据预测目标，确定自变量和因变量；建立回归预测模型；进行相关分析；检验回归预测模型，计算预测误差；计算并确定预测值。

（3）转换比率法　转换比率法的本质是把业务量转化为对人员的需求，具体做法是：首先根据业务量估算一线员工的数量，然后根据得出的员工数量估算辅助人员数量，适用于短期需求预测。

（4）定员定额分析法　定员定额分析法主要包括工作定额分析法、比例定员法、岗位定员法、设备看管定额分析法和劳动效率定员法。

（5）生产模型法　生产模型法是根据组织的产出能力和资本量开展人力资源预测，主要依据道格拉斯生产函数：Y（总产出）＝劳动投入量（弹性系数调节）×资本投入量（弹性系数调节）×总生产系数（一般为正常）×正态分布误差。

（6）工作负荷法　工作负荷法又叫比率分析法。它考虑的对象是企业目标和完成目标所需人力资源数量间的关系，考虑的是每个人的工作负荷和企业目标间的比率。企业的目标一般是指生产量或者销售量等容易量化的目标。每个人的工作负荷则是指某一特定的工作时间每个人的工作量。具体操作步骤是：先根据历史数据算出某特定工作每单位时间的每人工作负荷，然后根据未来的生产量目标计算所完成的总工作量，最后根据前一标准，折算出所需人力资源数。即按下列公式计算：人力资源数＝未来总工作量/（每人每单位工作量×每人工作时间）。

二、人力资源供给预测

人力资源的供给包括内部供给与外部供给两个方面。一般来说，首先要进行内部人力资源供给的预测，以确定对外部人力资源的要求。对于内部人力资源，不仅要研究现有人员的情况，更要预测在将来某一时刻，经过升迁、内部流动、离职后，组织内还存在多少人力资源可供利用。

（一）人力资源供给的影响因素

1. 内部影响因素　组织内部人员的内部流动（降职、晋升、调动等）、自然流失（退休、伤残、死亡等）、跳槽（解聘、辞职等）。

2. 外部影响因素

（1）人口现状与人口政策。

（2）地域性因素。

（3）劳动力市场状况。

（4）相关的政府政策、法规。

（5）科技因素。

（6）社会就业意识和择业心理偏好。

（二）人力资源供给分析

1. 内部人力资源供给　内部人力资源供给是组织人力资源供给的主要部分，内部人力资源供给数量主要考虑内部流动（员工晋升、员工调动、员工降职等）、自然流失（退休、死亡、伤残等）、辞职、解聘等因素。

2. 外部人力资源供给　外部人力资源供给的主要渠道包括大中专院校毕业生、流动人员、失业人员、待业人员、其他组织的在职人员。

（三）人力资源供给预测的方法

1. 内部预测　内部人力资源供给预测，就是组织内部通过对现有人力资源的供给预算和流动情况来解决人力资源的供给与需求问题。内部预测常见的方法有以下几种。

（1）人力资源信息库　人力资源信息库是组织借助计算机建立的功能模拟信息库，主要包括人员的基本信息、技能清单和管理才能清单3种。

基本信息主要包括员工的姓名、年龄、学历、民族、婚姻状况等；技能清单主要包括员工的工作岗位、技术能力、经验、工作表现、提升准备条件等；管理才能清单主要包括管理业绩、管理幅度、管理对象工种、管理预算额度等。

更新和完善员工的技能清单和管理才能清单是组织建立人力资源库的工作重点，有利于组织高效使用人力资源，是内部预测的常用方法。

（2）人员替代法　人员替代法是通过一张人员替代图来预测组织内的人力资源供给。在人员替代图中要给出部门、职位名称、在职员工姓名、每位员工的职位（层次）、每位员工的绩效与潜力。人员替代法将每个工作职位均视为潜在的工作空缺，该职位下的每个人均是潜在的供给者。人员替代法以员工的绩效作为预测的依据，当某位员工的绩效过低时，组织将采取辞退或调离的方法；当员工的绩效很高时，他将被提升替代他上级的工作。这两种情况均会产生职位空缺，其工作则由其下属替代。通过人员替代图我们可以清楚地看到组织内人力资源的供给与需求情况。

（3）人员继承法 人员继承法实际上是人员替代法的发展，两者本质上没有什么差异。所不同的是，前者较后者预测的时间更长一些、更灵活一些。职位候选人不一定来自本单位或本部门，其工作绩效不一定最佳，但他却最具备胜任该工作的能力或潜力。

（4）继任卡法 继任卡法的一般形式如图2-5所示。说明：A填入现任者晋升可能性，且用不同颜色表示晋升可能性大小——甲级（红色表示）表示应立即晋升，乙级（黑色表示）表示随时可以晋升，丙级（绿色表示）表示1~3年内可以晋升，丁级（黄色表示）表示3~5年可以晋升。B填入现任者的职务；C填入现任者的年龄，仅是为了考虑何时退休之用；D填入现任者姓名；E填入现任者任现职的年限。1、2、3分别代表三位继任者。C1、C2、C3，D1、D2、D3，B1、B2、B3，A1、A2、A3分别表示三位继任者的年龄、姓名、职务和晋升的可能性（与现任者的字母含义一样）。最后一行为紧急继任（如现任者突然死亡、突然辞职等）者在年龄、姓名、职务方面的情况。

A			
B			
C	D		E
C1	1	D1	B1	A1
C2	2	D2	B2	A2
C3	3	D3	B3	A3
CE	紧急继任者	DE	BE

图2-5 继任卡法示意图

（5）技能清单法 技能清单法是一个用来反映员工工作能力特征的列表。这些特征包括培训背景、以前的经历、持有的证书、已经通过的考试、主管的能力评价等。技能清单的作用一般用于晋升人选的确定、管理人员的接续计划、对特殊项目的工作分配、工作调动、培训、工资奖励计划、职业生涯规划和组织结构分析等（表2-5）。

表2-5 技能清单法示例

姓名	部门	科室	工作地点	填表日期	
到岗日期	出生年月	婚姻状况	职称		
	类别	学位种类	毕业日期	学校	主修科目
	高中				
教育背景	大学				
	硕士				
	博士				
	训练主题		训练机构	训练时间	
训练背景					

续表

技能	技能种类		证书		
志向	是否愿意接受其他类型的工作			是	否
	是否愿意调到其他部门			是	否
	是否愿意轮岗			是	否
	愿意接受哪种工作				
你认为自己可以接受哪种工作派					

（6）马尔柯夫转移矩阵法　马尔柯夫转移矩阵法是定量分析法中最常用的方法。该方法的基本思路是：找出过去人事变动的规律性，以此推测未来的人事变动趋势，从而预测出人力资源的供给数量，以及有关人力资源供给与需求的平衡问题。该方法的主要步骤：①建立转换矩阵。②概率不变性估计。③转换矩阵的拟合。④概率的利用。实例见表2-6、表2-7。

表2-6　流动可能性矩阵

终止时间		A	B	C	D	流出
起	A	0.70	0.10	0.05	0	0.15
始	B	0.15	0.60	0.05	0.10	0.10
时	C	0	0	0.80	0.05	0.15
间	D	0	0	0.05	0.85	0.10

表2-7　现任者应用矩阵

原有人数		A	B	C	D	流出
A	62	44	6	3	0	9
B	75	11	45	4	8	7
C	50	0	0	40	2	8
D	45	0	0	2	38	5
终止时间人数		55	51	49	48	29

2. 外部预测　外部预测是指预测在未来一段时期内，外部劳动力市场能为组织提供的员工数量、质量和结构的总称。外部预测主要采用市场调查预测方法，调查主要包括普查、抽样调查和典型调查。调查方法主要包括资料查询法、观察法、询问法和实验法等。

（1）资料查询法　通过查询各类文献资料，包括经济信息期刊、市场行情资料，以及产品目录大全、政府和新闻期刊，各类调研机构所发布的各种统计资料等，也包括组织本身所积累的资料，进而了解市场情况，并对统计资料进行对比或深入分析，得出生产、销售等方面的趋势，进行外部预测。

（2）观察法　观察法是用市场的直接观察结果判定市场状况的外部预测方法。观察人员多选择有经验的市场调查或市场研究人员。这种方法简单、直观、方便；缺点是观察范围受到限制，并且很难避免观察者的主观看法，作为其他方法的辅助方法效果更佳。

（3）询问法　询问法是通过对调查对象进行询问或要对方填写询问表来取得答案，可以采取直接面谈，询问并记录调查者相关情况；也可以电话交谈或邮寄调查样表的方式进行。

（4）实验法　实验法是把市场调查看作一次试验。通过实验，摸清影响市场状态和各种因素的变化情况。由于影响市场变化的因素很多，欲查清某因素的具体影响，必须固定其他非调查因素或将其排除掉，然后让所有调查的因素发生变化，以此测定所需调查因素的效果。

三、人力资源供需平衡分析

（一）人力资源需求与供给的平衡分析

组织人力资源供需达到平衡（包括结构、数量、质量、层次等）是人力资源规划的目的。在人力资源预测的实践中，一般会出现供需平衡、供大于求、供不应求、总量平衡而结构不平衡的诸多可能。人力资源供大于求会导致组织内耗严重，生产或工作效率低下；人力资源供不应求会导致组织设备闲置，固定资产利用率降低，浪费组织资源。人力资源规划是依据组织人力资源供需预测结果，制订相应的政策措施，使组织在未来人力资源供需方面实现综合平衡。

（二）人力资源供求失衡调整方法

组织完成人力资源供需预测以后，就可以确定对劳动力的净需求；在确定净需求后，就可以制订相应的人力资源政策，以保持人力资源的平衡，即达到净需求，既无多余，也无短缺。组织平衡劳动力资源有两种人事政策：一是解决组织人力资源供不应求的调整方法，二是解决组织人力资源供大于求的调整方法。

1. 组织人力资源供不应求　主要调整方法有以下几种。

（1）重新调整组织各部门人员，将符合条件又相对富余的人员补充到空缺岗位上，即换岗。

（2）在符合《劳动法》的相关规定前提下实行加班加点方案，延长工作时间。

（3）聘用非全日制临时用工，如退休返聘和招聘兼职人员。

（4）增加新设备或充分提高设备使用率，提升员工的工作效率。

（5）非核心业务的转包或外包。

（6）减少人员流动。

（7）技术创新。

2. 组织人力资源供大于求　主要调整方法有以下几种。

（1）适度扩大有效业务量，如提高销量、提高产品质量、改进售后服务等。

（2）积极开展员工培训，使员工掌握多项技术，部分富余员工可以通过培训提高自己的素质、技能和知识，以利于走上新的工作岗位。

（3）鼓励提前退休和内退，实施退休和内退的优惠政策。

（4）裁员，降薪，减少工作时间。其中，降薪的实质是实现间接地使部分工作能力较弱的人员自动提出离职，保留优秀员工。

（5）实行工作轮换、工作分享等，使员工在适应过程中短暂地降低工作效率，从而使人员需求量相对增大，降低供求矛盾。

（6）人员自然减少等。

总之，在制订平衡人力资源供求的政策措施过程中，极少出现单一的供大于求或供小于求，更多的是组织内部某些部门人力资源供大于求，而另一些部门却供小于求；某些部门高层次人才供不应求，普通人员供大于求等。因此，人力资源供求平衡的调整应本着具体问题具体分析的原则进行，使组织人力资源在结构、数量、质量、层次等多方面实现科学的综合平衡。

本章小结

人力资源战略是组织根据外部和内部环境确定组织目标，从而制订出人力资源管理目标，并通过各种人力资源管理职能活动实现组织目标和人力资源目标的过程。人力资源战略的内容主要包括人力资源开发战略、人才结构优化战略和人才使用战略。制订与实施人力资源战略是一个与组织战略一致的人力资源管理过程，可以分为环境分析、战略选择、战略实施、战略评估和战略控制五步。

人力资源规划是根据组织的战略目标，科学预测组织在未来环境变化中人力资源的供给与需求状况，制订必要的人力资源获取、利用、保持和开发策略，确保组织对人力资源在数量和质量上的需求，使组织和个人获得长远利益的人力资源管理过程。人力资源规划的内容包括总体规划与业务规划；业务规划包括人员补充计划、培训开发计划、人员配备计划、薪资激励计划、人员晋升计划、员工职业计划等。

人力资源规划制订的原则主要有确保组织人力资源需求、服从组织整体发展战略、与组织内部和外部环境相适应、保持组织人力资源合理流动、促进组织与人力资源共同发展。人力资源规划制订的步骤可分为准备、预测、制订、实施、评估与反馈五个阶段。

人力资源供需预测是人力资源规划中最具有技术性的环节和核心环节。人力资源需求预测是估算组织未来需要的员工数量和能力的组合。其基本原理是根据过去推测未来，预测结果可根据现实需要进行调整。需求预测可采用德尔菲法等定性分析预测法和工作负荷法、趋势外推法、回归预测法等定量分析两种方法。供给预测主要采用人员替代法、人员继承法、继任卡法、技能清单法、马尔柯夫转移矩阵法等内部预测方法和外部预测法。组织人力资源供需达到平衡（包括结构、数量、质量、层次等）是人力资源规划的目的。在人力资源预测的实践中，一般会出现供需平衡、供大于求、供不应求、总量平衡而结构不平衡的诸多情况。

【推荐网站】

1. 中国人力资源网 http：//www. hr. com. cn

2. 医药英才网 http：//www. healthr. com

3. 医药界 http：//www. yiyaojie. com

【思考题】

1. 如何根据组织的战略，选择合适的人力资源管理战略？

2. 人力资源规划的步骤有哪些？

3. 人力资源外部预测的主要方法有哪些？

4. 当组织人力资源出现供需失衡时，应如何调整？这些方法各有何优缺点？

【案例分析1】

某公司的人力资源供给预测

某公司是一家实力雄厚的药品生产企业，人力资源部正在讨论2010~2016年度企业人力资源总体规划问题，负责起草该规划的是人力资源部主任孙兵。他告诉规划起草小组成员小李，在进行企业人力资源外部供给预测之前，先组织一次全面、深入的调查，尽可能多地采集相关的数据资料，为人力资源内部供给预测做好准备。

根据本案例，思考以下问题：

1. 该公司在进行人力资源内部供给预测时可以采取的方法有哪些？

2. 当预测企业人力资源在未来几年内可能出现过剩现象时，如何解决人力资源供大于求的问题？

【案例分析2】

罗氏诊断公司的人力资源规划

罗氏集团总部位于瑞士巴塞尔，是全球在医药和诊断领域致力于研究并处于领先地位之一的保健集团。旗下的罗氏诊断公司为全世界的研究人员、医师、患者、医院和实验室提供多样化的创新测试产品及服务。自2000年在上海成立以来，罗氏诊断在中国一直处于市场领导者地位，近几年均实现两位数的业务增长，2015年罗氏诊断中国业务量达到83亿元。罗氏诊断还连续7年获得由杰出雇主调研机构CRF颁发的中国杰出雇主认证，在全球领先的人力资源咨询公司怡安翰威特举办的最佳雇主评选中，罗氏诊断中国再次荣获2016年最佳雇主称号。

罗氏诊断的中国员工最初不到100人，后逐渐增加到1800多名，目前招聘规模以两位数速度递增，每年新加入员工达三四百人，流失率远低于市场20%的平均值。罗氏诊断在中国正处于第二个快速发展期，当前人力资源管理战略主要基于中国2012~2016五年业务战略和全球业务战略制订。

罗氏诊断的新员工融入计划：电子平台通过周全细致的任务安排为员工提供帮助。2012年，新员工伙伴项目正式启动，自愿报名成为伙伴的在职员工为新同事一对一经验分享。

2010年年底，作为中国人才发展战略的重要里程碑，罗氏中国学院正式启动，2011年3月网上平台上线，同时还为中国本土未来领导者量身定制了领导力课程。每年约有20%的员工获得发展提升，员工规模的扩大促使领导者职能不断扩大，管理人员数量上涨，基层、中层管理者职位上移，新晋管理者和多年管理经验的领导者都有机会提高个人领导力。罗氏诊断提供了具有行业竞争力的薪资，福利优势还体现在弹性福利制度满足员工风险保障、健康管理、悠享生活等多元化的需求。

公司为支持职能和标准工时制中的员工提供灵活工作时间制度；2013年7月，福满罗氏弹性福利计划正式启动，根据员工需求可延伸至家人；在年休假模块，员工能以"购买"或"出售"的方式合理安排年假。同年9月，罗氏诊断举办了首个"悦工作，悦生活"员工关爱周活动。

作为罗氏全球的一项行动计划，罗氏每18个月进行一次员工敬业度调查。罗氏诊断中国人力资源部总监张红霞女士说，公司结合新的医疗发展环境，对合规提出了非常严格的要求，并积极进行员工培训。在2014全球员工敬业度调查中，罗氏诊断中国员工敬业度达到了全球最佳公司的标准。

　　成就你我，完美生活。在对罗氏诊断中国雇主品牌进行诠释时，罗氏诊断大中华区总经理暨中国掌门人黄柏兴先生表示，罗氏诊断不仅要做医疗行业的技术领导者，也希望成为人力资源管理方面的标杆，从而实现我们共同的目标——为患者提供真正有价值的产品和服务，提高患者的生活质量。

　　思考问题：罗氏诊断在中国的人力资源规划有何特点？

【模拟实训】

　　针对某医院某一科室展开调查，了解如下情况：该科室近 10 年人力资源变动情况、当前人力资源存量，该单位基本情况和该科室职能定位与发展愿景等。据此，制订该科室未来 5 年的人力资源规划。

第三章　工作分析与工作设计

学习目标

1. 掌握工作分析的概念与作用；工作分析的主要方法；工作设计的概念和方法。
2. 熟悉工作分析的内容与步骤；工作说明书与工作规范的概念和编写。
3. 了解工作设计的作用、要求和综合模式。

【导入案例】

工作职责分歧

某医药企业生产车间内，一位操作工不小心将大量的液体洒在工作台周围，车间主任让操作工把洒在地上的液体清扫干净，操作工却认为这不是他的工作，应该叫服务工来打扫。车间主任叫来服务工，服务工说："这不是我应该干的事，你找别人干吧。"车间主任只得再叫来勤杂工，让他来打扫。勤杂工也很不情愿，车间主任威胁要解雇他，勤杂工只好勉强做完，心里感觉很不痛快，便向公司进行了投诉。

有关人员看了投诉后，审阅了这三类人员的工作说明书。操作工的工作说明书明确规定"操作工有责任保持车床的清洁，使之处于可操作状态"，但未提及清扫地板；服务工的工作说明书规定"服务人员有责任以各种方式协助操作工，随叫随到，随时服务"，但没有包括清扫工作；勤杂工的工作说明书有各种清扫内容，但他的工作时间是从正常的下班后开始。

那么清扫车间地板究竟是谁的职责，该由谁在工作时间完成呢？

【思考】

1. 问题出在哪里？该如何解决？
2. 如何防止此类情况再次发生？

工作分析（Job Analysis）是人力资源管理的一项极其重要的功能，与人力资源管理的许多活动都有关联。合理的分析，可使工作内容丰富化、多样化。系统的工作分析需要分析员工为什么要做（目的——why）、员工要做什么（内容——what）、员工如何做（方法——how）、所需技术如何（程度——skill）。

第一节 工作分析概述

一、工作分析的概念

工作分析作为企业人力资源管理的基础性工作，其重要性已被越来越多的企业所认识。工作分析是人力资源开发与管理的一项基础性工作，是人力资源开发与管理科学化的基础。

工作分析又称职务分析、职位分析或岗位分析，作为全面了解一项职务的管理活动，是指对组织中各项工作职务的特征、规范、要求、流程，以及对完成此工作员工的素质、知识、技能要求进行描述和研究的过程，其结果是产生工作描述和任职说明。具体而言，工作分析是一项对某特定工作做出明确规定，并确定完成这一工作所需要的知识技能等资格条件的过程。

知识链接

工作分析中的术语

1. 工作要素 工作中不能再继续分解的最小工作单位。

2. 任务 为达到某一明确目的所从事的一系列活动。

3. 职责 组织要求的在特定岗位上需要完成的任务。

4. 职权 依法赋予的完成特定任务所需要的权力。

5. 职位 即岗位，是组织要求个体完成的一项或多项责任，以及为此赋予个体的权力的总和。

6. 职务 即工作，是按规定担任的工作或为实现某一目的而从事的明确的工作行为，由一组主要职责相似的职位所组成。

7. 工作族（职系） 由两个或两个以上有相似特点的工作组成。

8. 职业 由不同时间内不同组织中的相似工作组成。

9. 职组 工作性质相近的若干职系综合而成为职组。

10. 职级 工作内容、难易程度、责任大小和所需资格都很相似的职位。

11. 职等 工作性质不同或主要职务不同，但其困难程度、职责大小、工作所需资格等条件充分相同的职级为同一职等。

［资料来源：http：//esoftbank. com. cn/hr/gzfx. html］

一个组织的工作涉及人员、职务和环境三方面的因素。工作分析即为分析工作所涉及的人员、职务、环境三种因素，并形成有效的系统，以便于提供就业资料、编定训练课程及解决人与机械系统的配合，有效发挥人力资源的作用。工作分析涉及有关工作人员、工作职务和工作环境分析。有关工作人员分析包括人员条件、工作能力等方面，经分析而编制成职业资料（occupation information），有助于职业辅导工作的开展，达到人尽其才的目的。有关工作职务的分析包括工作范围、工作任务、工作程序步骤及与其他工作的关系等，对于员工工作上的任用、选调、协调合作有所帮助，可使组织发挥系统的功能，达到适才适职的目的。有关工作环

境的分析包括工作的环境、使用的设备等，可使员工易于完成工作要求，并使人与机器系统相互配合，从而达到才尽其用的目的。

二、工作分析的作用

工作分析对于人事研究和人事管理具有非常重要的作用。全面和深入的工作分析，可以使组织充分了解工作的具体特点和对工作人员的行为要求，为人事决策奠定坚实的基础。

工作分析有以下八个方面的作用。

1. 选拔和任用合格的人员　通过工作分析，能够明确地规定工作职务的近期和长期目标；掌握工作任务的静态和动态特点；提出有关人员的心理、生理、技能、文化和思想等方面的要求，选择工作的具体程序和方法。在此基础上，确定选人、用人的标准。有了明确而有效的标准，就可以通过心理测评和工作考核，选拔和任用符合工作需要和职务要求的合格人员。

2. 制定有效的人事预测方案和人事计划　每个单位对于本单位或本部门的工作职务安排和人员配备，都必须有一个合理的计划，并根据生产和工作发展的趋势做出人事预测。工作分析的结果，可以为有效的人事预测和计划提供可靠的依据。在职业和组织面临不断变化的市场和社会要求的情况下，有效的人事预测和计划，对于企业和组织的生存发展尤其重要。一个单位有多少种工作岗位、这些岗位目前的人员配备能否达到工作和职务的要求、今后几年内职务和工作将发生哪些变化、单位的人员结构应做什么相应的调整、几年甚至几十年内人员增减的趋势如何、后备人员的素质应达到什么水平等都可以根据工作分析的结果做出适当的处理和安排。

3. 设计积极的人员培训和开发方案　通过工作分析，可以明确所从事的工作应具备的技能、知识和各种心理条件。这些条件和要求并非人人都能够满足和达到，需要不断培训，不断开发。因此，可以根据工作分析的结果，设计和制定培训方案；根据实际工作要求和聘用人员的不同情况，有区别、有针对性地安排培训内容和实施培训方案，以促进工作技能的发展，提高工作效率。

4. 提供考核、升职和作业的标准　工作分析可以为工作考核和升职提供标准和依据。工作的考核、评定和职务的提升如果缺乏科学依据，将影响干部、职工的积极性，使工作和生产受到损失。根据工作分析的结果，可以制定各项工作的客观标准和考核依据，也可以确定职务提升和工作调配的条件和要求。同时，还可以确定合理的作业标准，提高生产的计划性和管理水平。

5. 提高工作和生产效率　一方面，由于有明确的工作任务要求，建立了规范化的工作程序和结构，使工作职责明确，目标清楚；另一方面，明确了关键的工作环节和作业要领，能充分利用和安排工作时间，使干部和职工能更合理地运用技能，分配注意和记忆等心理资源，增强他们的工作满意感，从而提高工作效率。

6. 建立先进、合理的工作定额和报酬制度　工作和职务的分析可以为各种类型的任务确定先进、合理的工作定额。所谓先进、合理是在现有工作条件下，经过一定的努力，大多数人能够达到，其中一部分人可以超过，少数人能够接近的定额水平。它是动员和组织职工、提高工作效率的手段，是工作和生产计划的基础，也是制定企业部门定员标准和工资奖励制度的重要依据。工资奖励制度与工资定额和技术等级标准密切相关，把工作定额和技术等级标准的评定建立在工作分析的基础上，能够制定出比较合理公平的报酬制度。

7. 改善工作设计和环境　通过工作分析，不但可以确定职务的任务特征和要求，建立工作规范，而且可以检查工作中不利于发挥人们积极性和能力的方面，并发现工作环境中有损工作安全、加重工作负荷、造成工作疲劳与紧张，以及影响社会心理气氛的各种不合理因素，有利于改善工作设计和整个工作环境，从而最大限度地调动员工的工作积极性和发挥技能水平，使员工在更适合于身心健康的安全舒适的环境中工作。

8. 加强职业咨询和职业指导　工作分析可以为职业咨询和职业指导提供可靠和有效的信息。职业咨询和指导是劳动人事管理的一项重要内容。

工作分析是现代人力资源管理所有职能的基础和前提，即人力资源获取与整合、使用与开发、保持与激励、控制与调整等职能的基础和前提，只有做好工作分析与设计工作，才能有效完成具体的现代人力资源管理工作。

三、工作分析的内容

一般来说，工作分析主要包括工作描述和工作要求两个方面。

（一）工作描述

工作描述是确定工作的具体特征。它包括以下几个方面的内容。

1. 工作名称。

2. 工作活动和程序，包括所要完成的工作任务、工作职责、完成工作所需要的资料、机器设备与材料、工作流程、工作中与其他工作人员的正式联系，以及上下级关系。

3. 工作条件和物理环境，包括适当的温度、适当的光照度、通风设备、安全措施、建筑条件，甚至工作的地理位置。

4. 社会环境，包括工作团体的情况、社会心理气氛、同事的特征及相互关系、各部门之间的关系等。此外，应该说明企业和组织内，以及附近的文化和生活设施。

5. 职业条件。由于人们常常根据职业条件判断和解释职务描述中的其他内容，因而这部分内容特别重要。职业条件说明了工作的各方面特点，如工资报酬、奖金制度、工作时间、工作季节性、晋级机会、进修和提高的机会、该工作在本组织中的地位，以及与其他工作的关系等。

（二）工作要求

工作要求说明了从事某项工作的人所必须具备的知识、技能、能力、兴趣、体格和行为特点等心理及生理要求。制定工作要求的目的是分析确定岗位对个体特征的要求，以此作为人员筛选、任用和调配的基础。

工作要求包括有关工作程序和技术的要求、工作技能、独立判断与思考能力、记忆力、注意力、知觉能力、警觉性、操作能力（速度、准确性和协调性）、工作态度和各种特殊能力要求。职务要求还包括文化程度、工作经验、生活经历和健康状况等。

工作要求可以用经验判断的方法获得，也可以通过统计分析方式确定。

四、工作分析的程序与步骤

工作分析是一项技术性很强的工作，需要做周密的准备，同时还需具有与组织人事管理活动相匹配的科学的、合理的操作程序。工作分析可以分为准备阶段、调查阶段、分析阶段、完成阶段和应用反馈阶段。

（一）准备阶段

准备阶段是工作分析的第一阶段。准备阶段的任务是了解有关情况，建立与各种信息渠道的联系，确定分析目标、分析对象与方法。工作分析人员在进行分析时要与各工作现场或员工接触，先行在办公室内研究该工作的书面资料。同时，要协调好与工厂主管人员之间的合作关系，以免产生摩擦或误解。这一阶段主要解决以下几个问题。

1. 建立工作分析小组　小组成员通常由分析专家构成。所谓分析专家，是指具有分析专长，并对组织内各项工作有明确概念的人员。一旦小组成员确定之后，应赋予他们进行分析活动的权限，以保证分析工作的协调和顺利进行。

2. 明确工作分析的总目标、总任务　根据总目标、总任务，对企业现状进行初步了解，掌握各种数据和资料。

3. 明确工作分析的目的　有了明确的目的，才能正确确定分析的范围、对象和内容，规定分析的方式、方法，并弄清应当收集什么资料，到哪儿去收集，用什么方法去收集。

4. 明确分析对象　为保证分析结果的正确性，应该选择有代表性、典型性的工作。

5. 建立良好的工作关系　为了搞好工作分析，还应做好员工的动员工作，从而使员工做好心理准备，建立起友好的合作关系。

6. 制定执行计划　分析人员为使研究工作迅速有效，应制定具体的执行计划。同时，要求管理部门提供有关的信息。

（二）调查阶段

调查阶段是工作分析的第二阶段。分析人员需制定工作分析的时间进度表，以保证这项工作能够按部就班地进行，同时搜集有关职位的相关信息。主要工作是对整个工作过程、工作环境、工作内容和工作人员等主要方面做一个全面的调查。具体工作如下。

1. 编制各种调查问卷和提纲。

2. 在调查中，灵活运用面谈法、问卷法、观察法、参与法、实验法、关键事件法等不同的调查方法。

3. 根据工作分析的目的，有针对性地搜集有关工作的特征及所需要的各种数据，重点收集工作分析必要的特征信息。信息主要来源于工作执行者本人、管理监督者、顾客、分析专家、职业名称辞典，以及以往的分析资料。信息来源的选择需注意不同层次的信息提供者提供的信息存在不同程度的差别；工作分析人员应站在公正的角度听取不同的信息，不要事先存有偏见；使用各种职业信息文件时，要结合实际，不可照搬照抄。信息收集的方法和分析信息适用的系统由工作分析人员根据企业的实际需要灵活运用。

调查阶段要搜集职位的相关信息，包括以下几方面。

（1）**工作活动**　工作活动包括承担工作所必须进行的与工作有关的活动和过程、活动的记录、进行工作所运用的程序、个人在工作中的权利和责任等。

（2）**工作中人的活动**　工作中人的活动包括人的行为，如身体行动，以及工作中的沟通；作业方法分析中使用的基本动作；工作对人的要求，如精力的耗费、体力的耗费等。

（3）**工作中使用的机器、工具、设备，以及辅助用品**　如电话、传真机、汽车、仪器、机床等。

（4）与工作有关的有形和无形因素 包括完成工作所要涉及或者要运用的知识，如公司的会计需要运用会计方面的知识等。

（5）工作绩效的信息 如完成工作所耗费的时间、所需要投入的成本，以及工作中所出现的误差等。

（6）工作的背景条件 包括工作时间、工作地点、工作环境等。

（7）工作对人的要求 包括个人特征、所需要的教育与培训水平、工作的经验等。

（三）分析阶段

分析阶段是对调查阶段所获得的信息进行分类、分析、整理和综合的过程，也是整个分析活动的核心阶段。具体工作如下。

1. 整理分析资料。将有关工作性质与功能调查所获得的资料进行加工、整理、分析，分门别类，编入工作说明书与工作规范的项目内。

2. 创造性地分析、揭示各职位的主要成分和关键因素。

3. 归纳、总结出工作分析的必需材料和要素等。

工作分析的项目很多，一切与工作有关的资料均在分析的范围之内，分析人员可视不同的目的，全部加以分析，也可选择其中必要的项目加以分析。

知识链接

工作分析的项目

工作分析的项目包括以下几方面。

1. 工作名称 该名称必须明确，使人看到工作名称就可以大致了解工作内容。如果该工作已完成了工作评价，工资上已有固定的等级，则名称上可加上等级。

2. 雇用人员数目 同一工作所雇用工作人员的数目和性别应予以记录。如雇用人员数目经常变动，其变动范围应予以说明；若所雇人员是轮班使用，或分于两个以上工作单位应分别说明，由此可了解工作的负荷量及人力配置情况。

3. 工作单位 工作单位是显示工作所在的单位及其上下左右的关系，也就是说明工作的组织位置。

4. 职责 所谓职责，是指这项工作的权限和责任有多大，主要包括对原材料和产品的职责、对机械设备的职责、对工作程序的职责、对其他人员的工作职责、与其他人员合作的职责、与其他人员安全的职责。分析人员应尽量采用"量化"标准来确定某一工作的履行职责情况。

5. 工作知识 工作知识是为圆满完成某项工作，工作人员应具备的实际知识。这种知识包括任用后为执行其工作任务所需获得的知识，以及任用前已具备的知识。

6. 智力要求 智力要求指在执行过程中所需运用的智力，包括判断、决策、警觉、主动、积极、反应、适应等。

7. 熟练及精确度 该因素适用于需用手工操作的工作，虽然熟练程度不能量化，但熟练与精确度关系密切，很多情况下，工作的精确度可用允许的误差加以说明。

8. 机械设备工具　在从事某项工作时，所需使用的各种机械、设备、工具等，其名称、性能、用途均应记录。

9. 经验　工作是否需要经验，如有需要以何种经验为主，其程度如何。

10. 教育与训练　工作需要的教育程度、内部训练、职业训练与技术训练要求。

11. 身体要求　有些工作有站立、弯腰、半蹲、跪下、旋转等消耗体力的要求，应予以记录并做具体说明。

12. 工作环境　包括室内、室外、湿度、宽窄、温度、震动、油渍、噪声、光度、灰尘、突变等，各有关项目都需要做具体的说明。

13. 与其他工作的关系　表明该工作与同机构中其他工作的关系，由此可表示工作升迁及调职的关系。

14. 工作时间与轮班　该项工作的时间、工作天数、轮班次数和时间都是雇用时的重要信息，均应予以说明。

15. 工作人员特性　是指执行工作的主要能力，包括手、指、腿、臂的力量及灵巧程度，感觉辨别能力，记忆、计算及表达能力。

16. 选任方法　此项工作应用何种选任方法，也应加以说明。

（四）完成阶段

完成阶段的主要任务是在深入分析和总结的基础上，编制工作说明书和工作规范。

1. 将前期分析处理结果写成工作说明书和工作规范，并对其内容进行检验。

2. 召开工作说明书和工作规范检验会时，将工作说明书和工作规范初稿复印，分发给到会的每位人员。

3. 将草拟的工作说明书和工作规范与实际工作对比，以决定是否需要进行再次调查。

4. 修正工作说明书，对特别重要的岗位，还应按前面的要求进行再修订。

5. 对工作分析工作进行总结评估，并以文件形式将工作说明书确定下来并归档保存，为今后的工作分析提供经验与信息基础。

（五）应用反馈阶段

工作分析结果形成之后，应用是关键的一步，因为只有应用了工作分析结果，才能体现出工作分析的价值，而且在应用的过程中，可能会发现一些问题，通过反馈，可以为后续的工作分析提出要求。组织的生产经营活动是不断变化的，这些变化会直接或间接地引起组织分工协作体制发生相应的调整，从而相应地引起工作的变化。因此，一项工作要有成效，就必须因人制宜地做些改变。另一方面，工作分析文件的适用性只有通过反馈才能得到确认，并根据反馈修改其中不适用的部分。该阶段主要是从工作分析的目标和侧重点中找出需要调节的内容或描述。

工作说明书要定期进行评审，看看是否符合实际的工作变化。同时要让员工参与工作分析的每个过程，一起探讨每个阶段的结果，共同分析原因，遇到需要调整时，也要员工加入调整工作。员工只有亲身体验才能加强对工作分析的充分认识和认同，从而使工作说明书在实践中被有效实施。工作说明书的内容只有经过不断反馈和修正，才能把工作的误差降到最小。有些企业往往忽略这一阶段的工作，导致工作说明书的内容存在漏洞或不合理，容易引起工作的混乱和员工的不满。

第二节　工作分析的方法

一、访谈法

访谈法也称面谈法，是由分析人员分别访问工作人员本人与其主管，了解工作说明书原填写项目的正确性，或对原填写事项有疑问，以访谈方式加以澄清的方法。访谈法是美国企业界使用较广的方法之一。

（一）访谈的原则与标准

1. 所提问题与分析的目的有关。

2. 分析人员语言表达要清楚、含义准确。

3. 所提问题必须清晰、明确，不能太含蓄。

4. 所提问题和谈话内容不能超出被谈话人的知识和信息范围，不能引起被谈话人的不满或涉及被谈话人的隐私。

（二）访谈的内容

1. 工作目标　组织为什么设立这一职务，根据什么确定对职务的报酬。

2. 工作内容　任职者在组织中有多大的作用，其行动对组织产生的后果有多大。

3. 工作的性质和范围　主要了解该工作在组织中的关系、其上下属职能的关系、所需的一般技术知识、管理知识、人际关系知识、需要解决问题的性质及自主权。

4. 所负责任　涉及组织、战略政策、控制、执行等方面。

（三）访谈的形式

访谈的形式可分为个人访谈、集体访谈和管理人员访谈 3 种。由于有些工作可能主管与现职人员的说明不同，分析人员必须把双方的资料合并在一起，予以独立的观察与证实的权衡。这不仅需要运用科学的方法，还需要有可被人接受的人际关系技能。这 3 种方式应综合运用。

（四）访谈应注意的问题

1. 尊重被访谈者，接待要热情，态度要诚恳，用语要适当，访谈中避免使用生僻的专业词汇。

2. 营造一种良好的气氛，使被访谈者感到轻松愉快。

3. 分析人员需启发和引导，对重大原则问题避免发表个人看法和观点。与员工有不同意见，不要争论；员工对组织或主管抱怨也不要介入；不要对工作方法与组织的改进提出任何批评与建议。

（五）访谈法的优缺点

1. 优点　访谈法是一种被广泛采用、相对简单和便捷的搜集信息的方法，适用面较广，可以获得标准和非标准的资料。访谈法方式亲切，能拉近与被访谈者的距离，获得一些管理层难以知晓的内容，如工作态度、工作动机等较深层次或一些管理问题。

2. 缺点　访谈法对访谈技巧要求较高，运用不当可影响信息收集的质量，会因问题不够明确或不够准确而造成双方误解或信息失真。分析人员对某一工作固有的观念也会影响分析结果的正确判断。被访谈者出于自身利益的考虑，采取不合作的态度或有意无意地夸大自己所从事工作的重要性、复杂性，导致工作信息失真。若分析人员和被访谈者相互不信任，该方法则具有一定的危险性。因此，访谈法应与其他方法一起使用为宜。

知识链接

建议访谈的问题

1. 您的职位在本公司中存在的价值是什么？您要完成的主要工作和要达成的目标是什么？

2. 与您进行工作联系的主要人员有哪些？联系的主要方式是什么？

3. 您认为您的主要工作职责是什么？至少列出 8 项。

4. 对于这些职责您是怎样完成的？在执行过程中碰到的主要困难和问题是什么？

5. 请您指出以上各项职责在您工作总时间所占的百分比（请指出其中耗费时间最多的三项工作）。

6. 请您指出以上工作职责中最为重要、对公司最有价值的工作。

7. 组织赋予您最主要的权限有哪些？您认为这些权限哪些是合适的，哪些需要重新界定？

8. 请您就以上工作职责，谈谈评价这些职责出色完成的标准是什么。

9. 您认为在工作中您需要其他部门、其他职位为您提供哪些方面的配合、支持与服务？在这些方面，目前做得好的是什么？尚待改进的是什么？

10. 您认为要出色完成以上各项职责需要什么样的学历和专业背景？需要什么样的工作经验（类型和时间），在外语和计算机方面有何要求？

11. 您认为要出色完成以上各项职责需要具备哪些专业知识和技能？需要具备哪些能力？需要什么样的个性品质？

12. 请问您工作中自主决策的机会有多大？是否经常加班？工作是否很繁忙？

二、问卷调查法

问卷调查法也称问卷法，是调查者运用统一设计的问卷向被选取的调查对象了解情况或征询意见的调查方法，是一种应用非常普遍的职务分析方法。其基本过程是设计并分发问卷给选定的职工，要求在一定的期间内填写，以获取有关信息。问卷主要有两种：一种具有普遍性，适合于各种职务内容；另一种是专门为特定的工作设计的。问卷可以分为职务定向和人员定向两种。职务定向问卷强调工作本身的条件和结果；人员定向问卷侧重了解员工的工作行为。

问卷调查是比较节省时间与经费的一种方法，是用于数目较大的被调查者以获取信息的方法。问卷设计是问卷调查的重要环节。通常，一份周详的问卷可以将回答者可能造成的无意误差降到最低。问卷调查的成败取决于三个方面：一是问卷的设计能否包括一切问题；二是各个问题的设计是否适当、贴切；三是问卷会不会因太详尽而影响回收率。

问卷调查的最大优点是比较规范、数量化，适合于计算机对结果进行统计分析。由于被调查者没有心理压力，问卷所得的结果有时比访谈法理想。缺点是由于没有问卷设计者在身边解释，不能避免人为地有意或无意的误差，而且答案的准确性又取决于回答者的耐心、文化水平、表达能力及所掌握的资料等因素，同时由于陈述与表达的方式不同，职务分析者整理起来也比较麻烦。它的设计比较费工，也不像访谈那样可以面对面地交流信息，因此，不容易了解被调查对象的态度和动机等较深层次的信息。问卷法还有两个缺陷，一是不易唤起被调查对象的兴趣；二是除非问卷很长，否则就不能获得足够详细的信息。

问卷调查适用于脑力工作者、管理人员或工作不确定因素很大的员工，如软件开发人员、行政经理等。

问卷调查法包括任务调查表法和职务分析问卷法。任务调查表法属于职务定向问卷法，职务分析问卷法属于人员定向问卷法。

（一）任务调查表法

任务调查表是用以收集工作信息或职业信息的调查表。职务分析人员根据每条检查项目或评定项目，列出任务或工作活动一览表，内容包括所要完成的任务、难易程度、所用时间、与整体绩效的关系等，所得到的数据可以用计算机进行分析。

克里斯塔尔（Christal，1974）对于如何根据任务调查表制定复杂的职务分析计划提出了下列建议。

1. 利用全日制工作人员编写任务表和重要问题。主管人只起技术顾问的作用。

2. 对人物做具体的而不是空泛的说明。

3. 表中项目包括由人事管理者提出有待回答的各种问题。

4. 收集工作人员姓名等辨别身份的信息，这样有助于得到高质量的数据。这种数据是进行跟踪研究或纵向研究所必不可少的材料，也可以用来补充人事档案中的数据。

5. 管理人员编制重要样本。

6. 利用时间消耗对照表作为主要的评定因素，估计工作人员在每一种任务方面消耗的时间占总体时间的百分比。

任务调查表主要用于对职务本身的统计分析，难以确定行为方面的影响，可以说是一种职务定向的信息。

（二）职业分析问卷　(Position Analysis Questionnaire，PAQ)

职业分析问卷由麦考密克、珍纳尔与米查姆设计，以对人员定向的工作要素的统计分析为基础。其职业问卷由194个项目（或职务要素）构成，代表工作的行为、条件、特征，可将宽广多样的工作一般化。其分为六大内容。

1. 信息输入　工作者在何处和如何得到工作必要的信息。

2. 心理过程　在工作中推论、决策、计划、处理信息过程。

3. 工作输出　在工作中物质的活动、使用工具装置，包括员工操作所需的体力活动及他们所使用工具和设备。

4. 与他人关系　在工作中与他人的关系，包括人际信息交流、人际关系、个人联系、管理和相互协调等。

5. 工作内容与情境　物质的与社会的内容，包括工作条件、物资和社会环境。

6. 其他特征　与上述活动、条件和特征不同，但与工作有关，包括工作时间安排、报酬方法、职务要求、具体职责等。

每个项目既要评定其是否是一个职务的要素，还要在评定量表上评定其重要程度、花费时间及困难程度。PAQ 给出了 6 个计分标准，即信息使用度（U）、耗费时间（T）、适用性（A）、对工作的重要程度（I）、发生的可能性（P）和特殊计分（S）。使用职位分析问卷时，用这六个评价因素对所需分析的职务一一分析核查，按照 PAQ 给出的计分标准，确定职务在职务要素上的得分。PAQ 最适合工作评价，进而决定该工作的工资等级和奖金。

职业分析问卷的缺点主要表现在两个方面：一是没有对职务的特殊工作活动进行描述，因此，职务行为的共同之处使任务之间的差异变得模糊。二是 PAQ 的可读性差，只有具备大学以上水平者才能够理解其各个项目，任职者和主管人员如果没有受过 10～12 年的教育就难以使用。尽管如此，PAQ 仍是劳动心理学领域使用最广泛和最受欢迎的职务分析问卷之一。

三、观察法

观察法是分析人员到现场实地查看员工的操作情况，并予以记录、分析、归纳，继而整理为适用的文字资料的方法。分析过程中，需带员工手册、分析工作指南，以便参考。使用观察法时，分析人员需要注意员工在做什么、如何做、为何要做，以及工作技能好不好，对于可以改进、简化的工作事项也应予以记录。观察完某工作场所后，最好在其他两三处工作场地再进行观察，以证实其工作内容，避免因所观察工人个人习惯所产生的小缺点对观察结果造成影响。分析人员需注意观察目的是工作而不是个人特性。工作分析观察提纲见表 3 – 1。

表 3 – 1　工作分析观察提纲（部分）

被观察者姓名	日期
观察者姓名	观察时间
工作类型	工作部门
观察内容	
1. 什么时候开始正式工作	2. 上午工作多少小时
3. 上午休息几次？每次休息时间是多少	4. 上午完成产品多少件
5. 平均多长时间完成一件产品	6. 与同事交谈几次？每次约多长时间
7. 上午抽了几根烟？喝了几次水	8. 什么时候开始午休
9. 出了多少次品	10. 搬了多少次原材料

观察法多用于了解工作条件、危险性或所使用的工具和设备等。优点是通过对工作的直接观察和工作者介绍更多、更深刻地了解工作要求，使所获得的信息比较客观和正确。其要求观察者有一定的实际操作经验。缺点：一是不适用于工作周期长和脑力劳动为主的工作。二是不易观察紧急而偶然的工作，例如处理紧急情况。

问卷法、访谈法等工作分析方法都可以有效地采集工作职务方面的信息，但它们都有某些不足。其中一个较大的问题，即有经验的员工并不总是很了解自己完成工作的方式。许多工作行为已成习惯，干起工作来并未意识到工作程序的细节。因此，研究者们主张采用观察法对工作人员的工作过程进行观察。

四、功能性职务分析

功能性职务分析（Functional Job Analysis，FJA），依据共同的人与工作关系理论，通过职务承担者与数据、人、事发生关系时的工作行为，可以反映工作的特征、工作的目的和人员的职能。它作为一种以工作为中心的职务分析方法，从职能等级、职业域、句法分析技术、人员指导尺度和人员特性五个方面对职务进行系统的分析和描述。通过这五个方面定量和定性的说明，可以了解一项工作的职能层次、任职人员的特点、工作任务的内容和工作价值。功能性职务分析法（FJA）最早由美国劳工部提出，与美国就业机构的职业分类系统密切相关，可以说，起源于美国的职业分类系统研究，在工作分析实践中被普遍应用。

FJA 法包括三个主要部分。

1. 任务描述（完成什么工作）。

2. 工作特点分析——工作者的功能量表（员工应该如何工作）。

3. 员工的特点分析。

法因（Sindey A. Fine）对功能性职务分析做了某些修改和详细说明，包括对任务描述写法的特殊规定，使工作者的功能更加具体。其基本观点是：

（1）做好了什么"事"，与"工作人员"做了什么来完成该事不尽相同。

（2）如何通过观察"工作人员做了什么"以完成某一工作项目，可发现他们的活动主要与三个范畴有关：处理资料数据、人与事，只是有关的程度有所不同。

（3）对此三类范畴所进行的活动，可以区分若干不同的功能。每一特定范畴的活动功能可以有层次区分，高层次功能可以包括底层次功能。

（4）任何工作或活动均可依此三个范畴界定或评定其功能层次属于哪一级。

FJA 的结果主要用于职务描述，还可为建立职务操作标准提供基础，用于职务设计等方面。

五、关键事件法

关键事件法由 J. C. Flannagan 于 1954 年提出并发展起来，主要原则是认定员工与职务有关的行为，并选择其中最重要、最关键的部分评定其结果。它首先从领导、员工或其他熟悉职务的人那里收集一系列职务行为的事件，然后，描述"特别好"或"特别坏"的职务绩效。这种方法考虑了职务的动态特点和静态特点。对每一事件的描述内容，包括：①导致事件发生的原因和背景。②员工特别有效或多余的行为。③关键行为的后果。④员工自己能否支配或控制上述后果。

在大量收集这些关键事件信息以后，可以对它们做出分类，并总结出职务的关键特征和行为要求。关键事件法既能获得有关职务的静态信息，也可以了解职务的动态特点。

关键事件描述记录单见表 3-2。

表 3-2　关键事件描述记录单

行为者	市场部经理	地点	公司市场部	时间	9 月 16 日	观察者	总经理
事情发生的背景		下午 5：40 左右，公司市场部接到上次提交的一个策划方案（该策划方案主要是针对"十一"长假而设计的促销方案）被公司总部驳回的通知单					
行为者的行为		由于临近下班时间，市场部经理想等明天上班再做处理，于是就下班离开了					
行为后果		这样的行为可能会失去很多潜在的商机，给公司造成重大损失					

　　关键事件法的优点是研究的焦点集中在职务行为上，因为行为是可观察的、可测量的。通过职务分析可以确定行为的任何可能的利益和作用。关键事件法的缺点：一是费时，需要花大量的时间搜集关键事件，并加以概括和分类；二是关键事件的定义是显著的对工作绩效有效或无效的事件，但遗漏了平均绩效水平。对工作来说，最重要的一点就是要描述"平均"职务绩效。关键事件法很难涉及中等绩效的员工，因而全面的职务分析工作就不能完成。

六、工作日志法

　　工作日志法是为了了解员工实际工作的内容、责任、权利、人际关系及工作负荷，而要求员工坚持记工作日记，然后经过归纳提炼，取得所需工作信息的一种职务信息获取方法。

　　例如，一家公共关系公司有几十名业务员，他们每天管理某一方面顾客的业务，访谈法及其他调查结果经常高估其主要工作，人事部门建议搞工作日志。一开始大多数业务员拒绝执行，后经说服同意试行1个月，结果不仅人事部门获得了所需信息，业务员们也了解了所需时间是怎么花费的，从而知道如何改进工作。

　　工作日志法的优点是：所获得信息的可靠性高，适用于获取工作职责、工作内容、工作关系、劳动强度等方面的信息，所需费用较低。缺点是使用范围较窄，不适用于工作循环周期较长、工作状态不稳定的职位，且信息整理量大，归纳工作繁琐。由于工作执行者填写疏忽，一定程度上会影响工作的正常进行。

知识链接

工作日志的范例、填写实例和写实记录

1. 工作日志范例

工作日志

　　　　月　　　　日工作开始时间　　　　工作结束时间

序号	工作活动名称	工作活动内容	工作活动结果	时间消耗	备注

工作日志填写说明

　　（1）请您在每天工作开始前将工作日志放在手边，根据工作活动发生的顺序及时填写，切勿在一天工作结束后一并填写。

　　（2）要严格按照表格要求进行填写，不要遗漏那些细小的工作活动，以保证信息的完整性。

　　（3）请您提供真实的信息，以免损害您的利益。

　　（4）请您注意保留，防止遗失。

感谢您的真诚合作！

2. 工作日志填写实例

5月29日工作开始时间8：30，工作结束时间17：30。

序号	工作活动名称	工作活动内容	工作活动结果	时间消耗	备注
1	复印	协议文件	4 张	6 分钟	存档
2	起草公文	贸易代理委托书	800 字	1.25 小时	报上级审批
3	贸易洽谈	玩具出口	1 次	4 小时	承办
4	布置工作	对日出口业务	1 次	20 分钟	指示
5	会议	讨论东欧贸易	1 次	1.5 小时	参与
……					
16	请示	佣金数额	1 次	20 分钟	报批
17	计算机录入	经营数据	2 屏	1 小时	承办
18	接待	参观	3 人	35 分钟	承办

3. 写实记录表例

机构名称：办公室。办公室人员编制 3 人。主任 1 人，打字员 1 人，办事员 1 人。

花费时间 开始	延续（分钟）	工作活动内容	业务完成量	备注
8：00	5	打电话到销售科	1	
8：05	2	接电话	1	
8：07	4	帮办事员登记材料	2 份	
8：11	4	帮办事员校对	5 页	
8：15	4	准备广告材料	1 页	
8：19	1	张厂长电话	1	
8：20	1	李厂长电话，要一封信	1	
8：21	6	和办事员商议工作	1	
8：27	5	找李厂长要的信	1	
8：32	5	安排当天的工作	1	
8：37	3	找王科长	1	
8：40	4	找工程师	1	
8：44	1	送李厂长要的信	1	
8：45	2	为张厂长打文件	1	
8：47	13	同张厂长商量，布置简报	1	
9：00	2	开始复印李厂长的材料	0	
9：02	10	把张厂长材料归档	3	
……				

第三节　工作说明书与工作规范

一、工作说明书的概念与内容

工作说明书又称职务说明书、岗位说明书，是一个工作的有关任务、职责与责任的说明，它描绘出某特定工作内的任务、责任、工作情况与活动，为工作分析后的书面摘要。典型的工作说明书包括工作基本资料（名称、类别、部门、日期）、工作摘要（目标、角色）、直属主管、监督范围、工作职责（每日、定期、不定期）等，有些工作说明书会把工作规范（Job Specification）一并纳入。

工作说明书是对每一工作的性质、任务、责任、环境、处理方法及工作人员的资格条件要求所做的书面记录。它是根据工作分析的各种调查资料加以整理、分析和判断所得的结论编写成的一种文件，是工作分析的结果。编制工作说明书的目的是为组织招聘录用、工作分派、签订劳动合同，以及职业咨询等人事管理业务提供原始资料和科学依据。

工作说明书中使用最广泛的内容主要包括工作识别、工作分析日期、工作小结和履行的职责四部分。工作识别包括工作名称、部门、汇报关系和工作编号。一个好的工作名称很接近工作内容的性质，并能把一项工作与其他工作区别开来，避免产生误会。工作说明书需界定工作承担者的权限范围，包括决策的权限、对他人实施监督的权限，以及经费预算的权限等。有些工作说明书还包括绩效标准。

二、工作说明书的格式

工作说明书的基本格式因情况不同而各异，基本格式由职位基本资料、主要目的、工作描述、工作环境和任职资格五部分构成。

1. 职位基本资料　包括职位名称、直属主管、所属部门、工资等级、工资标准、所辖人数、工作性质、工作地点、职务分析日期、职务分析。

2. 主要目的　即工作的目的是什么。

3. 工作描述　①工作概要。②工作活动内容：逐项说明工作活动内容；各活动内容所占时间的百分比；活动内容权限；执行依据。③工作职责：逐项列出任职者的工作职责。④工作结果：说明任职者执行工作的结果，以定量化为佳。⑤工作关系：此项工作受谁监督，监督谁；说明此工作可晋升的职位、可转换的职位，以及可以升迁至此的职位；与哪些职位发生关系。⑥工作人员运用设备和信息说明。

4. 工作环境　①工作场所。②工作环境的危险。③职业病。④工作时间特征。⑤工作均衡性。

5. 任职资格　①所需最低学历。②所需培训经历。③从事本职工作和其他相关工作的年限和经验。④一般能力：如计划、协调、组织、公关等。⑤兴趣爱好。⑥个性特征。⑦职位所需的性别、年龄特征。⑧体能。

工作说明书的内容可根据职务分析的目标加以调整，内容可简可繁。

三、工作说明书的编制

工作说明书的格式可以多种多样，关键在于要用统一的格式，准确、简洁的语言，将上述的五部分全部或主要部分加以表述，以便形成规范、准确、使用方便的管理文件。

工作说明书的形式是根据一项工作编制一份书面材料，可用表格显示，也可用文字叙述。填写表格时，应尽可能做到清楚准确，使员工读后能够准确把握要点。

1. 工作说明书的结构　一般由三部分组成。

（1）表头　项目有职位名称、职位代码、部门、直属主管、职责等。

（2）工作职责　逐项说明工作职责。

（3）任职资格　说明教育（培训）、经验、技能、语言、年龄、性别。

2. 工作说明书经常使用的术语

（1）应履行的主要职责。

（2）在各项职责上所耗费时间的百分比。

（3）应达到的业绩标准。

（4）工作条件和可能产生的危险。

（5）完成工作的人员数和接受其汇报的人数。

（6）工作中使用的机器和设备。

编制工作说明书时应避免出现"执行需要完成的其他任务"等笼统描述。虽然这样描述可以给主管人员分派工作提供更大的灵活度，但会成为逃避责任的一种托词，使工作性质及雇员需完成的工作叙述出现漏洞。工作说明书见表3-3、表3-4。

表3-3　工作说明书

工作名称	部门
工作内容	
1.	
2.	
3.	
任职资格	
1. 学历要求	
2. 工作经验要求	
3. 必要的知识和能力	
4. 综合素质要求	
5. 其他要求	
工作环境	
1. 工作地点	
2. 工作条件	

表3-4　工作说明书范例（某药企销售部部长）

岗位名称	销售部部长	岗位编号	ZB-SC-XI-01
所在部门	市场营销中心销售部	岗位定员	1人
直接上级	市场营销中心总监	所辖人员	4W
直接下级	商务经理、商业主管、医院主管、财务主管	编写日期	2012-03-16

岗位目的	
1. 协助营销中心完成公司年初下达的销售任务，协调公司与全国各医药公司之间的关系，确保商业渠道的畅通和公司产品销售的安全 2. 市场销售管理的各项政策、制度和流程的组织制订与确保落实 3. 管理好本部门的工作，并将信息及时传达给公司领导	
主要职责与任务	
职责 1：做好本部门的管理和协调工作，完善销售、客服等规章制度和流程	
工作任务	1. 推动和监督本部门销售制度和流程的实施，协调相关部门和岗位解决实施中出现的问题 2. 针对销售流程中出现的问题，不断调整和完善销售政策和制度
职责 2：做好与全国各医药公司之间的沟通协调工作，确保商业渠道畅通，本公司产品安全销售	
工作任务	1. 不定期拜访与公司有业务往来的主要商业公司，并与其主要负责人和业务部门领导建立稳定的关系 2. 对各地商业公司进行定期的资信评估，以确定合作对象，保证公司贷款的安全
职责 3：监督市场业务费用的合理、有效使用	
工作任务	及时对各地市场报销费用认真审核，并根据市场的变化和发展情况提出费用使用的建议，使各项费用的使用尽可能合理、有效
职责 4：监督公司的销售政策在各市场的有效执行	
工作任务	1. 组织制定或审核具体的产品、价格和销售渠道的规划和方案 2. 控制销售过程，掌握发货和回款情况 3. 及时掌握市场的变化情况，协助地区和地区经理积极应对，及时将信息上报给上级领导
主要权限	
财务权限：1. 预算内资金使用的审核权 　　　　　2. 预算外资金使用的建议权或审核权 人事权限：本部门员工聘用、职责权限确定、考核评估、培训、奖惩的建议权 业务权限：1. 对市场营销管理标准、制度、流程的审核权 　　　　　2. 对市场营销系统年度工作计划、报表的审核权 　　　　　3. 对下级之间工作争议的其他审核权	
主要工作联系	
内部工作联系	拓展部、学术部、公共关系部
外部工作联系	医药商业公司、行业协会、专业咨询公司、媒体
任职资格	
教育水平	大学本科或以上学历
专业	医药管理、市场营销等相关专业
工作经验	5 年以上工作经验，其中两年以上市场营销全面管理岗位工作经验
知识	医药行业知识、市场营销专业知识、经济学知识等
技能要求	很强的市场分析和判断能力，沟通和交流技巧能力，规划和执行能力，领导能力
其他	
职业发展方向	投资发展部经理、副总裁（投资发展）
备注	

四、工作规范

工作规范是工作分析的另一项成果。工作规范以工作说明书的内容为依据回答这样一个问题，即"要做好这项工作，职位承担者必须具备什么样的特点和经验？"工作规范是员工执行工作所需具备的知识、技术、能力和其他特征的清单。工作规范有时与工作说明书不能截然分开，通常情况下将其放在工作说明书的背面，主要包括工作行为中被认为非常重要的个人特质，"什么样的人适合此工作"。

工作说明书侧重描述工作，工作规范是描述工作所需的人员资格，用以指导如何招募和选用人员。目前大部分教材中的工作说明书与工作规范合并，工作规范成为工作说明书中职位担任人员所需资格条件之一。工作说明书与工作规范最大的不同在于工作说明书侧重的是工作，工作规范侧重的是担任某工作的员工。

案例链接

某高校办公室人员工作规范

(一)围绕党政计划要点及党委重要决策参与政务，管理事务，搞好"三个服务"(为校领导、同级处室、师生员工服务)，发挥校领导的参谋助手作用。

(二)尽职尽责地完成办文、办事两大任务，重点搞好督查、信息保密、调研、协调等工作。

(三)不断增强"四性"(计划性、组织性、纪律性、保密性)，进一步实现制度化、规范化、科学化。

(四)办公室工作人员应达到的要求

1. 政治上坚定，认真贯彻执行党的路线、方针、政策，认真学习马列主义、毛泽东思想、邓小平理论、"三个代表"重要思想，不断提高理论水平和政策水平。

2. 工作上勤奋，努力钻研业务，不断提高办文、办事水平，按时完成领导交办的工作，提倡雷厉风行的工作作风、认真踏实的工作态度、热情周到的工作精神。

3. 搞好团结协作。与各兄弟部门搞好团结协作，职责范围内的工作积极主动办，非职责范围内的工作协调办，虚心向兄弟部门学习；办公室内部搞好团结协作，做到分内工作主动干，分外工作协作干，积极承担领导交办的任务。同志间要做到互相支持、互相帮助、互相谅解。反对自由主义，勇于开展批评与自我批评。

4. 纪律严明。模范遵守党规国法和学校的规章制度，做到勤政为民、廉洁奉公、不贪不占，杜绝一切不良之风；模范地执行上下班制度，上班时间不串岗、不闲谈，非特殊情况下不打与工作无关的电话；严守党和国家机密，遵守保密守则。

[资料来源：http://bbs.xinwm.com/thread-57597-1-6.html]

第四节 工作设计

有了工作分析的基础，就可以利用工作分析提供的信息进行相应的工作设计。对于一个新建组织而言，要设计工作流程、工作方法、工作所需的工具及原材料、工作环境条件等。对于一个已经在运行的组织而言，可以根据组织发展需要，重新设计组织结构，重新界定工作，改

NOTE

进工作方法，改善设备，提高员工的参与程度，从而提高员工的积极性和责任感、满意度。

一、工作设计的概念、作用与要求

（一）工作设计的概念

工作设计是根据组织需要并兼顾个人需要，规定某个工作的任务、责任、权力，以及组织中与其他职务关系的过程。一般来说，任务、责任、权力和关系一经确定，任职资格也基本确定。因此，工作设计也包括任职资格的认定。工作设计的结果是工作规范，其实质是对现有工作规范的认定、修改或对新设职务的完整描述。工作设计是管理者的一个重要课题，因为工作设计是否得当对激发员工的工作动机、增强其工作满意感、提高工作效率都有很大影响。根据激励理论，在员工需求向高层次发展时，其积极性主要来自于工作本身相关的因素，工作设计得当就能满足员工的内在需要。

（二）工作设计的作用

1. 工作设计改变了工人与职务之间的基本关系　对于这个问题，科学管理者是将职务的物质要求与工人的生活特征相结合，然后剔除不符合要求的人。行为科学家试图通过改进对工人的挑选和培训而完善这个过程。与科学管理者一样，行为科学家也把重点放在工作的人上，职务被看作是不可变的固定物。工作设计打破了这个传统，它是建立在工作本身对员工的激励、满意和对生产率有强烈影响的假设基础上的。

2. 工作设计重新赋予工作以乐趣，推进工作的积极态度　工作设计不是试图首先改变态度，而是假定在工作得到适当的设计后，积极的态度会随之而来。

3. 工作设计使职责分明　工作设计中会明确规定某个工作的任务、责任、权力，以及在组织中与其他职务的关系，使每一个职位、每一个人的职责分明，便于管理监督。

（三）工作设计的要求

1. 提高组织效率。工作设计应有助于发挥个人的才能，提高企业组织的效率。

2. 符合组织的总目标。

3. 工作与人相适应。

4. 责任体系与总目标相符。

（四）工作设计需要考虑的因素

工作设计尚需考虑环境因素、组织因素和行为因素。

1. 环境因素　包括人力供应和社会期望。

2. 组织因素　包括专业化、工作流和工作习惯。

3. 行为因素　包括多样性、整体性、重要性、自主性和反馈度。

二、工作设计的方法

（一）工作扩大化

工作扩大化是使员工有更多的工作可做。通常这种新工作与员工原先所做的工作非常相似。这种工作设计能提高效率，是因为不必要把产品从一个人手中传给另一个人而节约时间。由于完成的是整个一个产品，而不是在一个大件上单单从事某一项工作，这样员工在心理上可以得到安慰。该方法是通过增加某一工作的工作内容，使员工的工作内容增加，要求员工掌握更多的知识和技能，从而提高员工的工作兴趣。

一些研究报告称，工作扩大化的主要好处是提高了员工的工作满意度和工作质量。IBM 公司称，工作扩大化导致工资支出和设备检查的增加，但因质量改进，职工满意度的提高则抵消了这些费用。美国梅泰格（Maytag）公司称，实行工作扩大化后，提高了产品质量，降低了劳务成本，工人满意度提高，生产管理变得更有灵活性。

工作扩大化的途径主要有两个：纵向工作装载和横向工作装载。装载是指将某种任务和要求纳入工作职位的结构中。纵向工作装载是指扩大一个工作职位，需要更多责任、更多权利、更多裁量权或更多自主权的任务或职责。横向工作装载是指增加属于同阶层责任的工作内容，以及增加目前包含在工作职位中的权力。

（二）工作轮换法

工作轮换法是为减轻对工作的厌烦感而将员工从一个岗位调换到另一个岗位。实行工作轮换法有 4 个好处。

1. 使员工对日复一日地重复同样的工作更能对工作保持兴趣。

2. 为员工提供个人行为适应总体工作流程的前景。

3. 提高员工对自己最终成果的认识。

4. 使员工从原先只能做一项工作的专业人员转变为能做许多工作的多面手。

工作轮换法并不改变工作设计本身，只是使员工定期从一个工作转到另一个工作。其使员工具有更强的适应能力，挑战性更强。员工转到新的工作岗位后，往往具有新鲜感，故能激励员工更努力地工作。日本的企业广泛实行工作轮换，对管理人员的培养起到了积极作用。

（三）工作专业化

工作专业化也叫充实工作内容，是对工作内容和责任层次基本的改变，旨在向员工提供更具挑战性的工作。它是对工作责任的垂直深化，通过动作和时间研究，将工作分解为若干个单一化、标准化和专业化的操作内容与操作程序，并对员工进行培训和适当激励，以达到提高生产效率的目的。

1. 工作专业化的特点　工作专业化的核心是充分体现效率的要求。

（1）由于将工作分解为许多简单的高度专业化的操作单元，从而可以最大限度地提高员工的操作效率。

（2）由于对员工的技术要求较低，既可以节约劳动力成本，也可以节省培训费用，利于员工在不同岗位之间轮换。

（3）由于具有标准化的工序和操作规程，更便于管理部门对员工的生产数量和质量进行控制，保证生产均衡和工作任务的完成，而不用过多考虑员工对这种方法的反应。因此，工作专业化所带来的高效率往往会被员工的不满情绪所造成的旷工或辞职所抵消。

2. 实行工作专业化应遵循的原则

（1）增加工作要求　应以增加责任和提高难度的方式改变工作。

（2）赋予员工更多的责任　在主管经理保留最终决策权的条件下，应让员工拥有对工作更多的支配权。

（3）赋予员工工作自主权　在一定的限制范围内，应该允许员工自主安排他们的工作进度。

（4）反馈　将有关工作业绩的报告定期、及时地反馈给员工，而不是反馈给他们的上司。

（5）培训　创造有利环境，为员工提供学习机会，满足其个人发展需要。

（四）工作丰富化

工作丰富化是以员工为中心的工作再设计（employee‐centeredwork‐redesign），它将公司的使命与职工对工作的满意程度联系起来。它的理论基础是赫茨伯格的双因素理论。它鼓励员工参加对其工作的再设计。工作设计中，员工可以提出工作改进建议，但须说明如何更有利于实现整体目标。该方法可使每个员工的贡献都得到认可，同时也强调组织使命的有效完成。工作丰富化与工作扩大化的根本区别在于，后者是扩大工作的范围，前者是深化工作以改变工作的内容。

1. 实现工作丰富化的条件　工作丰富化的核心是激励，实现工作丰富化的条件有以下几方面。

（1）增强员工的责任感　不仅要增强员工的生产责任感，还要增强其控制产品质量，保持生产计划性、连续性及节奏性的责任感，使员工认识到自己有责任完成其工作。增强员工的责任感意味着降低管理的控制程度。

（2）赋予员工一定的工作自主权和自由度，给员工充分表现自己的机会　要使员工感到其工作的成败与个人职责息息相关，给员工工作的自主权。工作自主权的大小也是人们选择职业的一个重要考虑因素。

（3）反馈　将员工的工作绩效数据及时反馈给员工。了解工作绩效是形成工作满足感的重要因素。如果员工看不到自己的劳动成果，就很难得到高层次的满足感。反馈来自工作本身，以及管理者、同事或顾客等。

（4）考核　报酬与奖励取决于员工实现工作目标的程度。

（5）培训　为员工提供学习的机会，以满足其成长和发展的需要。

（6）成就　通过提高员工的责任心和决策的自主权，提高其工作成就感。

工作丰富化的设计与常规的、单一性设计方法相比，虽然要增加一定的培训、工资及完善或扩充工作设施的费用，但却能有效激励员工，提高员工的工作满意程度，以及生产效率和产品质量，降低员工的缺勤率和离职率。企业培训费用的支出本身就是对提高人力资源素质的一种不可或缺的投资。

2. 工作丰富化的步骤

工作丰富化通常可采取 5 个步骤。

（1）确定自然的工作单元　尽可能让集体工作构成一个完整和有意义的整体。工作单元可根据地理位置产品或生产线、业务或顾客划分。

（2）合并任务　尽可能将独立的和不同的工作合成一个整体。

（3）建立与顾客的联系　使生产者和其产品使用者（其他生产部门、顾客、销售团体等）相联系，让生产者知道产品被判断的标准。

（4）直接分派任务　尽可能给生产者计划、参与和控制自己工作的权力，而无须经过专门培训，生产者的控制能力就会得到提高。这种能力意味着给生产者计划工作、控制存货、预算资金和质量控制的权责。

（5）公开信息反馈渠道　尽可能使生产者获得更多的有关生产结果的信息，如成本、产量、质量、组织结构、消费者的抱怨等。

三、工作设计的模式

无论是工作轮换、工作扩大化还是工作丰富化都不应看作是解决员工不满的灵丹妙药，必须在职务设计、人员安排、劳动报酬及其他管理策略方面进行系统考虑，以便使组织需求与员工个人需求最佳组合，从而最大限度地调动员工的积极性，有效达成企业目标。

综合模式的特点是要求企业管理人员必须分析和评价工作设计、规划发展和贯彻过程中环境变量可能产生的影响。管理者必须意识并且承认工作的重新设计是在企业内进行的，而不是孤立的。在设计工作前，要准确判断和衡量来自其他组织的影响和对其他组织产生的影响。有效的工作设计对员工的满意度、积极性、责任感、出勤率和工作业绩都会产生很大影响，任何不切实际的工作设计或工作计划修改都会导致各方不满，最终导致失败。最有针对性的方法才是最有效的解决问题的方法（图3-1）。

图3-1　工作设计的综合模式

本章小结

工作分析又称职务分析、职位分析或岗位分析，是指对组织中各项工作职务的特征、规范、要求、流程，以及对完成此工作员工的素质、知识、技能要求进行描述的过程，其结果是产生工作描述和任职说明。工作分析主要包括工作描述和工作要求两个方面。工作分析对于人员选拔任用、人员培训方案设计等方面都具有重要作用。工作分析可分为准备阶段、调查阶段、分析阶段、完成阶段和应用反馈阶段五个程序与步骤。

工作分析的方法主要包括访谈法、问卷调查法、观察法、功能性职务分析、关键事件法和工作日志法等。

工作说明书又称职务说明书、岗位说明书，是一个工作的有关任务、职责、与责任的说明。它描绘出某特定工作内的任务、责任、工作情况与活动，为工作分析后的书面摘要。工作说明书由职位基本资料、主要目的、工作描述、工作环境和任职资格五部分构成。

工作设计是根据组织需要并兼顾个人需要，规定某个工作的任务、责任、权力，以及在组织中与其他职务关系的过程。工作设计时需考虑环境因素、组织因素和行为因素。工作设计的方法有工作扩大法、工作轮换法、工作专业化和工作丰富法。工作设计综合模式的特点是要求企业管理人员必须分析和评价工作设计、规划发展和贯彻过程中环境变量可能产生的影响。管理者必须意识并且承认工作的重新设计是在企业内进行的，而不是孤立的。

【推荐网站】

1. http：//www. chinahrd. net

2. http：//www. hr369. com

3. http：//www. hrloo. com

4. http：//www. hrlearner. com

5. http：//www. hr. com. cn

【思考题】

1. 什么是工作分析？为什么要进行工作分析？

2. 工作分析的常用方法有哪些？各有什么优缺点？

3. 工作分析的主要内容有哪些？

4. 工作分析的程序与步骤有哪些？

5. 工作说明书的概念与内容。

6. 工作设计的概念与作用。

7. 工作设计的方法有哪些？

【案例分析】

医药公司人力资源部门的困惑

某医药科技股份有限公司设有人力资源部、资金财务部、市场营销部、生产管理部、技术质量部五个部门。员工队伍500余人，大专以上学历占60%，专业结构以医学、药学为主，兼有市场营销、企业管理、财务管理等专业。中层以上管理人员大学本科以上学历占94.4%。

目前，公司的工作过于繁琐，存在具体的基层工作无法在基层人事工作人员那里得到落实、不同层次人事管理者工作权责不明确等问题。该公司人力资源总监本应该制定公司的战略，为公司的整体发展和业务领域的发展提供人力资源支持，现实却被困在基本的人事绩效考核事务中。人事专员作为一线管理人员，不但不落实上级的工作部署，还一味抱怨工作难以开展。如此一来，人力资源总监被人事专员"反授权"，陷入了基础工作无法落实，基础的工作被基层管理人员反授权给最高层管理者，使其难以脱身去规划公司总体人力资源管理战略。

　　［资料来源：中华品牌管理网 http：//www. cnbm. net. cn/article/ar491005632. html］

【讨论】

1. 该医药公司人力资源部门分工不明确、不完全，尤其是下属职位没有得到充分的分解，对此应采取什么措施？

2. 面对当前公司职责描述不规范、不准确、不全面，有重复、交叉现象，能否提出解决方案。

第四章 员工招聘

学习目标

1. 掌握员工招聘的含义与基本程序；内部招聘和外部招聘的不同途径及优缺点；企业人员录用的原则。

2. 熟悉如何对招聘过程进行评估。

3. 了解人员选拔过程和面试的组织形式；面试过程中心理测试和智能测试的方法与要求；我国医药企业招聘的现状；医药企业提高招聘质量的方法和相关技巧。

【导入案例】

蓝天制药有限公司的内外部招聘

蓝天制药有限公司是集科研、生产、营销于一体的高科技生物制药公司，核心产品——心脑血管系列药品的产销量居全国前列，公司具有良好的发展前景。但是最近几年在选拔中层管理干部上遇到一些困境。高级管理层相信部门经理有必要了解生产线和生产过程，因为许多管理决策需以此为基础。传统上，公司坚持严格从内部提升中层干部。但后来发现，这些从基层提拔到中层管理岗位的员工，缺乏适应新职位的知识和技能。因此，公司决定从外部招募，尤其是工商管理专业的优等生。通过一个职业招募机构，公司得到许多有良好工商管理专业训练的毕业生作为候选人。公司决定录用部分候选人，安置于基层管理职位，经过基层阶段锻炼后为提升为中层管理人员做好准备，但在两年之中，这些人均先后离开了该公司。

公司只好又回到以前的政策上，从内部提拔，但又碰到人员素质欠佳的老问题。公司几个重要职位的中层管理人员即将退休，亟待有称职的后继者来填补这些空缺。面对这一问题，公司想请些咨询专家来出些主意。

［资料来源：中国医药人才网 http：//www.jobyiyao.com］

【思考】

1. 你认为造成此公司招募中层管理者困难的原因是什么？

2. 从公司内部提升和从外部招聘专业对口的大学应届毕业生各有何利弊？

3. 如果你是咨询专家，你会给公司提出什么建议？

员工招聘是人力资源管理的重要部分。企业在确定了人力需求、工作内容和员工任职条件后，就要进行员工招聘，吸引有能力和有兴趣的人士前来应聘。通过甄选，以最适合和最经济的方法，选出最合适的人才为企业工作。招聘工作涉及员工招募、甄选、录用、评估等环节。

第一节 概　述

一、招聘的概念与意义

员工招聘是指企业为了发展的需要，向外吸收具有劳动能力的个体的全过程。具体地说，员工招聘是企业根据人力资源规划和职务分析的数量与质量的要求，通过信息的发布和科学甄选，获得本企业所需的合格人才，并安排他们到企业所需岗位工作的活动和过程。

从国家或地区的角度看，企业招聘与录用有利于人员的合理流动，有利于就业，有利于人员潜能的进一步发挥。从企业自身的角度看，招聘与录用工作主要具有四个方面的意义。

1. 招聘是企业生存发展的重要基础　IBM 公司前总裁沃森和微软公司董事长比尔·盖茨都曾强调，只要员工在，企业就可以生存或再生。无论是成立新的企业，还是已发展壮大到处于运营阶段的企业，招聘到合适的人才都是关键。

要成立新的企业，即使物质资源、经济资源、信息资源都不缺，如果不能招聘到合适的员工去经营与管理，这些资源也不会产生任何价值，企业也就无法正常运营。

对于已存在的企业，无论是维持现状，还是开拓美好的未来，都需要与不断变化的外部环境和内部条件做斗争，都需要与强劲的竞争对手做斗争。这种斗争靠谁去做，当然是优秀的员工。所以处于动态发展中的企业需要不断从外部引进人才或从内部调配人才，这就是招聘工作。

人才是企业生存和发展的基础，招聘是企业获取人才的关键，因而招聘工作对于企业的生存和发展具有决定性影响。

2. 招聘是企业人力资源管理工作中其他工作的基础　生产经营实践告诉我们，招聘是企业人力资源管理工作中其他工作（员工培训与开发、绩效管理、薪酬管理、员工关系管理等）的前置性工作，它是其他几项工作得以开展的基础，招聘效果的好坏直接影响到其他工作的开展与成效。如果招聘到"愿干、能干、进取、有潜力、品德好"的员工，后续的培训与开发工作就会少花精力和成本，后续的绩效管理工作就会进行得比较顺利，较少出现绩效考评方面的矛盾。如果招聘工作做得到位，应聘者在招聘阶段就已经比较深入地了解了企业、部门和岗位的情况，部门、主管和主要共事者在招聘阶段就能够较全面地了解应聘者的情况，那么双方的"结合"就可以避免"闪电式结婚、闪电式离婚"，员工对企业包括薪酬在内的各方面满意度就会较高，企业对员工各方面的满意度也会较高，从而降低离职率，保持较好的工作关系。所以招聘工作的质量直接影响后续的人力资源管理工作。

3. 招聘为企业注入新的活力，增强企业创新能力　企业根据人力资源规划和职位分析的要求，通过招聘，给岗位配置新人员。新员工在工作中会带来新的行动理念、新的管理思想和新的工作模式，有利于促进企业的制度创新、管理创新和技术创新。尤其是从外部招聘人才，能够为企业输入新生力量，弥补企业内部人力资源的不足，带来更多的新思想、新观念和新技术，从而增强企业的创新能力。

4. 招聘能够调动企业员工的工作积极性　企业从外部招聘优秀人才时，由于"鲶鱼效应"，企业内部员工会打破原来的"稳定"工作状态，从而更加积极主动地开展工作。

当企业采用内部招聘方式，尤其是竞争上岗方式时，由于员工都有机会竞争某个岗位，因此在平时的工作中，员工会积极主动地工作，创造良好的业绩，以保其位或为谋求其他岗位奠定基础。另外，企业为了消除员工长时间在某一岗位上工作的疲劳、乏味感而采用定期的岗位调整策略也能极大地调动员工的积极性。

二、影响招聘的因素

（一）影响招聘的内部因素

1. 企业的声望 企业是否在应聘者心中树立良好的形象，以及是否具有强大的号召力，将从精神方面影响招聘活动。如一些信誉良好的老牌企业，以它们在公众中的声望，就能很容易地吸引大批应聘者。

2. 企业所处的发展阶段 企业每次招聘的目标随着所处的发展阶段而变化，由于产品或服务范围的扩大需要增设新的岗位和更多的人员。所以处于增长和发展阶段的企业比成熟或处于下降阶段的企业需要招聘更多的员工。除了改变招聘规模和重点以外，处于发展阶段且在迅速扩大的企业在招聘信息中更多地强调雇员有发展和晋升的机会，一个成熟的企业会强调其工作岗位的安全性和所提供的高工资和福利。

3. 企业的招聘政策 企业的招聘政策影响着招聘人员选择招聘方法。例如，对于要求较高业务水平和技能的工作，企业可以利用不同的来源和招聘方法，这取决于企业高层管理者是喜欢从内部还是从外部招聘。目前，大多数企业倾向于从内部招聘上述人员，这种内部招聘政策可以向员工提供发展和晋升机会，有利于调动现有员工的积极性。另外，企业内的用人政策是否合理、是否有良好的上下级关系、升迁路径的设置、进修的机会等，对部分应聘人员来说，在一定程度上比工资待遇更重要。

4. 福利待遇 企业内部的工资制度是员工劳动报酬是否公正的重要体现，企业的福利措施是企业是否关心员工的反映，它们从物质方面影响着招聘活动。

5. 成本和时间 招聘目标包括成本和效益两个方面，同时各种招聘方法奏效的时间也不一致，所以成本和时间上的限制明显地影响着招聘效果。例如，招聘资金充足的企业在招聘方法上有更多的选择，可以花大量费用做广告，所选择的传播媒体可以是全国范围发行的报纸、杂志和电视等。

时间上的制约也影响着招聘方法的选择。一般来说，许多招聘方法所涉及的时间随着劳动力市场条件的变化而变化。当劳动力市场短缺时，一方面应聘者的数目减少，另一方面应聘者愿意花更多的时间去比较和选择，所以一般要花较长的时间才能完成招聘工作。

总之，通过人员需求的预测可以使招聘费用降低和效率提高，尤其是在劳动力市场短缺时，对某类劳动力需求的事先了解可以使企业减少招聘费用和有效地获取所需员工。

（二）影响招聘的外部因素

1. 国家的政策、法规 国家的政策、法规从客观上界定了企业招聘对象选择和限制的条件。例如，《劳动法》第十二条规定："劳动者就业，不因民族、种族、性别、宗教信仰不同而受歧视。"第十三条规定："妇女享有与男子平等的就业权利。"

2. 劳动力市场

（1）市场的地理位置 根据某一特定类型的劳动力供给和需求，劳动力市场的地理区域可以是局部性的、区域性的、国家性的和国际性的。通常不需要很高技能的企业可以在局部劳动力市场招聘。区域性劳动力市场可以用来招聘具有更高技能的人员，如水污染处理专家和计算机程序员等。专业管理人员在国家的劳动力市场上招聘，因为他们必须熟悉企业的环境和文化。某类特殊人员，如宇航员、物理学家和生物学家等，除了国内招聘外，还可在国际市场招聘。

（2）市场的供求关系 一般来说，失业率比较高时，在外部招聘人员比较容易。相反，某类人员的短缺可能引起其价格的上升并迫使企业扩大招聘范围，从而使招聘工作变得错综复杂。

总之，劳动力市场状况影响招聘计划、范围、来源、方法和所需的费用。为了有效地工作，招聘人员必须密切关注劳动力市场的变化。

3. 行业的发展性 如果企业所属行业具有巨大的发展潜力，就能吸引大量的人才涌入这个行业，从而使企业选择人才的余地加大。相反，企业所属行业远景欠佳时，就难以有充裕的人才可供选择。

三、招聘的职责划分

在现代人力资源管理中，员工招聘的决定权一般在用人的业务部门，人力资源部则起组织和服务功能。二者的工作责任分工见表 4-1。

表 4-1 招聘过程中人力资源部门与用人部门的职责分工

人力资源部工作内容和职责	用人部门工作内容和职责
1. 负责增员计划的统计和复核	1. 负责增员计划的编制和报批
2. 负责招聘计划的拟定和报批	2. 负责新岗位工作说明的撰写
3. 负责招聘广告的拟定和报批	3. 负责笔试考卷的设计
4. 负责招聘广告的发布	4. 参加面试和其他测评活动
5. 负责应聘信件的登记	5. 负责候选人员以及最终录用人员的确定
6. 负责应聘人员的资格审查和初选	6. 负责试用期的考核
7. 负责笔试、面试等测评活动的组织情况介绍	7. 协助招聘活动的评估
8. 负责应聘人员的体格检查和背景调查	
9. 负责录用通知的寄发	
10. 负责劳动合同的签订	
11. 负责报到手续的办理	
12. 负责试用期的管理	
13. 负责招聘活动的评估	

四、招聘的流程

员工招聘是一个复杂、完整、连续的程序化操作过程，大致可分为招募、甄选、录用、评估四个阶段。其中，招募主要包括招聘计划的制订与审批、招聘信息的发布、应聘者申请等。

甄选主要包括资格审查、初选、面试、笔试和其他各种测评活动。录用包括背景调查、体检、录用决策、录用通知、签订合同等。招聘评估主要是对招聘结果的成效评估和对招聘方法的效益评估（图 4 - 1）。

图 4 - 1　员工招聘程序

（一）招募

招募是指组织根据人力资源的需求，把具备应聘条件的众多申请者吸引到组织空缺岗位上而开展的一系列活动。根据招聘需求制订的具体行动计划，包括招聘小组的人员和具体分工，招聘信息发布的时间、方式、渠道与范围；招聘对象的来源与范围、招聘方法；招聘测试的实施部门；招聘预算；招聘结束时间等。

（二）甄选

甄选是指对初审合格的应聘者进行面试、笔试和其他各种测评，最终确定候选人的过程。

在进行人员测评和人员分析时应注意以下几点。

1. 注意对能力的分析　不能盲目地被应聘者的外貌、学历所吸引。

2. 注意对职业道德和高尚品格的分析　在市场竞争日益激烈的今天，有能力但缺乏操守的人大有人在。这些人能适应市场的变化，却缺少内在的坚强，缺少对个人品行的修炼，缺少对事业执著的追求，缺少职业道德的训练。所以要选择德能兼备、品学兼优的人员。

3. 注意对特长和潜力的分析　特长反映了一个人的先天气质和后天兴趣，潜力标志着个人在未来可能达到的高度。两者对企业都可能产生重大的带动作用和贡献。因此，考官必须独具慧眼。

4. 注意对个人的社会资源的分析　个人的社会资源是家庭、朋友、老师和个人长期积累起来的良好的社会关系。这些社会资源对某些企业来说无疑是一笔财富，分析甄选时应加以重视。

5. 注意对成长背景的分析　成长背景、家庭背景对一个人的心理健康至关重要，而心理健康直接关系到一个人的情商。所以在甄选中，要有技巧地了解对方的心路历程。

6. 注意面试中的现场表现　面试是一个人综合能力和综合素质的体现。面试中的现场表现，包括应聘者的语言表达能力和形体表达能力、控制自身情绪的能力、分析问题的能力和判断能力等，还包括素质、风度、礼貌、教养和心理的健康。

测评和分析要建立在合法、公平和科学的基础上。甄选是招聘工作中最关键的一步，也是技术性最强的一步，因而难度最大。

（三）录用

招聘工作的最终目的是录用企业所需人才，正确的录用决策至关重要。人员录用的原则是因事择人，知事识人；任人唯贤，知人善用；用人不疑，疑人不用；严宽相济，指导帮助。录用主要包括发出录用通知、签订劳动合同、试用期管理、正式录用等。

（四）评估

招聘评估是招聘重要的组成部分。通过对流程的效益和成本进行核算，了解招聘过程中相应的费用支出，从而有针对性地确定应支出项目和不应支出项目，并为以后的招聘提供参考及经验。招聘评估需要进行录用员工的绩效审核，分析其能力和工作潜力，并在此基础上分析招聘工作和方法的时效性，从而改变招聘策略和方法，或对招聘资源进行优势重组。

案例链接

人力资源部经理小王引咎辞职

某医药公司总经理李某从国内某知名高校招聘了高材生小王担任其秘书，由于这个年轻小伙子亲和力强、反应敏捷、口齿伶俐，且文字功底好，文秘工作做得十分出色，深得李某喜爱。两年后，李某把小王任命为人力资源部经理，管理十几位下属。然而在半年内，先后有三名下属离职，部门工作一片混乱，业务部门对人力资源部也抱怨颇多。原来小王从学校直接到公司担任高管秘书，并不熟悉基层业务，从未从事过管理工作的他与同级、下属的沟通方式很不到位，决策理想化，让下属们觉得非常难受。同时，他个人认为，工作只需向总经理汇报，推行人力资源政策时没有必要征求业务部门的意见，因此，开展的一系列人力资源工作只徒增业务部门的工作负担却收效甚微。小王因迫于各方压力而引咎辞职。

【讨论】

试用所学知识，解释小王最后为什么会引咎辞职？

第二节　人员招募

人员招募主要包括内部招募和外部招募两种途径。

一、内部招募

（一）内部招募的来源

内部招募是指企业内部出现职务空缺后，从内部选择合适的人选来填补这个位置。内部招募主要有提拔晋升、工作调换、工作轮换和人员重聘等。内部招募的做法通常是企业在内部公开空缺职位，吸引员工应聘。这种方法的作用，是使员工有一种公平合理、公开竞争的平等感觉，可促使员工加倍努力奋斗，为自己的发展增加积极因素。

（二）内部招募的方法

内部招募的主要方法是竞聘上岗。竞聘步骤通常按以下方法进行，部分企业根据具体情况采用其中的若干步骤。

1. 发布竞聘公告，内容包括竞聘岗位、职务、职务描述书、竞聘条件、报名时间、地点、方式等。

2. 对应聘者进行初步筛选，剔除明显不符合要求的应聘者。

3. 组织必要的与竞聘岗位有关的测试。

4. 组织"考官小组"进行综合全面的"诊断性面试"。

5. 辅以一定的组织考核，对应聘者以往的工作业绩、实际工作能力、上级主管和同事的评价等进行考核。

6. 全面衡量，做出决策，领导审批。

7. 公布决定，宣布任命。

二、外部招募

（一）外部招募的来源

企业外部巨大的劳动力市场是企业员工招聘的外部来源。外部招募的渠道很多。

（二）外部招募的方法

1. 广告招聘　这是企业常用的一种招聘方法，形式有登报，或在电视、电台做招聘广告。一项招聘广告要求引人注目。广告内容一般包括4项，即招聘职位、招聘条件、招聘方式及其说明。广告必须符合有关法律。我国《劳动法》和《就业促进法》等明文规定，在就业上不得有性别、民族、种族、宗教信仰等歧视，也不得歧视残疾人、传染病病原携带者和农村劳动者。因此，招聘广告词中不得有"招聘18~25岁女性服务员"字样，但可用富有朝气、敏捷、活泼、有吸引力、具有一定的工作经验等词句。

广告招聘的优点是信息面大、影响广，可吸引较多的应聘者，且广告中已简略介绍了企业情况，可使应聘者事先有所了解，减少应聘的盲目性。缺点是广告费较高，且应聘者较多，招聘费用也随之增加。

2. 人员推荐　人员推荐一般指本企业员工推荐或关系单位主管推荐。这种招聘方式的优点是由于是熟人推荐，所以招聘、应聘双方事先已有所了解，可减少招聘程序和费用。尤其对关键岗位的职缺人员、专业技术人员等常用此法。缺点是熟人推荐，有时会碍于情面，影响招聘水平。如果此类录用人员过多，易在企业内形成裙带关系，给管理带来困难。

3. 校园招聘　每年有大批应届生毕业，为企业招聘工作提供了大量的招聘人选。企业招聘对象中有两类人员：一类是经验型，另一类是潜力型，应届生属于后者。一批青年人进入企业，给企业注入了活力，带来了生气。但由于他们缺乏实际工作经验，故企业必须投资进行培训。西方的大公司还对新进公司的应届大学生采用评价中心技术进行评估，选出发展潜力大的优秀者予以重点培养。若干年后不少人可成为高级管理人员。

4. 职业介绍机构　职业介绍机构作为一种就业中介组织，承担着双重角色：既为企业择人，也为求职者择业。借助于这些机构，组织与求职者均可传播和获得大量的信息。通过职业介绍机构招聘员工需要交纳一定的中介费，但对于尚未设立人力资源部门或需要立即填补职位空缺的企业来说，可大大缩短招聘时间，节约企业费用。其中，猎头公司是一种特殊的就业中介组织，专门为企业选拔中高级管理人员和专业技术人员提供服务。猎头公司往往对组织及其人力资源需求有较详细的了解，对求职者的信息掌握得较为全面，在供需匹配上较为慎重，其成功率比较高，但收费相对较高。

5. 招聘会 招聘会是借助一定的场所，组织企业和应聘者面对面进行双向选择的一种人力资源市场。如定期或不定期举办的人才交流会，每周末为下岗员工设立的免费劳动力市场等。招聘会又可分为综合性招聘会和专业性招聘会。招聘会不同于就业中介，它是由供需双方在招聘会现场进行面对面的商谈，快速、高效、低成本，是一条行之有效的招聘和就业途径。

6. 网络招聘 在E时代，招聘也搭上了网络这趟"东方快车"。由于这种方法信息传播范围广、速度快、成本低、供需双方选择余地大，且不受时间、地域的限制，因而被广泛采用。然而，网络招聘往往会吸引过多的应聘者，从而需要花费更多的时间进行筛选；部分网站还存在信息发布滞后、更新缓慢、信息失真等弊病；而且相关的法律尚不健全，网络招聘陷阱时而出现。

除六种常用招聘方法外，近年来还出现了竞赛、电话热线、接待日等特色招聘方式。其实，在招聘方式上，企业可因地制宜地进行创新，只要能更有效地实现招聘目的便不失为一种好方法。

三、内部招募与外部招募的比较

招聘前，企业要明确是以内部招募为主，还是以外部招募为主，两者各有优劣（表4-2）。

表4-2 内部招募与外部招募的优劣

内部招聘	外部招聘
长处	长处
1. 员工熟悉企业	1. 引入新观念和方法
2. 招聘和训练成本较低	2. 员工在企业新上任，凡事可以从头开始
3. 提高在职员工士气和工作意愿	3. 引入企业没有的知识和技术
4. 企业了解员工	4. 招募来源广阔
5. 保持企业内部的稳定性	
短处	短处
1. 引起员工为晋升而产生矛盾	1. 人才获取成本高
2. 员工来源狭窄	2. 新聘员工需要适应企业环境
3. 不获晋升可能会士气低落	3. 降低在职员工的士气和投入感
4. 容易形成企业内部人员的板块结构	4. 新旧员工之间相互适应期限延长

案例链接

某医药集团公司的人才招聘方式

某医药集团公司在刚刚起步时，曾在报纸上刊登向社会招聘高级技术管理人才的广告，1周内有两百余名专业技术人员前来报名。公司专门聘请专家组成招聘团，并由总裁亲自参加，挑选了一些优秀人才。

社会公开招聘给集团带来了新的生机和活力，公司发展迅速。随着知名度的迅速提高，公司开始从组织内部寻找人才。公司决策层认为：寻找人才是非常困难的，但是组织内部机构健全，单位主管有知人之明，人才是能够挖掘出来的。故而每当人员缺少的时候，该公司并不是立即对外招聘，而是先看本公司内部有无适合的人才。

【讨论】

1. 起步阶段，公司为什么采用外部招募的方式？

2. 随着企业的知名度越来越高，公司为什么优先从组织内部寻找人才？

第三节 人员甄选

一、甄选的概念与重要性

人员甄选是指通过运用一定的工具和手段，对招募到的求职者进行鉴别和考察，区分他们的人格特点与知识技能水平，预测其未来的工作绩效，从而最终挑选出组织所需人才的过程。

甄选工作直接决定组织最后所雇用人员的状况，会给组织带来极大的经济和战略后果，是招聘过程中最重要的决策阶段。同时，这一阶段也是技术性最强的一步，需要采用多种测评方法帮助组织公平、客观地做出正确决策。

二、甄选的内容

应聘者的任职资格和对工作的胜任程度取决于他所掌握的与工作相关的知识、技能，以及个人的个性特点、行为特征和个人价值观取向等因素。人员甄选是对应聘者这几方面进行的测量和评价。

1. 知识 知识是系统化的信息，分为普通知识和专业知识。普通知识就是通常所说的常识，专业知识是指特定职位所要求的特定知识。在人员甄选过程中，专业知识通常占主要地位。应聘者所拥有的文凭和一些专业证书可以证明他掌握的专业知识的广度和深度。知识的掌握可分为记忆、理解和应用三个层次，会应用所学知识才是企业真正需要的。所以人员甄选时不能仅以文凭为依据判断候选者掌握知识的程度，还应通过笔试、测试等多种方式进行考察。

2. 能力 能力是引起个体绩效差异的持久性个人心理特征。通常将能力分为一般能力和特殊能力。一般能力是指在不同活动中表现出来的一些共同能力，如记忆力、想象力、观察力、注意力、思维能力、操作能力等。这些能力是完成任何一项工作不可缺少的。特殊能力是指在某些特殊活动中所表现出来的能力，也就是常说的专业能力，如设计师需要具有良好的空间知觉能力；管理者需要具有较强的人际交往能力、分析能力等。

3. 个性 个性是指人在思想、性格、品质、意志、情感、态度等方面不同于其他人的特质。这个特质表现于外就是其语言方式、行为方式和情感方式等。每个人都有个性，但也只能是一种个性化的存在，个性化是人的存在方式。特定行业要求从业人员有特定的个性模式。例如，营销工作和财务工作是两种对比鲜明的职业。前者更要求外向、灵活、关注外部变化，后者则更注重稳重、关注内在观念。事实上，行政、经营、生产、技术四大类职业确实存在人格模式的差异。个性与工作绩效密切相关。个性特征通常采用自陈式量表或投射量表进行衡量。

4. 动力 员工要取得良好的工作绩效，不仅取决于他的知识、能力水平，还取决于他做好这项工作的意愿是否强烈，即是否有足够的动力促使其努力工作。在动力因素中，最重要的是价值观，即人们关于目标和信仰的观念。具有不同价值观的员工对不同企业文化的相融程度不一样，企业的激励系统对他们的作用效果也不一样。所以企业在招聘员工时有必要对应聘者的价值观等动力因素进行鉴别测试。例如，主要的工作动机包括成就动机、权力动机、亲和动机，这是由著名动机心理学家麦克里兰提出来的。这三个方面常常是企业选拔管理人员的重要考察内容。

三、甄选的方法

（一）简历筛选和个人申请表审查

简历筛选的目的是迅速筛选出最合格的应聘者，由人力资源部招聘负责人执行，主要程序如下。

1. 筛出不合格简历

（1）阅读招聘职位的《职位说明书》和《招聘申请表》，确定在简历中要寻找的任职资格和能力要求。

（2）迅速搜索以下主要信息，淘汰不合格简历：个人信息（年龄、户籍等）、教育背景（毕业院校、学历、专业）、工作经历（服务的公司与服务期、是否有相关经验等）。

（3）如果以上主要信息不符合职位要求，还要考虑是否该简历适合其他职位，如适合将按职位分类保留简历。

2. 仔细阅读合格的简历

（1）观察简历的外观：检查是否干净整齐，格式清晰，重点突出；语言是否简练，易于理解；应聘职位是否明确。

（2）寻找时间的间断与重叠：是否有任何时间段的空白，是否现已离职，是否有过兼职，是否有上学与工作冲突的时间段。

（3）寻找不一致的地方：专业与所从事工作的不一致，现从事职业与应聘职位的不一致，现收入与应聘职位市场价的不一致。

（4）注意工作更换的频繁程度。

（5）注意应聘者在各家公司的职业发展状况。

（6）注意应聘者对以前的工作职责描述是否清晰。

（7）注意应聘者所获得的奖励与成就，这可反映应聘者的进取心。

（8）初选简历时不要淘汰薪资要求稍高的应聘者，可在电话里大致说明薪金范围，以便双方互相选择。

（9）在认为不符合常理或难以理解的地方做记录，以便进一步核实。

3. 个人申请表审查

（1）个人申请表的设计　求职申请表的内容设定要根据工作岗位的内容，设计时要注意有关法律和政策。求职申请表所反映的信息包括个人情况（姓名、年龄、性别、婚姻、地址及电话等）、工作经历（目前的任职单位及地址，现任职务、工资、以往的工作简历及离职原因）、教育与培训情况（最终学历、学位、所接受过的培训）、生活及个人健康情况（家庭成员，健康情况须医生证明）等。求职申请表见表4-3。

表4-3　求职申请表

应聘职位：

个人基本情况				最近1年的照片
姓名：	性别：	出生日期：	民族：	
籍贯：	出生地：	户籍所在地：		
身高：	体重：	政治面貌：	婚姻状况：	
学位：	专业：	外语水平：		
通信地址：		电话：	电子信箱：	

教育、资格证书与培训					
学校类别	学校（或职称评定部门）名称	起止时间	学习领域	学位或职称	备注
大学					

就业经历				
单位	起止时间	职位	主要职责	离职原因

到岗时间

薪水要求（月薪/年薪）　　　　　　　　目前薪酬（月薪/年薪）

声明：我保证本人在该申请表中提供的所有信息均真实准确。若有不真实之处，愿接受无条件辞退处理。

签名：　　年　月　日

（2）个人申请表审查　个人申请表审查是根据申请资格标准，对应聘者的求职申请表进行审查，也称为初选或初审。

审查求职申请表时，要估计背景材料的可信程度，注意应聘者以往经历中所任职务、技能、知识与应聘岗位之间的联系，分析其离职的原因和求职的动机。对于频繁离职、高职低求、高薪低就的应聘者要作为疑点一一列出，以便面试时加以了解。对应聘高级职务者还需补充其他个人资料。初审结果，对明显不符合条件者予以淘汰。

（二）笔试

笔试是一种与面试对应的测试，是考核应试者学识水平的重要工具。这种方法可以有效地测量应试者的基本知识、专业知识、管理知识、综合分析能力和文字表达能力等素质及能力的差异。笔试广泛用于人员招聘的初级筛选阶段。大型的笔试在员工招聘中有相当大的作用，它可以尽快将应试者的基本情况了解清楚，然后划分出一个基本符合需要的界限，帮助组织高效地进行一些基本能力的筛选。

笔试的实施程序可以分为六个步骤，从成立笔试测试委员会到组织笔试再到最后得出笔试筛选结果，是一个系统过程。笔试的实施程序见图4-2。

1. 成立笔试测试委员会　为了体现整个笔试测试过程的科学、有效，企业需成立专门的笔试测试委员会，负责整个笔试过程的组织和实施。委员会需根据企业的实际情况，确定委员

NOTE

图 4 - 2 笔试实施程序

会成员的组成和数量，并通过讨论和研究，制订笔试规划、计划和操作流程，确保笔试的有效进行。

2. 讨论确定笔试规划、流程、技术并公布 笔试测试委员会成立后，需根据企业需要，确定笔试的一些规则、流程和技术，如确定考试性质、考试要求、测试内容、测试题型、笔试具体实施程序、测试形式、计分标准等。确定之后，要把这些基本信息公布给应试者，使其对整个笔试过程有一个全面、直观的了解。

3. 命题 命题环节十分重要，它关系到笔试的有效性，决定了企业是否能够利用这个测试达到人员初步筛选的目的。命题需遵循前面所提到的四个原则，以提高笔试试题的信度和效度。笔试测试委员会需根据待测的知识和能力，编制笔试题目和参考答案。笔试题目需进行测试并反复修改。

4. 笔试实施 笔试实施包括考场的安排和布置、考场规划和监考规则的制订、考务人员的培训、应试者的组织引导、试卷保管等。

5. 评卷 笔试测试委员会组织有关专家对笔试的试卷进行评阅，评阅前要对专家进行必要的培训，使其全面、深刻地了解企业的需要，合理、有效利用参考答案，做到评阅的客观公正、标准统一。

6. 公布笔试成绩 企业在笔试完成后一定的时间内组织评阅工作，并按照规定的时间及时向社会公布笔试成绩。一方面使应试者及早知道笔试结果，降低时间成本；另一方面笔试成绩公布的及时性是一个企业高效率和重视招聘人才的体现，企业应抓住这一机会向应试者展示良好的企业形象。

（三）面试

1. 面试的概念 面试是通过供需双方正式交谈，使组织客观了解应聘者的业务知识水平、外貌风度、工作经验、求职动机等信息，应聘者借此更全面了解组织情况的过程。与传统人事管理只注重知识水平不同，现代人力资源管理更注重员工的实际能力和工作能力。面试还可帮助组织（特别是用人部门）了解应聘者的语言表达能力、反应能力、个人修养和逻辑思维能力等；应聘者通过面试可了解自己在组织中的发展前途，以及组织提供的职位是否与个人兴趣相符，便于将个人期望与现实情况进行比较。面试是员工招聘过程中非常重要的一步。

2. 面试的分类

（1）根据面试的问题结构分类

①结构式面试：此类面试要先制订所提的全部问题，然后一一提问。这样有准备、系统的提问有利于提高面试效率，了解的情况较为全面。缺点是谈话方式程式化，不太灵活。

②非结构式面试：面试者在面试中可随时发问，无固定的提问程序，针对每位应聘者所提

的问题不同。这种面试可以了解到特定的情况，但缺乏全面性，效率较低。

③混合式面试：将结构式面试与非结构式面试结合起来，称为混合式面试。这种方法取二者之长，避免了二者之短，是常用的一种面试方法。

（2）根据面试达到的效果分类

①初步面试：这是用来增进用人单位与应聘者相互了解的过程。在这个过程中应聘者对其书面材料进行补充（如对技能、经历等进行说明），组织对其求职动机进行了解并向应聘者介绍组织情况、解释职位招聘的原因及要求。

②诊断面试：这是对经初步面试筛选合格的应聘者进行实际能力与潜力的测试。它的目的在于招聘单位与应聘者双方补充了解深层次的信息，如应聘者的表达能力、交际能力、应变能力、思维能力、个人工作兴趣与期望等，以及组织的发展前景、个人的发展机遇、培训机遇等。

（3）根据参与面试的人数分类

①个别面试：是指一个面试人员与一个应聘者面对面的交谈。这种面试有利于双方建立亲密的关系，能深入地相互了解，但这种面试的结果易受面试人员的主观因素干扰。

②小组面试：是由两三个人组成面试小组对各个应聘者分别进行的面试。面试小组由用人部门与人力资源部门的人员共同组成，从多种角度对应聘者进行考察，提高面试结果的准确性，克服个人偏见。

③集体面试：是由面试小组对若干应聘者同时进行面试。在集体面试过程中，通常由面试主考官提出一个或几个问题，引导应聘者进行讨论，从中发现、比较应聘者表达能力、思维能力、组织领导能力、解决问题的能力、交际能力等。集体面试的效率比较高，但对面试主考官的要求较高，主考官在面试前要对每个应聘者都有大致的了解，而且面试时应善于观察和控制。

（4）根据面试的内容设计侧重分类

①压力面试：压力面试往往是在面试开始时就给应试者以意想不到的一击，通常是敌意的或具有攻击性的，主考官以此观察应试者的反应。一些应聘者在压力面试前显得从容不迫，另一些则不知所措。用这种方法可以了解应聘者承受压力、情绪调整的能力，可以测试应聘者的应变能力和解决紧急问题的能力。压力面试一般用于招聘销售人员、公关人员、高级管理人员。

② BD 面试：即行为描述面试（Behavior Descriptioninterview，BD）。这种面试基于行为的连贯性原理。面试主考官通过行为描述面试要了解两方面的信息：一是应聘者过去的工作经历，判断他选择本组织发展的原因，预测他未来在本组织中发展所采取的行为模式；二是了解应聘者对特定行为所采取的行为模式，并将其行为模式与空缺职位所期望的行为模式进行比较分析。基于行为连贯性原理，所提的问题并不集中在某一点上，而是一个连贯的工作行为。例如："过去半年中你所建立的最困难的客户关系是什么？当时你所面临的主要问题是什么？你是怎样分析的？采取什么措施？效果怎样？"从而较全面地考察应聘者。

③能力面试：与注重应聘者以往取得的成就不同的是，能力面试关注的是应聘者如何实现所追求的目标。主考官试图找到过去成就所反映出来的优势。要确认这些优势，主考官要寻找STAR——即情景、任务、行动和结果。其大致过程是：先确定空缺职位的责任与能力，明确

它们的重要性；然后，询问应聘者过去是否承担过与空缺职位类似的职位，是否处于类似的"情景"。一旦主考官发现应聘者有类似的工作经历，则再确定其过去"行动"和"行动"的"结果"，进一步了解一旦出现问题他们所采取的"行动"。

3. 面试提问的相关技巧

（1）简单提问　面试刚开始时，通常采用简单提问以缓解面试的紧张气氛，消除应聘者的心理压力，使应聘者能轻松进入角色，充分发挥自己的水平和潜力。这种提问常以问候性的语言开始，如"一路上辛苦吗""你乘什么车来的""你家住在什么地方"等。

（2）递进提问　递进提问的目的在于引导应聘者详细描述自己的工作经历、技能、成果、工作动机、个人兴趣等。提问多采用诱导式提问，如"你为什么要离职""你为什么要到本公司来工作""你如何处理这件事情""你如何管理你的下属"等，避免使用肯定或否定式提问，如"你认为某事情这样处理对吗""你有管理方面的经验吗"？诱导式提问方式能给应聘者更多发挥的余地，故能更加深入了解应聘者的能力和潜力。

（3）比较式提问　比较式提问是主考官要求应聘者对两个或更多的事物进行比较分析以达到了解应聘者的个人品格、工作动机、工作能力与潜力的目的。如"如果现在同时有一个晋升机会与培训机会，你将如何选择""在以往的工作经历中，你认为你最成功的地方是什么"等。

（4）举例提问　这是面试的一项核心技巧。当应聘者回答有关问题时，主考官让其举例说明，引导应聘者回答解决某一问题或完成某项任务所采取的方法和措施，以此鉴别应聘者所谈问题的真假，了解应聘者解决实际问题的能力。如"请你举例说明你对员工管理的成功之处"等。

（5）客观评价提问　这是主考官有意让应聘者介绍自己的情况，客观地对自己的优缺点进行评价；或以曾在主考官身上发生的某些事情为例，引导应聘者毫无戒备地回答有关敏感问题，借此对应聘者进行更加深入的了解。如"世上没有十全十美的人，比如说，我在处理突发事件时就易冲动，今后有待于进一步改善。你觉得你在哪些方面需要改进呢"？

4. 面试的准备和技巧

（1）设定面试的目的和范畴　根据面试的目的决定提问的范围和问题，面试前重温工作要求，以及申请表格上的资料、测试分数和其他有关资料。

（2）建立和维持友善气氛　以轻松的态度接待应聘者，表示有诚意、有兴趣知道应聘者的资料，细心聆听，以营造和维持友善气氛。

（3）主动和细心聆听　认真思考和发现一些不明显的含意或暗示，好的聆听者对对方脸部表情和眼神较为敏感。

（4）留意肢体语言　应聘者的脸部表情、姿势、体位和动作会反映出其态度和感受，面试者应注意应聘者如何使用肢体语言。

（5）坦诚回应　尽量以坦诚的态度提供资料，并详细回答应聘者的问题。

（6）提有效问题　问题应尽可能客观，不应暗示具有任何理想答案，以便取得真实的回应。

（7）将客观与推断分开　进行面试时，需记下客观性资料，并对客观资料进行推断，之后再与其他面试意见进行比较。

（8）避免偏见和定型的失误　面试者不能心存偏见，认为那些与自己兴趣、经历和背景相近的应聘者，较容易接受；或把人定型，认为属于某一性别、种族或背景的人都有相似的观念、思想、感情和做法。

（9）避免容貌效应　面试者应避免歧视外貌不吸引人的应聘者。

（10）提防晕轮效应　提防因应聘者的某些长处（或短处）而对其做出整体的有利（或不利）评分。

（11）控制面谈过程　让应聘者有足够的机会说话，但同时要控制面试的进度，确保达到面试的目的。

（12）问题标准化　为避免歧视个别应聘者，面试者应对同一职位空缺的应聘者提问相同的问题。若想获得更多资料，或在面对一位出众的应聘者时，可以另提探查式的问题。

（13）仔细记录　记下事实、印象和其他有关资料，包括提供给应聘者的资料。

某公司在招聘员工时使用的面试评分表见表4-4。

表4-4　某公司面试评价表

姓名： 应征职位：	性别：	年龄： 所属部门：		编号：	
评价要素	评价等级				
	1（差）	2（较差）	3（一般）	4（较好）	5（好）
1. 个人修养					
2. 求职动机					
3. 语言表达能力					
4. 应变能力					
5. 社交能力					
6. 自我认识能力					
7. 性格内外向					
8. 健康状况					
9. 掩饰性					
10. 相关专业知识					
11. 总体评价					
评价	□建议录用□有条件录用□建议不录用				
用人部门意见 签字：_____	人力资源部门意见 签字：_____		总裁（总经理）意见 签字：_____		

［资料来源：付亚和，许玉林. 劳动人事管理事务卷. 北京：中国人民大学出版社，1993：341］

5. 面试中应注意的问题　一般按照面试提纲展开，所提问题可根据求职申请表中发现的疑点，先易后难逐一提出。面试需注意以下问题。

（1）多问开放式问题，即"为什么""怎么样"，目的是让应聘者多讲。

（2）面试者不要暴露自己的观点和想法，以免对方了解你的倾向，并迎合你，掩盖其真实的想法。

（3）所提问题要直截了当，语言简练，有疑问可马上提出，并及时做好记录。

（4）聆听时，可提问一些澄清式或封闭式的问题，不要轻易打断应聘者讲话，对方回答完一个问题，再问第二个问题。

（5）针对某一项事项，可同时提出几个问题，从不同的角度了解应聘者对这一问题的立场和态度。有时回答本身并不重要，重要的是应聘者表现出的修养和态度。

（6）面试中，除了要倾听应聘者回答的问题，还要观察其非语言行为，如面部表情、眼神、姿势、讲话的语调、举止，这些可以反映应聘者的个性、诚实度、自信心等。

（7）面试结束时要给应聘者提问的机会。

（8）无论录用还是不录用均应在友好的气氛中结束面试。

（9）如果对某一对象是否录用存在意见分歧，不必急于下结论，可安排第二次面试。

（10）在总结评价时，对以下情况要特别注意，例如，不能提供合理的离职理由、以前职务（或工资）高于应聘职务（或工资）、家庭问题突出、经常变换工作。

面试中非常重要的一点是了解应聘者的求职动机，这是一件比较困难的事，因为一些应聘者往往把自己真正的动机掩盖起来。但可以通过他的离职原因、求职目的、个人发展、对应聘职位的期望等方面加以考察，再与其他问题联系起来综合加以判断。如果应聘者属于高职低求、高薪低求、离职原因讲述不清，或频繁离职，则须引起注意。

（四）心理测评

在人员招聘过程中，企业常常要对应聘者的心理素质和潜质进行测评，以确定被测试者是否符合应聘职务的要求。心理素质和潜质测评包括能力测评、个性心理测评、职业兴趣测试、智力测试和情商测试。

1. 能力测评　能力测评主要用于对应聘者职业能力、工作技能和工作情景模拟的测评。

（1）职业能力倾向性测评　是对从事某项特定工作所具备的某种潜在能力的一种心理测评，可有效测试出人的某种潜能，从而预测其在某职业领域中成功和适应的可能性，或判断哪项工作更适合。该测评的作用体现在什么样的职业适合某人；为胜任某职位，什么样的人最合适。因此，它对人员选拔配置具有重要意义。

职业能力倾向性测评的内容一般包括普通能力倾向测评、特殊职业能力测评和心理运动机能测评。

①普通能力倾向测评：主要内容有思维能力、想象能力、记忆能力、推理能力、分析能力、数学能力、空间关系判断能力、语言能力等。

②特殊职业能力测评：特殊职业能力是指从事特殊职业或职业群所需要具备的能力。测评特殊职业能力的目的在于：测试已具备工作经验或受过相关培训的人员在某些职业领域中现有的熟练水平；选择具有从事某项职业的特殊潜能，并且很少或不经特殊培训就能从事某种职业的人才。

③心理运动机能测评：主要包括两大类。一是心理运动能力，如选择反应时间、肢体运动速度、四肢协调、手指灵巧、手臂稳定、速度控制等。二是身体能力，包括动态强度、爆发力、广度灵活性、动态灵活性、身体协调性与平衡性等。在人员选择中，对这部分能力的测评一方面可通过体检进行，另一方面可借助于各种测评仪器或工具进行。

美国劳工部花了数十年的时间，编制了《一般能力倾向成套测评》。该测评工具主要测定

9 种职业能力倾向：一般智力、语言能力、数理能力、书写知觉、空间判断力、形状知觉、运动协调、手指灵巧度、手腕灵巧度，同时分析了 13 个职业领域 40 种职业的能力倾向模式。它既可作为职业指导的依据，也可帮助做出人员选拔的决策。该测评工具有中文版，并已得到应用，效果良好。

由于不同职业对能力的要求不同，人们设计了针对不同职业领域的能力倾向测评用于人员的选择配置与职业设计。我国公务员考试采用的是行政职业能力测评。它是专门用来测试与行政职业有关的一系列心理潜能的考试，包括知觉速度与准确性、判断推理能力、语言理解能力、数量关系与资料分析能力五个方面，可以预测考生在行政职业领域多种职位上成功的可能性。现在政府公开招聘公务员时，大量采用能力倾向测评的方法。

（2）知识技能测评　知识技能测评主要包括工作技能测评和专业知识测评两个部分。

①工作技能测评：是对特定职位所要求的特定技能进行的测评，内容因岗位的不同而不同。如对会计人员测试计算、记账、核算等能力，对秘书测试打字、记录速度和公文起草能力，三资企业还需对应聘者的外语能力进行测评。技能测评有多种形式，可进行现场测评，也可验证应聘者已获得的各种能力证书，如会计上岗证、计算机能力培训合格证、外语四六级证书，这些都是对应聘者能力的证明。

②专业知识测评：是对特定职位所要求的特定知识的测评，内容因岗位的不同而不同。如对国家公务员要进行行政管理知识、国家方针政策和法律法规知识的测评，对管理人员进行管理基本知识的测评等。各种证书既是能力的证明，也是对其所掌握的专业知识的承认。

2. 个性心理测评　个性心理测评是对被测试者的个性特征和素质的确定。发达国家的企业在评估经理，尤其是高层经理时，要参考被评估者的心理素质和个性方面的资料，还要为其建立心理档案。目前，我国企业在经理测评中也越来越普及心理测评和素质测评的方法。

（1）个性与管理成就的关系　个性是一个人全部内在与外在独特品质的总和，是个人对他人施加影响与认识自己的独特方式。个性的养成既受先天遗传因素的影响，也受后天客观环境条件的影响。个性是个人较为稳定的心理特征（如态度、兴趣、个人行为倾向等），但不是完全不可以改变的；只是个性特征，尤其是其中较深沉、较基本的成分，改变起来很缓慢、很困难罢了。个性能影响人的行为，但却不是唯一的影响因素，因为人们最终显现出来的行为，是个人特质与环境特征共同作用的结果。

发达国家的企业在招聘和选拔管理人员时，比较重视对被选者个性的了解，认为这是实现知人善任所不可或缺的信息。但这并不是说具有某种个性的人只能从事某种职务，或某种岗位只有具备某类型个性的人才能胜任。事实上，成功的管理者中可以找到各种类型个性的人，各种类型都有长有短，利弊参半。作为企业，需掌握员工的个性，量材使用，用其所长，避其所短。

（2）与管理关系较密切的个性特征　世界上没有完全一样的人。一个人与他人的不同之处就是他的个性特征，而人的个性特征是多方面的。从人力资源管理的目的出发，在此聚焦于与管理潜能有关的个性特征上。这些个性特征都有两个典型的、对立的极端，但多数人处于中间过渡状态，两种特征兼而有之，或较接近此端，或较接近彼端。对于管理效能而言，两种极端个性各有短长，不能说哪一类型更优，需具体问题具体分析。

1）以品质为基础的个性特征：人的表层特征的类型为数众多，但可归纳为少数几种品质。

通常认为，下列两种因素可包容大部分重要的个性特征。

①感情的稳定性。一个极端是什么事都急于搞清楚，情况不明就受不了，喜欢在规章明确、程序清楚的环境中工作；缺乏自信心，自尊心易波动；对威胁过于敏感，有点儿风吹草动，便惶恐不安，即常说的"神经质"。另一个极端与此截然相反。

②感情的倾向性。一个极端是典型的外向性，开朗乐观，不喜欢平淡冷清，乐于交友；另一个极端是典型的内向性，沉默孤独，受不了刺激多变。内向与外向并无绝对好坏，只要摸清其特性，便可各得其所。例如，若工作环境复杂多变，情况不明，外向型者较适应；反之，若处境平稳少变，则内向型者往往干得更出色些。

2）以个人的动机（需要）为基础的个性特征：人的行为动机中有些是短暂而易满足和消逝的，如饮食、睡眠等；有些则较持久而稳定并具有特定的目标导向性。较深层的基本动机潜伏于人的心灵深处，不易改变。与管理和绩效关联较大的动机有三：一是成就动机，是尽力做出成就与事业，发挥个人潜能，实现其事业目标抱负。二是情谊动机，即要交友合群，追求友谊与温暖。三是权力动机，即乐于影响、支配与控制别人。一个人在这三方面可有不同的强度组合。因此，成功的企业家都有强烈的成就动机，但权力动机也颇必要，不想管理他人便当不好领导。

3）以认知风格为基础的个性特征：又称决策风格或解决问题风格。决策或解决问题的过程包括收集信息和分析处理信息两部分，人们在这两个维度上会有不同的风格类型。

收集信息方面可分为两种极端性的典型风格。一种是感觉型。这种人作风务实，耐心细致，重视信息的具体细节与数据，对此颇具耐心；但往往只见树叶不见森林，缺乏远见与全局观点，急于知道结果，先干了再想。另一种是直觉型。直觉性的人忽略细节，对信息着眼于概貌，先建立总的认识；喜动脑，有创建，重理性，但偏于研究事情的可行性而忽视具体实行，幻想多而务实不足。

在处理信息方面，也可分为两种对立的典型风格。一种是感情型。这种人不愿伤害他人的感情，富有同情心，多关心，处理问题时易参入感情因素。另一种是思维型。这种人冷静客观，重理性，讲原则，少顾忌，但有时不免僵化偏激，而且想得多，做得少。

这两种信息收集风格与两种信息处理风格是相互独立的，并无固定搭配，所以它们两两组合，便形成四种典型的认知（或处理问题）风格，即感觉 - 感情型、感觉 - 思维型、直觉 - 感觉型、直觉 - 思维型。绝大多数人属某种居中的混合风格，从管理效能看，不能说某种典型风格在任何情况下最有效，都须做具体分析。

4）以职业风格为基础的个性特征：又称管理型个性的类型划分。其分类方法是对一批高科技大公司中数百位高级、中级及基层管理人员做了 6 年深入调查后所得出的。这类组织中的管理人员大致分为以下四种类型。

①"工匠"型：他们是技术专家，热爱自己的专业，渴望发明创造，搞出新成果，有坚韧刻苦、努力钻研的精神，是"工作狂"；但对行政性事务和职务并无兴趣；对人际关系不敏感，不善处理人际交往与矛盾；凡事总想求得最优化方案，不够现实；知识和思维都专而窄，广博不足。

②"斗士"型：这类人领袖欲很强，渴望权力，想建立自己的势力"王国"。他们干劲足，闯劲大，敢冒险，有魄力，但不能容忍他人分享他的权利，"一山不容二虎"，只能他说

了算。

③ "企业人"型：管理者中这类人最多，他们忠实可靠，循规蹈矩，兢兢业业，只求稳妥；但保守怕变，革新性与进取性不强。

④ "赛手"型：他们视人生为竞赛，渴望成为其中的优胜者；他们并不醉心个人主宰，只想当一个胜利集体中的明星；他们善于团结和鼓舞他人，乐于提携部下；但并非"老好人"，因为他们有强烈的进取心和成就欲。

这是4种极端性典型，多数人兼具数种类型特点，只是不同强度组合而已。

从人才使用的角度看，应认清这四种不同类型人才的关系。"工匠"们是有些书生气的"工作迷"，他们不断地想出新的主意，总希望调整既定计划和追加预算。"工匠"一般聚集于工程技术与科研开发部门。"企业人"常把持中层职能岗位，他们不愿改变既定之规，怕乱怕变。"斗士"们出尽风头，称雄企业界，老一辈大亨们多属这类。目前，成功的公司领导多为"赛手"型特征明显的人物，他们是公司最宝贵而稀缺的人力资源。

（3）个性测评 人的个性包括态度、兴趣和行为倾向等，是人较稳定的心理特征。所谓"较稳定"，是指环境中若无条件制约，多半会显现出具有其独特特征的行为。但个性与环境共同的产物只有在既不是特别刺激，也不是特别抑制某种特定行为，而是顺其自然、无拘无束时，才会外显出具体的、真正反映其个性的行为。可见，个性虽非决定人行为的唯一因素，但也是最重要的影响因素之一。

个性是一个人能否施展才华、有效完成工作的基础。某人的个性缺陷会使其拥有的才能和能力大打折扣。对组织而言，一个干劲十足、心理健康的员工，远比一个情绪不稳定、积极性不高的员工更有价值。人员选拔中的一项工作就是将应聘者个性与空缺职位员工应具备的个性标准相比较，选拔二者相符的员工。

企业中用得较多的个性测评主要有两类：一类是自陈式测试，如卡特尔16种个性特征问卷等多维度综合个性测评工具，以及某些单维的、密切结合某类职业特点的个性测试工具等；另一类为投射测试，如罗夏墨迹测试、主题统觉测试等。

1）自陈式测试：卡特尔16种个性特征问卷由美国伊利诺州立大学卡特尔教授（R. B. Cattell）于1963年发明。此工具自20世纪80年代初引入我国。卡氏的"16PF手册"中甚至列有中国经理们的常模。表4-5是该测试主要测定人的个性中16种主要特征。该测试由187个问题组成，最后可得出个人的个性特征剖面图，还可进一步分析个人的心理健康、专业有无成就、创造力、成长能力等状况。

表4-5 卡特尔人格特征问卷测定的人性16种主要特征

特质	低程度特征	高程度特征
乐群性	缄默、孤独	乐群、外向
聪慧性	迟钝、学识浅薄	聪慧、富有才识
稳定性	情绪激动	情绪稳定
恃强性	谦虚、顺从	好强、固执
兴奋性	严肃、审慎	轻松、兴奋
有恒性	权宜、敷衍	有恒、负责
敢为性	畏缩、退却	冒险、敢为

NOTE

续表

特质	低程度特征	高程度特征
敏感性	理智、着重实际	敏感、感情用事
怀疑性	依赖、随和	怀疑、刚愎
幻想性	现实、合乎成规	幻想、狂放不羁
世故性	坦白、直率、天真	精明、能干、世故
忧虑性	安详、沉着、有自信	忧虑、抑郁、烦恼多
实验性	保守、服膺传统	自由、批评激进
独立性	依赖、随群附众	自主、当机立断
自律性	矛盾冲突、不明大体	知己知彼、自律严谨
紧张性	心平气和	紧张困扰

2）投射测试：可以探知个体内在隐蔽的行为或潜意识的深层态度、冲动和动机。由于采用图片测试，避免了文字测试中常用的社会赞许反映倾向性，即不说真心话而投测试者所好。在人员选拔上，往往用投射测试了解应聘者的成就动机、态度等。

投射测试所依据的原理是：人的一些基本特征和倾向性，是深藏于自己意识的底层，处于潜意识状态下的，他自己并未明确认识到它们。当把某一个意义含混，可作多种解释的物件，如一件实物，更多的是一张图或照片，突然出示给被测试者看时，不给他思索推敲的时间，而是让他很快说出对该物体的认识和解释；由于被测试者猝不及防，又无暇深思，就会把自己内心深处的心理倾向"投射"到对该物体的解释上去，难以做出掩饰，因而较为可信。常用的投射测试法有罗夏墨迹测试、主题统觉测试和句子完成式量表测试。

①罗夏墨迹测试：这是一种最典型的投射测试。该测试是用一套（10～40张）墨迹图，状如一滴墨水滴落白纸上，向四方渗扩，干燥后形成的，墨迹的轮廓无确定意义。这些图片在被测试者面前出现的次序是有规定的。测试人员每出示一张照片，就要向被测试者提问"这看上去像什么""这可能是什么""人们在这张图片中能看到许多事物，现请你告诉我，你看出了什么？你认为这可能是什么？这使你想到什么"？测试人员必须记录被测试者的每条反应语句；每张图片从出现到开始第一个反应的时间；各反应之间的时间间隔；对每张图片反应总的时间；其他行为与动作。反应时间之所以重要，是因为它可以反映、判断情绪受某种刺激而发生的抵触或阻滞。对10张图片反应测试完毕后，再询问被测试者墨迹中哪些部分使他产生反应，并让被测试者澄清或增补其原始反应。

②主题统觉测试：主题统觉测试简称TAT，是一种常用于人员选拔中，素质及心理特征测试的投射测试。"统觉"是一个心理学术语，指当前事物引起的心理活动与已有的知识经验相联系、融合，从而更明显地理解事物意义的现象。主题统觉测试是向被测试者提供一个意义含混的投射物，以引导被测试者的心理活动，通过对这些心理活动的分析，发现和确定被测试者的个性。最著名且被广泛使用的是美国学者麦克里兰（D. McClelland）开发的一套（至少6张，多的可到10余张）图片或照片，用来测试备选管理者在追求成就、情谊和权利三方面动机（需要）的强度。测试时，给被测试者逐一观看图片，每张图片只允许观看8～10秒钟，并要求被测试者在短时间内根据这张图片编写出一个短故事。被测试者的描述包括这张图片中发生了什么事情、什么东西导致图中的景象、将要发生什么事情等。对所编的故事进行评分时要

考虑几个方面：图画中被测试者认为的主角人物；故事如何反映被测试者的某些需求与关切的事物；什么因素有助于或有碍于被测试者满足这些个人需求。

③句子完成式量表测试：由美国学者迈纳（J. B. Miner）设计的这类工具，每套量表包含40条句根，被测试者必须在规定的较短时间内将这些句根逐一续写成一个完整的句子，此以测试其在管理、创业等方面动机的强弱。

以上几类心理测评主要通过测评人员与被测评者双方的理解进行，无定量的精确标准，因而易受主观因素影响，测评者需经专业培训，并富有经验，结果才能有效。

3）笔迹学测试：欧洲有70%的企业应用此法。笔迹学测试法是以书写字迹分析为基础，以判断应试者个性，预测其未来业绩的一种方法。通常需要被测评者提供至少一整页一气呵成的字迹，最好是用钢笔或圆珠笔写在未画线的纸上。书写的内容和数量并不重要，但一般不需要应试者照抄一段文字，因为这样会影响书写速度。接下来要遵循一套严格的规定测评字迹大小、斜度、页面安排、字体宽度和书写力度等。这些测量的结果即可转译为对书写者个性的说明。例如，书写力度反映书写者的精力是否旺盛。字体大小可反映人的个性，字体大表明此人自信心很强，喜欢冒险，个性强，为人公正无私，光明磊落，做事积极，且大刀阔斧；字体小表明此人缺乏信心，做事谨慎，思考细致，警觉性亦强，忍耐力强，观察力强，但气量狭小，贪图小利；字体不大不小，说明此人适应能力强，遇事能随机应变，待人接物举止大方，但有时做事容易反悔；字体大小不一，此人喜怒易形于色，甚至喜怒无常，头脑灵活，但缺乏自制力，情感的变化好像一根绳子，中间常会打结，有时候会自寻烦恼。

3. 职业兴趣测试 职业兴趣揭示了人们想做什么和喜欢做什么。如果当前从事的工作或欲从事的工作与其兴趣不相符合，那就无法保证其尽职尽责、全力以赴地去完成本职工作。在这种情况下，一般不是工作本身，而可能是高薪或社会地位使其从事自己并不热衷的职业。如果能根据应聘者的职业兴趣进行人–职合理匹配，则可最大限度地发挥人的潜力，保证工作的圆满完成。

4. 智力测试 招聘过程中的智力测试不同于一般的智商（Intelligence Quotient，IQ）水平测试。智力测试是对应聘者的数字能力和语言能力进行测试，通常通过词汇、相似、相反、算术、计算等类型的问题进行。一般情况下，智力测试成绩较好的人，在今后的工作中具有较强关注新信息的能力，善于找出主要问题，其业绩也不错。

5. 情商测试 情商（Emotional Quotient，EQ）是20世纪90年代由美国心理学家提出的新概念。美国心理学家研究发现，人的EQ对成功起到了关键性作用。EQ包括五方面的内容。

（1）自我意识 自我意识即认识自身的情绪。这是EQ的基石，要求人们在一种情绪刚露头时就能辨识出来。在工作中，会有各种因素影响人们的情绪，有自知之明的人能更好地把握自己，做好本职工作。

（2）控制情绪 控制情绪即妥善管理情绪。人在工作与生活中，好情绪与坏情绪往往交替出现，关键是如何控制情绪，使其保持平衡。情绪管理须建立在自我认知的基础上，学会如何自我安慰，摆脱焦虑、灰暗或不安。这方面能力较低的人常处于情绪低落之中，工作毫无积极性，也不可能有高绩效。

（3）自我激励 自我激励要激励自己在工作中取得成就，首先要为自己树立明确的目标，要有良好的工作动机，要有乐观、自信的工作态度与饱满的工作热情。其次，要善于在困境中激励自己努力拼搏，善于将情绪专注于目标，将注意力集中在目标之上；最后，无论出现何种局面，要能克制冲动，切忌凭一时冲动而做出不理智的决策。

（4）认知他人的情绪　管理是通过他人把事情办好。要借助他人的力量就必须注意他人的情绪，关注他人的需要，否则，只凭管理者自身的愿望与努力是不可能实现预期目标的。

（5）人际交往技巧　人在工作中离不开与他人交往，在交往过程中要特别注意他人的情绪变化。人际交往技巧是管理情绪的艺术。一个人的领导能力与之有密切的关系。

一个高 IQ 者可能是一个专家，而高 EQ 者则具备综合与平衡的才能，可能成为杰出管理者。EQ 是组织领导人所必须具备的基本能力。

（五）评价中心技术

美国从 20 世纪 40 年代起开发出一套人才测评中心（Assessment Center）技术，到 70 年代渐趋成熟，并开始职业化，成为企业咨询业中一种专门的技术和程序。人才测评中心起源于美国电报电话公司。该公司受第二次世界大战中美军战略勤务局用情景模拟法测试和选拔派赴敌后工作的情报人员的成功实践启发，在 1956 年和 1960 年，先后为 422 名刚被提拔为基层主管或中层经理的年轻工作人员设计和实施了一种与传统考试（笔试或面试）很不相同、被称为人力测评中心的考评活动，以评估他们的能力、素质、价值观和追求。

所谓人才测评中心，字面上易误解为某一个单位或机构，实际上它是一种测评人才的活动、方法、形式、技术和程序。它可以由企业人力资源管理部门采用，也可由专门的管理咨询机构或大学的教研部门采用。这种活动由一系列按照待测评维度的特点和要求而精心设计的测试、演练和练习组成，目的在于诱发被测试者在选定的待测试方面表现出有关行为而提供评价。这些活动除包括心理测试、常规的笔试与面试形式相同的测评方法外，主要的经典活动是工作情景模拟测试，例如，无领导小组讨论、公文处理模拟测试等。

1. 无领导小组讨论　所谓"无领导"，是指不指定谁充任主持讨论的组长，也不布置议题与议程，更不提要求，只发给一个简短案例，即介绍一种管理情景其中隐含着一个或数个待决策和处理的问题，以引导小组展开讨论。根据每个人在讨论中的表现及所起的作用，测试者（实际上也是教练员）沿既定测试维度进行评分。这些维度通常是主动性、宣传鼓励与说服力、口头沟通能力、组织能力、人际协调团结能力、精力、自信、出点子与创新力、心理压力耐受力等。这些素质和能力是通过被测试者在讨论中所扮演的角色（如主动发起者组织指挥者、鼓动者、协调者等）的行为来表现的。

小组通常是由 4~6 人组成，将其引入一间只有桌椅的小空房中。即使冷场、僵局、争吵发生，测试者也不出面、不干预，令其自发进行。测试是采用闭路电视或录像进行的。测试者随时记录观察到的事项，以便评分时有事实依据。最后测试组开会，交流记录与看法，经过讨论协商后，得出集体评分与鉴定结论。

2. 文件筐测试　也叫公文筐测试，这是已被多年实践充实完善并被证明其有效性的管理人员测试方法，即向每一个被测试者分发一套文件，其中第 1 页是引导语，介绍被测试者被委派扮演的角色——某企业某职位的管理人员、姓名，并介绍此人的背景与企业情况。然后告诉他，现在因某种特殊情况，他被提升到某个上一级、本由他上司占据的职位。又由于某种条件限制（如他必须马上出差去赴某一早已约定的会晤等），他必须在给定的时间内（通常是半小时或 1 小时），处理好本应由他前任（即他原上级）处理但未做而留下来的文件。情景虽是虚构的，但却详细而逼真，使人不会有"这是在演戏"的感觉。文件有 15～25 份，包括下级呈上来的报告、请示、计划、预算，同级部门的备忘录，上级的指示、批复、规定、政策，外界用户、供应商、银行、政府有关部门乃至所在社区的函电、传真、电话记录，甚至还有群众检举或投诉信等。总之，所有该岗位上的管理人员在真实工作环境下可能碰到和处理的各种文件。要求每位被测试者要"进入角色"，站在所指派角色的立场，完全投入地根据自己的知识、经验、信念及个性特征，以圈阅、批示、草拟函电要点、提纲、起草备忘录、指示安排会议及接见的日程、内容、参加者等形式去处理这些文件。

处理结果交由测试组按既定考评维度与标准进行考评。通常不是定性地给予评语，而是就维度逐一定量式的评分（常用为 5 分制）。最常见的维度有 7 个，即个人自信心、组织领导能力、计划安排能力、书面表达能力、分析决策能力、敢担风险倾向与信息敏感性；也可按具体情况增删，如加上创造性思维能力、工作方法的合理性等。总的来说，是评估被测试者在拟提升岗位独立工作的胜任能力与进一步发展的潜力与素质。

这种方法比较科学，因为情景十分接近真实的工作环境；对每个被测试者是公平的，因为所有被测试者都面对同样的标准化情景。在设计文件时，除真实具体外，还应注意与待测试的各维度相联系，并考虑评分的可操作性。此法若与下列两法结合，更能收到取长补短、相得益彰之效。

3. 角色扮演　角色扮演法是要求被测试者扮演一个特定的管理角色来处理日常的管理事务，以此观察被试者的多种表现，了解其心理素质和潜在能力的一种测评方法。例如，要求被试者扮演高级管理人员，由他向下级做指示；或者扮演销售人员，向零售商推销产品；或者扮演车间主任，在车间里指挥生产。在测试中要重点了解被测试者的心理素质，而不要根据他临时的工作意见做出评价。有时可以由主考官主动给被测试者施加压力，如工作时不合作，或故意破坏，以了解被测试者的各种心理活动及反映出来的个性特点。

4. 管理游戏　管理游戏也称管理竞赛，是一种情景模拟测试技术。被测试者每 4～7 人组成一个团队，就算是一个"微型企业"。团队成员自愿组合或指派均可，但每人在本"企业"中分工承担的责任或职务由每个人自报或推举，经团队协商确定，不予指派。团队内是否有分工或分工到什么程度，由各团队自定，不予强求。各团队按照竞赛组织者所提供的统一的"原料"（可以是纸板与糨糊或积木玩具或电子元件与线路板，甚至可能是一些单个字母或单词），在规定的工作周期内，通过组合拼接，装配"生产"出某种产品（纸板糊成的小提篮、电子部件或完整的有意义的句子等），再"推销"给竞赛组织者。测试者根据每个人的表现，遵循既定测评维度进行评分。这些维度同样包括进取心、主动性、组织计划能力、沟通能力、群体内人际协调团结能力、出点子与创造思维能力等。但此法还可对团队作为一个集体的某些方面，如"产品"的数量与质量、团结协作状况等进行评定，也可由各团队派代表组成"评委会"来评判，优胜者给予象征性的奖励，从而使活动具有竞赛或游戏性质。

近年来，这种活动越来越向计算机化发展，有专门的软件，组织者向各团队提供"贷款"来源与条件、市场需求和销售渠道、竞争者概况及市场调研咨询服务等信息，由各团队自行决定筹款、生产、经营策略，输入计算机，求得决策盈亏结果并据此做出下一轮决策。这类模拟

NOTE

越来越具拟真性。例如，欧莱雅全球在线商业策略竞赛就是一个典型代表。该竞赛模拟新经济环境下国际化妆品市场的现状，结合商业竞争的各主要要素，让每一位渴望成为未来企业家和职业经理人的参赛者有机会在虚拟但又近乎现实的网络空间里，通过运用他们的专业知识和技能，管理和运行一个企业，并根据竞争状况对本公司的主要产品在研发、预算、生产、定价、销售、品牌定位和广告投入等方面做出全方位的战略性决策。

5. 即席演讲　即席演讲是指主考官给被测试者出一个题目，让被测试者稍做准备后按题目要求进行演讲，以了解被测试者的思维反应能力、理解能力、创意性和发散性、语言的表达能力、风度气质等方面的素质。即席演讲的题目往往是做一次动员报告、开一次新闻发布会、在员工联欢会上的祝词等。在即席演讲前应向被测试者提供有关的背景材料。

案例链接

销售代表的岗位招聘

某诊疗科技公司是国内知名的医用器械生产厂商，因业务发展扩大，需要招聘若干销售代表。公司通过网站登出广告，一个星期后，公司的人力资源部收到上百份简历。在以往的简历中常常存在着虚假信息，而且在面试中应聘者为了获得工作也常常隐瞒一些真实情况。如果您是公司招聘小组的负责人，您将如何处理以下问题：

（1）如何甄别简历中的虚假信息？

（2）为了招聘到适应岗位要求的应聘者，需要运用哪些甄选方法？

第四节　人员录用与招聘评估

一、人员录用

利用各种甄选方法进行测评后，我们又回到企业招聘的最初目的——为企业获取合格的人员，即人员录用。人员录用包括背景调查、体检、录用决策、录用通知和签订合同。

（一）背景调查

背景调查又称参考调查，是指用人单位通过各种常规的、合法的方法和途径，搜索相关信息来核实外部求职者提供的个人资料真伪的行为。这是用人单位精选人才、保证招聘质量、降低用工风险的有效方法。通过背景调查，企业可以证实求职者的真实身份、教育背景、职业生涯状况、原薪资额度、离职原因、家庭状况、有无犯罪记录，以及确认企业根据面试等方式形成的关于求职者的能力、性格、品质等的评价。虽然背景调查需耗费公司的人力和物力，但好的背景调查不仅能够使公司招聘风险大大降低，而且能够有效预防欺诈，降低招聘成本。特别是一些中小企业，公司人员相对较少，如果在招聘方面失策，可能会对整个公司的发展甚至生存都是毁灭性的打击。

员工背景调查主要包括身份识别、犯罪记录调查、教育背景调查、工作经历调查和信用状况调查五大类。其中，身份识别是指审核求职者身份证明的真假；犯罪记录调查，是指求职者是否有违法犯罪等不良行为；教育背景调查是指求职者提供的毕业证书及学位证书是否真实；工作经历调查包括调查工作经历是否真实，即何时何地所任何职、是否正常离职等信息和工作具体表现；信用状况调查是指求职者在社会上的个人信用道德意识和信用自觉性的调查。

背景调查的信息来源主要有求职者人事档案的管理部门；求职者原来的雇主、同事和客户，其中原求职者的直接上司和同事是最了解其工作表现的人；求职者推荐的私人性质的证明人；资信评估公司和调查公司及公共记录等。

（二）体检

员工入职体检是指企业安排拟录用人员在指定的医疗机构统一或自行进行体格检查，以保证入职员工的身体和心理状况适合从事相应岗位的工作，在集体生活中不会造成传染病流行，不会因其个人身体或心理原因而对企业及其他人员造成严重影响。入职体检一般包括身体检查和心理检查，它不仅是对企业负责，也是对企业的每一位员工负责。入职体检的意义：

1. 体检可以确定求职者是否符合职位的身体条件，发现对求职者进行工作安排时应当予以考虑的体格局限。

2. 通过体检建立求职者健康记录，以服务于未来保险或员工赔偿要求的目的。

3. 通过确定健康状况，降低缺勤率和事故，帮助员工发现原本不知道的疾病。

（三）录用决策

录用决策是企业根据应聘者的评价结果，通过综合分析和筛选，对照预先设定的岗位录用要求，选择最合适的人员予以录用的过程。录用决策一般包括如下程序。

1. 确定录用决策小组成员　录用决策人员一般由直接负责考察应聘者工作表现的人和将来与应聘者共事的人（如部门的同事或主管）组成，人数要做相应限制。进行录用决策时，可根据事先确定的录用指标和企业实际情况灵活掌握，确定适合企业相应岗位的优秀人才。

2. 分析候选人的相关信息　确定候选人名单后，企业招聘人员需对候选人进行背景资料收集工作，核实候选人提供信息的真实性，了解候选人的能力和发展潜能。同时，结合招聘过程中候选人在语言和非语言等方面的表述评价，审视部门现状和未来发展目标，考虑企业现有的薪酬水平和应聘者的待遇要求，对候选人的各项信息进行审度、评估。

3. 确定拟录用人员名单　经录用决策小组综合考虑候选人各方面的信息后，按照各部门职位空缺类别对候选人进行排序，确定最终拟录用人员名单，同时列出备选人员名单，以便候选人不能录用时有候补人员跟进。之后将名单交给人力资源管理部门，由人力资源管理部门通知应聘者录用决定。

（四）录用通知

为了给企业争取到合格的录用者，录用通知必须及时发出。在现今的劳动力市场上，应聘者常常会同时参与多家企业的应聘考核，如果不及时发出录用通知，可能会使企业与合适人才失之交臂，从而影响企业的发展。

录用通知有信函通知和电话通知两种形式。向录用者发送录用通知一般以信函为妥。录用通知书中，要清楚说明被聘用岗位、所属部门、报到时间、报到地点、报到时所需准备的资料及报到流程，最好通过附录提供抵达报到地点的详细路线及其他有关说明。

录用通知的措辞，不要忘记欢迎新员工加入企业，以及他的到来对企业发展的重要意义等信息。这样做表明企业重视人才，是吸引人才的一种手段。

(五) 签订合同

劳动合同是指劳动者与用人单位之间确立劳动关系、明确双方权利和义务的协议。组织在与被录用者办理录用手续时，需要通过签订劳动合同来保护各自权利和规范各自义务。

二、招聘评估

招聘评估包括招聘结果的成效评估和招聘方法的成效评估两个方面。

(一) 招聘结果的成效评估

1. 成本效益评估 成本效益评估主要是对招聘成本、成本效用、招聘收益－成本比等进行评估。

(1) 招聘成本评估 招聘成本分为招聘总成本和招聘单位成本。

招聘总成本即人力资源的获取成本，由两部分组成。一部分是直接成本，包括招聘费用、选拔费用、录用员工的家庭安置费用、工作安置费用和其他费用（如招聘人员差旅费、应聘人员招待费等）；另一部分是间接费用，包括内部提升费用和工作流动费用。

招聘单位成本是招聘总成本与录用人数之比。招聘总成本与单位成本越低越好。

(2) 成本效用评估 成本效用评估是对招聘成本所产生效果进行的分析，主要包括招聘总成本效用分析、招聘成本效用分析、选拔成本效用分析、人员录用效用分析等。计算方法是：

$$总成本效用 = \frac{录用人数}{招聘总成本}$$

$$招聘成本效用 = \frac{应聘人数}{招聘期间的费用}$$

$$选拔成本效用 = \frac{被选中人数}{选拔期间的费用}$$

$$人员录用效用 = \frac{正式录用的人数}{录用期间的费用}$$

(3) 招聘收益－成本比评估 招聘收益－成本比既是一项经济评价指标，也是对招聘工作的有效性进行考核的一项指标。招聘收益－成本比越高，说明招聘工作越有效。

$$招聘收益 - 成本比 = \frac{所有新员工为组织创造的总价值}{招聘总成本} \times 100\%$$

2. 录用人员数量评估 录用人员数量评估主要从录用比、招聘完成比和应聘比三方面进行。

$$录用比 = \frac{录用人数}{应聘人数} \times 100\%$$

$$招聘完成比 = \frac{录用人数}{计划招聘人数} \times 100\%$$

$$应聘比 = \frac{应聘人数}{计划招聘人数} \times 100\%$$

如果录用比越小，说明录用者的素质越高；当招聘完成比大于100%时，说明在数量上全面完成招聘任务；应聘比说明招聘的效果，该比例越大，说明招聘信息发布的效果越好。

3. 录用人员质量评估 录用人员的质量评估实际上是在人员选拔过程中对录用人员能力、潜力、素质等各方面进行的测评与考核的延续，其方法与测评考核方法相似。

（二）招聘方法的成效评估

人员招聘方法的成效可以从效度和信度两个方面进行评估。

1. 效度评估 效度是指实际结果与预计结果的符合程度。在甄选测试中，有效的招聘方法应该能够正确的预计应聘者将来的工作成绩，即甄选结果与以后的工作绩效考评得分密切相关。这两者之间的相关系数称为效度系数，数值越大，说明招聘方法越有效。

效度可分为预测效度、同测效度和内容效度。

（1）**预测效度** 预测效度是指对所有应聘者都采用同种测评方法，但并不依其结果决定录用与否，而以其他甄选手段，如申请表、面试等来录用人员。待这些被录用人员工作一段时间以后，对其工作绩效加以考核，然后再将绩效考核的得分与当初的测试结果加以比较，求两者的相关系数。相关系数越大，说明此测评方法效度越高，可以依其来预测应聘者的潜力；若相关系数越小，或无相关，则说明此测评方法无法预测人员的工作潜力。

（2）**同测效度** 同测效度是指对现有的员工实施某种测评，然后将其结果与这些员工的工作表现或工作考核得分加以比较，若两者相关系数很大，则此测评的效度就很高，说明此测评方法与某项工作密切相关。这种测评效度的特点是省时，可以尽快检验某种测评方法的效度，但在将其应用到员工甄选测评中时，难免会受到其他因素的干扰而无法准确预测应聘者未来的工作潜力。例如，这种效度是根据对现有员工的测评得出的，而现有员工所具备的经验、对企业的了解等则是应聘者所缺乏的，因此应聘者有可能因缺乏经验而在测评中得不到高分，从而被错误地判断为没有潜力或能力。其实他们经过实践锻炼与培训，是可能成为称职的工作者的。

（3）**内容效度** 内容效度是指测评内容代表工作绩效的某些重要因素。例如，招聘打字员时，对应聘者的打字速度及准确性进行测评，这种实际操作测评的内容效度是最高的。与前面两种效度不同的是，内容效度不用测评结果与工作绩效考核得分的相关系数表示，而是凭借招聘人员或测评编制人员的经验予以判断。内容效度应用于知识测评与实际操作测试，不适用于对能力或潜力的预测。

2. 信度评估 信度是指系列测评所得结果的稳定性与一致性的高低。当应聘者多次接受同一测评或有关测评时，其得分应该是相同或相近的，因为人的个性、兴趣、技能、能力等素质，在一定时间内是相对稳定的。如果通过某项测评，没有得到相对稳定而一致的结果，说明测评本身的信度不高。

测评信度的高低是以对同一人所进行的几次测评结果之间的相关系数来表示的。可信的测评，其信度系数大多在 0.85 以上。由于测评的信度受到多重因素影响，如测评本身内容的组织与安排，测试者个人的因素（如语音、语调、语速等），被测试者情绪、注意力、疲倦程度、健康水平的变化等，都会影响到测评结果的稳定性。因此，不能要求测评的信度系数达到1.00，即几次测评结果完全相同。

测评的信度分为重测信度、对等信度和分半信度。

（1）**重测信度** 重测信度是指对一组应聘者进行某项测评后，过几天再对其进行同一测评，两次测评结果之间的相关程度，即为重测信度。一般情况下，这种方法较为有效，但却不适合受熟练程度影响过大的测评，因为被测试者在前一次测评中，可能记住某种关系，从而提高了第二次测评的分数。

（2）对等信度　对应聘者先后进行两个内容相同的同一测评，如甲个性测量表与乙个性测量表，然后测出这两次测评结果之间的相关程度，并确定测评的信度。这一方法减少了重测信度中前一次测评对后一次测评的影响，但两次测评间的相互作用，在一定程度上依然存在。

（3）分半信度　对同一组应聘者进行的同一测评分为两部分加以考察，这两部分结果之间的相关即为分半信度。这种方法既省时，又避免了前后两次测评间的相互影响。

在对应聘者进行招聘测试时，应努力做到既可信，又有效。但应注意可信的测评未必有效，而有效的测评必定是可信的。

案例链接

知名医药公司独特的招聘管理

对某世界知名医药公司来说，每一份求职者的简历都是一份宝贵的资源，公司会为每一位求职者保密。该公司的面试程序是人力资源部进行初步筛选，再由业务部门进行相关业务的考察及测试，最后由高层经理和人事招聘专员确定。

面试中，该公司力争用适当的方法评判求职者的综合素质，如给他们一些题目，让他们进行小组讨论，从中观察每个人的性格、对待问题的态度、反应能力等各方面的素质。公司认为，任何面试和测试都不可能十全十美。通常情况下，招聘者能够凭借丰富的经验帮助公司选拔出适用的人才。比如，有人没有被录用并不是他的素质、能力不合格，而是他与公司之间没有一个契合点。公司不会对辞职的员工有成见，用制度欢迎离开后又回来的员工。在公司重组期间，有些自愿离开公司的人走时按政策拿到一笔补偿金，后来他们希望回到公司，宁可把经济补偿金退回。

【讨论】

简要说明该公司进行了怎样有效的招聘管理。

第五节　医药企业员工招聘

一、我国医药企业招聘管理现状

1. 医药企业从业人员流动性大，招聘范围广，频繁招聘现象突出　目前，我国的企业普遍存在人才流失状况，人才流失率在15%左右，医药企业人才流失率高达30%，远远大于正常流动率。其中人才流动最强的群体是具有高学历和专业技能的员工，主要流向大型医药企业、上市公司和外资（合资）公司。

大型医药企业经营地域广，导致招聘范围广阔。许多知名医药企业为满足各地域消费者对其产品或者服务的需求，在各区域设立企业办事处。区域发展差异化，要求医药企业在全国各辖区内开展招聘工作。如强生在中国的业务涉及消费品、制药和医疗器材三大领域，在北京、上海、广州、成都等90多个城市设有办事机构，各区域为适应本土化发展需要，均独立招聘人才。学科发展的日益成熟和职位细分的不断加强，对招聘工作提出新的挑战。随着科学技术的发展，各学科划分更为专业化，医药企业的职位设计不断细分。因此，招聘必然涉及更广泛的专业知识，如技术研发和生产人员涉及无菌化验员、QA/QC、制剂分析、临床监测员、工艺员等职位，包括药学、分析化学、临床医学、病理学、毒理学、电子器械等专业。

目前，许多医药企业人才流失现象严重，人力资源部门多频繁招聘。其通过各种渠道不断发布招聘信息，频繁进行面试、筛选、试用等。这种现象不仅浪费公司人力、物力、财力，且部分重要人员流失的同时还会有损公司的商业机密，同时也使公众对该公司员工不稳定、频繁流失等现象产生不良印象。若医药企业长期陷入这种恶性循环，极易导致劳动资源紧缺，不利于医药企业的健康持续发展。

2. 医药企业招聘缺乏相关的人力资源规划及职务分析　目前，医药企业人力资源管理方式较为粗放，忽视人力资源的开发，多数医药企业的人才招聘缺乏必要的人力资源规划，忽视企业人力资源需求分析、职位分析、渠道选择、招聘团队组建、招聘流程设计和招聘效果评估等一系列工作，以致企业处于随意招聘状态。这种状态易导致医药企业招聘的盲目性增加，招聘效果和招聘人员的质量显著下降。此外，医药企业现有的人力资源规划缺乏动态性，极不适应动态的市场需求和人才自身发展需要，易造成人力资源的不合理利用。

3. 由于医药人才具有较强的专业性，因此对招聘团队技术要求较高　相对于其他行业而言，医药行业是一个技术密集型的特殊行业，医药企业的管理、研发、生产、销售人才都属于知识型人才，其具有明显的专业性，因此对企业招聘团队的专业知识有较高的要求。然而，目前医药企业普遍尚未设立专业的招聘团队，也未聘请招聘考核专家，因此企业招聘团队的人才甄别能力较弱，难以实现对应聘者的胜任素质的全面考量。最终导致医药企业在招聘中产生耗时长、成本高，以及识别效果不理想等问题。

4. 医药企业不仅要重视自身文化在招聘中的作用，还要注重应聘者的道德素质　医药企业招聘时只注重招聘的人才是否优秀，而忽视了企业文化对应聘者的作用。一方面多数医药企业的自身文化建设不到位，不具备特色的企业文化，从而缺乏对应聘者的吸引力；另一方面医药企业在招聘前，企业文化宣传不到位，使得应聘者对该企业文化缺乏了解，导致应聘者进入医药企业后，出现企业文化与应聘者个人的价值观相冲突或匹配度较低的现象，以致员工消极怠工，最终选择离职，难以实现应聘者与用人方的双赢。同时，医药企业招聘中应注重对应聘者的道德素质进行测试，考察应聘者是否"德才兼备"，从而有效防范企业道德风险。

5. 营销人才成为医药企业招聘的主流　目前，医药企业对营销人才的需求量始终排在人才需求的前列。药品同质化日趋严重，市场竞争日益激烈，故产品营销工作在医药企业中倍显重要。然而，许多医药企业营销人员的营销技能和医药专业知识水平与医药企业的要求不符，导致营销人才短缺，使药品销售类职位成为企业招聘的主流。

二、提高医药企业招聘质量的方法

1. 加强医药企业宣传，彰显企业文化　医药企业的企业文化是在实践中长期积淀下来的为全体员工所认同和遵守，并能够彰显企业特色的价值理念、经营准则、企业精神和发展目标的总和。这种企业文化是其提升核心竞争力的重要因素，能够有效提升企业招聘的质量。医药企业应建立和宣传具有本企业特色的文化，以企业文化为人员配置标准，只选聘认同本企业文化的人才。同时，应以企业文化作为竞争优势，以吸引更多的优秀人才。如世界500强企业诺华制药，注重企业文化的建立和传播，以此吸引优秀人才，提高招聘质量。

2. 大力拓展医药招聘渠道 医药企业可以加大与高校的合作，除了企业校园招聘会和专场宣讲会等方式外，应推行大学生实习计划，搭建医药企业用人选人平台，如强生实习俱乐部、默沙东暑期实习俱乐部等，以此构建高校人才资源库，全方位提高企业选聘人才的质量。医药企业还可通过高校招聘渠道宣传企业文化，扩大企业影响，获得可塑性强、充满生机的应届毕业生。

综合运用多种招聘渠道发布招聘信息，如通过医药招聘网站、医药专场招聘会、医药专业期刊、报纸等渠道，宣传医药企业形象，快速缩小应聘人员范围，减少应聘人员的盲目性，提高招聘效率。

医药企业可通过专业人才招聘机构委托招聘业务，即猎头服务，招聘具有医药专业知识的高级人才。猎头公司有丰富的人才配置经验，且有自己的医药人才资源库，可为医药企业提供必要的人才支持。

医药企业具有人才需求共性，可通过行业内部推荐招聘人才。由于人员在企业工作中得到了全面的考察，故医药企业能够更方便、更合理、更快捷地找到适于岗位的有用之才。

医药企业所需人才在渠道中的分布呈现一定的规律。校园招聘人才数量众多，但企业需投入大量精力塑造人才；传统媒体和网络招聘由于传播范围广，人才层次丰富，企业选择余地大，且网络招聘的低成本为其添色不少；现场招聘更为直观，流程简洁，可极大地缩短招聘时间；猎头公司和内部推荐更符合职位要求，人才来源匹配度最高，但招聘过程持续时间长、人才范围窄、数量少。医药企业各招聘渠道比较见表4-6。

表4-6 医药企业各招聘渠道对比

渠道	时间	范围	来源匹配度	成本	数量
校园招聘	中	中	低	中	多
传统媒体	中	大	中	中	中
网络招聘	长	大	低	低	低
现场招聘	短	大	中	中	多
猎头公司	长	小	高	高	少
内部推荐	长	小	高	中	少

3. 铸造专业招聘团队 医药行业具有极强的专业性，其社会责任和产品质量要求较其他企业更高，这对医药企业招聘人员的素质和技能提出了较高要求。目前，许多医药企业的人力资源部门缺乏高质量的招聘人员，为此医药企业应着力打造自己的专业招聘团队，只有这样，才能选拔出所需人才。

打造高质量的招聘团队是一项系统工程，除了自身培养外，医药企业有必要借助外部医药专家、资深招聘人员等组成专业招聘团队，从专业知识水平、道德水平、心理素质、团队精神等各个方面去考察应聘者。

专业招聘团队可在短暂的招聘过程中，全面衡量应聘者的综合素质，高效地选拔合适的人才，保证企业的招聘工作系统、科学运行，以利于人才长期培养和优秀人才的引进，让医药企业管理人员从繁杂、持续的招聘工作中解脱出来，提高人员工作效率。

4. 注重应聘者背景调查 应聘者背景调查是保证招聘质量的重要手段之一。目前，医药企业人员流动性较大，招聘中存在学历造假、工作时间不准确、工作职务不实、工作业绩浮夸、职业操守有问题等，加之医药行业的特殊性——医药企业承担对社会大众生命安全、健康的特殊责任，因而医药企业应将应聘者背景调查作为持续性和系统性的工作。

三、医药企业招聘相关技巧

（一）管理人员

1. 道德素质 道德素质是医药企业管理人员的基本素质。医药企业的价值观决定企业是否以公众健康作为发展导向，管理人员作为医药企业价值观的秉承者，对其道德素质进行考察十分重要。如应聘者在廉政及职业道德方面存在问题则绝不可用。

2. 管理经验 管理经验是医药企业管理人员的必备要求。医药企业在招聘时，已经逐渐认识到管理经验丰富、能直接为单位使用、独当一面的管理人才的重要性。在招聘中，医药企业可通过背景调查核实应聘者的工作经历和工作表现，分析应聘者在医药企业内的管理经验，包括从事医药企业管理工作时间、重要管理项目及成就等。

3. 对宏观和微观环境的判断能力 这是医药企业管理人员做出正确决策的基础。医药企业可采用无领导小组讨论的方式，了解应聘者对卫生政策法规、医药市场动态和医药企业发展的认知能力。

4. 与职位相应的医药专业知识 这是医药企业管理人员的重要条件。如中医馆总经理这一职位要求应聘者同时具备管理和中医药知识。医药企业可通过标准化笔试或医药专家组面试考察应聘者这方面的知识。

（二）技术研发及生产人员

1. 任职资格 任职资格是医药企业对技术研发及生产人员的首要考察内容。医药企业需对应聘者提供的医药专业资格证书进行详细核实，同时选拔医药专家和本企业生产研发部门的资深员工，组建专家团队对应聘者进行综合面试，以考察其任职资格的有效性。

2. 持续创新能力 持续创新能力是医药企业技术研发及生产人员的核心能力。创新使企业保持强劲的生机和活力，但目前我国生产的化学药品97%都是仿制药，缺乏创新能力导致医药企业将面临越来越大的发展阻力，要求重视技术研发及生产人员的选聘工作。医药企业需采取背景调查，通过采访应聘者原单位上级、人事专员等方式，了解其研究方向、创新能力和研发成绩。

3. 执行力 执行力是医药企业技术研发及生产人员的关键能力。执行力是贯彻战略意图、有效利用资源、保质保量达成目标的操作能力。医药企业需采用BD（Behavior Description Interview，BD）面试，即行为描述性面试，测试应聘者把握事件关键点的能力、发现问题和解决措施的层次感、组织团队共同解决问题的能力、处理应急事件的能力、计划跟进过程中整合进度的能力。如你经历的最棘手的研发生产任务是什么？当时面临的主要任务是什么？你是怎样分析的？采取了什么措施？效果如何？

（三）营销人员

1. 职业道德素质　职业道德素质是医药营销人员的第一行为准则。医药企业要想实现自身的社会价值，立于不败之地，必须恪守职业道德素质，这也是当下医药企业生存与发展的出发点及归宿。作为医药企业名片的医药销售人员的一言一行都是本企业道德素质和核心价值观的体现。医药企业在招聘医药销售人员时，应通过背景调查，即是否陷入法律纠纷、是否存在媒体负面报道、真实离职原因等，判断应聘者是否有能力且有意愿为人类健康服务。

2. 医药产品销售技能　医药产品销售技能是医药营销人员的基础技能。医药市场的竞争不断加剧，完备的销售技能日益重要。医药企业可通过应聘者的医药产品销售经历、销售业绩等考评应聘者的医药产品销售技巧和能力，如采用行为式面试，将应聘者的销售经历作为聘用决策的可靠基础，并以此预测其未来的表现。

3. 医药专业知识　医药行业的特殊性决定了营销人员必须掌握相关医药专业知识。由于医药产品与全人类健康息息相关，营销人员必须全面了解产品，如药品适应证、禁忌证、不良反应；医疗器械的操作方法、诊断结果分析，以及器械的维修等。医药企业可对应聘者进行产品所涉及的医药知识的笔试，公平、高效地考察应聘者的医药专业知识。

案例链接

跨国药企的人员招聘

　　某医药跨国企业涉及护理产品、医药产品、医疗器材及诊断产品等多个领域。随着市场的不断扩大，企业急需招聘各类人才。但对应聘者医药专业知识的考核及招聘区域众多等问题，每次都让人力资源部门头疼不已，而且每次大动干戈开展招聘工作后，效果却不尽如人意。领导们注意到招聘工作诸多亟待改进之处，以及优秀人才对企业发展的重要性，故格外重视此次招聘，要求人力资源部门高效选拔优秀人才。

【讨论】

1. 如果你是人力资源主管，你会如何提高此次招聘工作的质量？
2. 针对不同职位企业应采取什么方法进行招聘？

本章小结

　　员工招聘主要由招募、甄选、录用、评估等一系列活动构成。招募是组织为了吸引更多更好的候选人来应聘而进行的若干活动，主要包括招聘计划的制订与审批、招聘信息的发布、应聘者申请等环节。甄选包括资格审查、初选、面试、考试等。录用主要包括发出录取通知、签订劳动合同、试用期的管理、正式录用等。评估主要是对招聘结果的成效和对招聘方法的效益评估。

　　人员招募分为内部招募与外部招募。内部招募主要有提拔晋升、工作调换、工作轮换和人员重聘，内部招募的主要方法是竞聘上岗。外部招募渠道众多，主要招募主法有广告招募、人员推荐、校园招聘、职业介绍所、招聘会、网络招聘等。

甄选是一个复杂的过程，其质量取决于该过程中每一步工作的质量。面试根据参与人员，可分为个别面试、小组面试和集体面试；根据组织形式，可分为压力面试、行为描述面试和能力面试。心理素质和潜质测试包括能力测试、个性测试、职业兴趣测试、智力测试和情商测试。评价中心技术主要的经典活动是工作情景模拟测试，包括无领导小组讨论、公文筐测试、管理游戏、角色扮演和即席演讲等。

人员录用过程主要包括背景调查、体检、录用决策、发放录用通知和签订合同。人员录用的原则是因事择人，知事识人；任人唯贤，知人善用；用人不疑，疑人不用；严爱相济，指导帮助。招聘效果评估包括招聘结果的成效评估和招聘方法的成效评估。招聘结果的成效评估有成本效益评估、录用人员数量评估和录用人员质量评估。招聘方法的成效评估有招聘的信度评估和招聘的效度评估。

我国医药企业的招聘现状主要是招聘范围广、频繁招聘现象突出、缺乏人力资源规划、文化建设不足、以营销人才为主流等。加强企业文化建设和宣传、拓展招聘渠道、铸造专业招聘团队和利用背景调查均可提高医药企业招聘质量。医药企业招聘管理人员的考察包括管理经验和对环境的判断能力；招聘技术研发和生产人员的考察包括任职资格、创新能力和执行力；招聘营销人员的考察包括销售技巧。除此之外，道德素质、医药专业知识是对医药企业所有员工的共同要求。

【推荐网站】

1. 中国人力资源网 http：//www. hr. com. cn

2. 中国人力资源管理网 http：//www. rlzygl. com

3. 中国智联招聘网 http：//www. zhaopin. com

【思考题】

1. 招聘对企业有何意义？基本程序是什么？

2. 招聘的途径有哪些？各有何利弊？

3. 人员甄选的主要方法有哪些？各有何特征？

4. 如何进行有效的招聘评估？

5. 医药企业如何提高招聘质量？

6. 医药企业对不同职位的招聘技巧分别是什么？

【案例分析】

SG 制药公司的校园招聘

SG 制药公司是一家以科研为基础的全球性从事医药保健及个人护理产品的多元化企业，主要业务涵盖医药产品、日用消费品、营养品和医疗器械，年销售额为 200 多亿美元，遍及世界 120 多个国家和地区，拥有 5.4 万多名员工，公司总部设在美国纽约。

1. 前期的广告宣传，派送招聘手册 招聘手册基本覆盖所有的应届毕业生，以达到吸引应届毕业生参加其校园招聘会的目的。

2. 邀请大学生参加校园招聘介绍会 校园招聘介绍会程序一般如下：校领导讲话、播放招聘专题片、公司招聘负责人详细介绍公司情况、招聘负责人答学生问、发放招聘介绍会材料。该公司会请公司有关部门的副总监以上高级经理，以及具有校友身份的公司员工参加校园招聘会。通过双方面对面的直接沟通和介绍，向同学们展示企业的业务发展情况、独特的企业文化，以及良好的薪酬、福利待遇，并为应聘者勾画出新员工的职业发展前景。通过播放公司招聘专题片、公司高级经理的有关介绍及具有感召力的校友亲身感受介绍，使应聘学生在短时间内对该公司有较为深入的了解和更多的信心。

3. 网上申请　公司将原来的填写申请表后邮寄改为网上申请。毕业生通过访问该公司中国网站，点击"网上申请"便可填写自传式申请表，并回答提出的相关问题。这实际上是一次筛选考试。自传式申请表由该公司总部设计，全球通用。该公司在中国使用自传式申请表之前，先在中国员工和中国高校中分别调查取样，汇总全球同类问卷调查的结果，最后确定可以通过申请表选拔的最低考核标准，确保申请表能针对不同文化背景的学生，保持筛选工作的相对有效性。申请表附加一些开放式问题，供面试经理参考。因为每年参加应聘的学生很多，一般一个学校有上千人申请，该公司不可能直接与上千名应聘者面谈，故借助自传式申请表便可帮助完成高质高效的招聘工作。自传式申请表用电脑扫描进行自动筛选，一天可以检查上千份申请表。该公司在中国曾做过一个测试，在校园招聘过程中，让几十名并未通过履历申请表的学生进入下一轮面试，面试经理被告之"他们都已通过了申请表筛选这关"。结果这几十名学生无人通过面试，没有一人被录用。

SG 制药公司的笔试

笔试包括解难能力测试、英文测试和专业技能测试三部分。

1. 解难能力测试　这是对人才素质考察最基本的一关。在中国，该公司使用的是全球通用试题的中文版本。试题分为5个部分，共50小题，限时65分钟，均为选择题，每题5个选项。第一部分为读图题（约12题），第二和第五部分为阅读理解（约15题），第三部分为计算题（约12题），第四部分为读表题（约12题）。整套题主要考核申请者以下素质：自信心（对每个做过的题目有绝对的信心，几乎没有时间检查改正）、效率（题多时间少）、思维灵活度（题目种类繁多，需立即转换思维）、承压能力（解题强度较大，65分钟内不可有丝毫松懈）、迅速进入状态（考前无读题时间）、成功率（凡事可能只有1次机会）。考试结果采用电脑计分，如果没通过就被淘汰。

2. 英文测试　英文测试主要考核母语不是英语的人的英文能力。考试时间为3个小时。45分钟的听力题（100道），75分钟的阅读题，以及用1个小时回答3道题，都需用英文描述以往某个经历或者个人思想的变化。

3. 专业技能测试　专业技能测试并不是所有申请者都需进行，主要针对专业限制的部门，如研究开发部、信息技术部和财务部等。研发部门招聘的程序之一是要求应聘者就某些专题进行学术报告，并请公司资深科研人员加以评审，用以考察其专业功底。

SG 制药公司的标准化面试

面试分两轮。第一轮为初试，一位面试经理对一个求职者面试，一般用中文进行。面试官通常是有一定经验并受过专门面试技能培训的公司部门高级经理。通常是被面试者所报部门的经理，面试时间30~45分钟。

通过第一轮面试后，公司将出资（往返机票免费）请应聘者到中国公司总部参加第二轮面试，也是最后一轮面试。第二轮面试大约需要60分钟，面试官至少3人。为确保招聘到的人才真正是用人单位（部门）所需要的，复试均由各部门高层经理进行面试。如果面试官是外方经理，公司会提供翻译。

1. 面试过程 分为四大部分。

第一，相互介绍。营造轻松的交流气氛，为面试的实质阶段进行铺垫。

第二，交流信息。这是面试中的核心部分。一般面试人会按照既定的8个问题提问，要求每一位应试者能够对所提问题做出实例分析，实例必须是过去的实际工作案例。这8个题由公司的人力资源专家设计，无论如实回答还是编造，都能反映出某一方面的能力。公司希望得到每个问题的细节，这使得个别应聘者感到不能适应，没有丰富实践经验的应聘者很难准确回答。

第三，讨论的问题逐步减少或时间一到，面试就引向结尾。这时面试官会给应聘者一定时间，由应聘者向主考人员提几个自己关心的问题。

第四，面试评价。面试结束后，面试官立即整理记录，根据应聘者回答问题的情况及总体印象做出评定。

2. 面试评价体系 公司在中国高校招聘采用的面试评价方法主要是经历背景面谈法，即根据一些既定考察和问题收集应聘者所提供的事例，从而考察应聘者的综合素质和能力。

［资料来源：http：//www. chinahrd. net/case/list. asp？typeid＝164&Typename＝招聘选拔］

【讨论】

1. 该公司在中国高校招聘采用什么程序和面试方法，有什么优点？

2. 如果你是一名即将毕业的大学生，应聘医药类公司时应当注意什么？

第五章　员工培训

【导入案例】

某区域性医药连锁公司的员工培训

某区域性医药连锁公司成立于 2005 年，相较于国内大多数连锁企业成立的时间也不算短。经过了 5 年的发展，该企业在当地区域市场处于龙头老大地位。但是与海王星辰、成大方圆等国内医药连锁巨头相比，无论是企业规模，还是盈利能力都无法相提并论。该企业老总不甘于现状，从 2011 年到 2013 年开始了外部区域的扩张。为了配合业务拓展，该企业进行了大大小小不下 100 场的培训，既包括内部培训，也包括外部培训。但是随着扩张不断进行，企业面临的问题接踵而至：当地市场经过几年的深度挖掘，市场趋于饱和，业务量及毛利率都很难再继续提高；新兴市场不断亏损，业务量无法提升，利润也不能补偿企业拓展而产生的成本。企业老总不禁产生了疑虑，为什么进行了如此多的培训，却不能取得预期效果呢？为此，该企业特意聘请人力资源专家来帮忙。

专家们对该企业的培训现状进行了诊断。通过现场观察、员工访谈和调阅培训相关资料，专家们对企业的培训活动有了一定认识。该企业每年做年度培训计划之前，人力资源部都会发一个通知，让总公司各部门上报本年度培训需求，人力资源部经简单汇总后，便制订出本年度公司培训计划，上报总裁办公会审议通过后执行。人力资源部经理介绍说，企业的培训管理做得相当规范，培训需求调查、培训计划制订、培训实施、培训现场管理、培训效果评估等都做了。专家们参加了几场培训，现场气氛热烈，主持人与员工也进行了大量互动，反应很不错。但经过百余场的培训，企业整体绩效并没有得到明显提高。

专家们在思考，问题究竟出在什么地方呢？为了弄清原因，专家们提出跳出目前的分析方法，从公司组织视角、岗位视角、员工视角进行培训需求分析，并对员工培训活动重新进行了设计。

一、从组织视角分析员工培训需求

该企业作为医药连锁企业，按照行业来分属于零售连锁企业。零售连锁企业的关键在于统一采购、统一配送、统一服务、统一文化，避免"连而不锁"的现象。因此，企业培训首先要从这几个统一出发，对现状进行分析，寻找差距。同时该企业销售的是药品，不等同于一般的零售企业。因为销售药品可以理解为销售健康，这对营业员服务提出了更高的要求，营业员不但要懂得一般的销售技巧，还要懂得药品的药性及药品的搭配，要能够根据顾客的病情"照方抓药"。这也为企业培训需求提供了依据。

该企业未来战略是立足于当地区域，不断向类似区域市场拓展。基于此战略，未来企业管理模式将由"游击战"向规模化、正规化的"集团军作战"转变。中高层管理者必须由重业务向重管理转变，因此，需要通过员工培训与开发，培养一批既懂业务又懂管理的复合型人才。专家们进行了一系列的高层访谈，分析了企业现有管理水平与战略转型所要求的管理水平的差距，制订了相应的培训计划，以支撑未来战略的实现。

二、从岗位视角分析培训需求

随着企业未来发展战略的确立，专家们又梳理了该企业的组织与流程体系。同时根据新的组织与流程，设计了岗位管理体系，开发了岗位任职资格体系，明确了此岗位所需的知识与能力要求、解决问题的能力，以及该岗位对企业的贡献要求。根据要求，对现有员工的基本素质、专业素质和管理素质进行了分析与评估，明确了每一个岗位的培训需求。

三、从员工视角分析培训需求

对照岗位要求和员工绩效考核结果，找出员工与标准要求的差距，制订有针对性的员工发展计划和培训计划，以提高培训的有效性，使员工的素质得到提高，最终为企业管理水平的提高打下坚实的基础。

专家们从组织视角、岗位视角和员工视角分析了员工培训的需求，在此基础上，为企业建立了培训计划、课程体系、培训讲师体系和培训实施体系。通过一系列培训，员工加深了对企业行业特性和战略转型的理解，明确了岗位职责要求与个人绩效低下的原因。2014 年公司经过上下努力，销售业绩与毛利率均大幅增加，超额实现了公司年初定下的目标。

［资料来源：http：//www.doc88.com/p-901995222473.html，有修改］

【思考】

1. 员工培训与企业绩效之间有什么联系？

2. 该企业前后两次培训程序上大致相同，为什么效果却大相径庭？

3. 从专家重新设计员工培训设计取得成功的角度分析，开展培训的关键环节是什么？有效的员工培训应如何开展？

培训是医药组织提高人力资源质量的重要途径，也是医药人力资源管理的主要内容之一。有效的培训不仅可以提高员工的工作效率，降低组织的成本，增强组织的核心竞争力，还可以帮助员工充分发挥和利用个人潜能，更大程度地实现其自身价值。因此，任何组织都不能忽视对员工的培训。

第一节　概　述

随着知识经济的到来，组织所处的外部环境更加复杂和多变，员工在知识、技能、信息以及观念等方面都需要不断地更新，这样才能满足组织发展和竞争的需要。培训是组织促进内部成员知识和技能不断更新的最有效方法，是组织未来满足和未来收益的源泉。

一、员工培训的含义

员工培训是指组织根据发展和实际需要，通过各种方式提高员工的知识、技能和能力水平，改善员工的工作态度，以提高其工作效率，并最终实现组织整体绩效提升的过程。培训是使员工在现在或未来工作岗位上的工作表现达到组织要求而进行的培养及训练。

对员工培训的准确理解，需要把握三个要点：一是培训的对象是全体员工，不仅包括新员工，也包括在职员工和管理人员，要对组织的全体员工进行有计划、有步骤、有针对性的培训；二是培训的主体是组织；三是培训的目的是提高员工的工作业绩，进而提升组织的整体绩效。这是组织进行培训的初衷和根本原因，也是衡量培训工作成败的根本性标准。

二、员工培训的分类

根据不同标准，可将员工培训分成不同的类型。这里主要介绍 3 种。

（一）新员工培训和在职员工培训

根据培训对象不同，培训可分为新员工培训和在职员工培训两类。

新员工培训是对刚刚进入组织的员工进行培训。

在职员工培训是指对已经在组织中工作的员工的培训。根据员工所处的层次不同，在职员工培训又可分为基层员工培训、中层员工培训和高层员工培训。由于这三类员工在组织中所处的位置不同、承担的责任不同、发挥的作用也不同，所以对他们的培训要区别对待，应当侧重不同的内容，采取不同的方法。

（二）在职培训和脱产培训

根据培训形式的不同，培训可分为在职培训和脱产培训两种。

在职培训是指员工不离开工作岗位，在实际工作过程中接受培训，如住院医师的轮岗培训。

脱产培训是指员工离开工作岗位，专门接受培训，如员工去国外进修。

这两种培训形式各有利弊，实施过程中需根据实际情况选择恰当的形式。

（三）知识性培训、 技能性培训和态度性培训

根据培训内容的不同，培训可分为知识性培训、技能性培训和态度性培训三大类。

知识性培训是以业务、安全和健康知识为主要内容的培训。技能性培训是围绕如何提高受训员工工作技术、工作能力、沟通技巧而进行的培训。态度性培训是以改变工作态度为主要内容的培训。

三、员工培训的目标

组织人力资源培训的目标在于使组织员工具备实现组织近期和长期目标的知识、技能和能力，同时促进和实现员工的个人发展。具体来说，是要达到如下目标。

1. 培养员工学习知识的方法和分析问题、解决问题的能力。

2. 培养员工进取、创新、团结、协作的精神。

3. 培养员工的劳动技能。

4. 促进员工个人的发展和价值目标的实现。

5. 提升组织的整体绩效。

四、员工培训的作用

（一）提高组织整体绩效

组织绩效的实现是以员工个人绩效的实现为前提和基础的，有效的培训能够提升员工的知识水平、工作态度和业务能力，改善他们的工作业绩。同时，通过培训还能够增进员工对组织战略、经营目标、规章制度、工作技术和标准的理解，使组织和员工的目标达成一致，进而提升整个组织的绩效。

（二）营造优秀的组织文化

优秀的组织文化是现代组织追求的一个目标。一方面，通过对员工进行组织文化的培训，可以加深员工对组织文化的理解与认同；另一方面，通过培训会营造一种学习型、积极的组织氛围，这些正是优秀组织文化必不可少的因素。所以，培训有利于营造优秀的组织文化，是组织成功的法宝之一。

（三）增强组织的竞争优势

随着人类社会步入以知识和信息为重要依托的新经济时代，组织的竞争已不再仅仅依靠自然资源、廉价的劳动力、精良的机器和雄厚的财力，智力资本已成为组织获取生产力、竞争力和经济成就的关键因素。谁能比对手学得更快、学得更好，谁就能在竞争中占得先机。培训是员工不断提高学习能力、创造智力资本的最有效途径。通过培训，一方面可以使员工及时掌握新知识、新技术，确保组织拥有高素质的人才队伍；另一方面也可以营造组织学习的氛围，这些都有助于提高组织的学习能力，增强组织的竞争优势。

（四）促进员工的个人发展

每个员工都有追求自身发展的欲望，这种欲望如果得不到满足，员工就会觉得工作没劲、生活乏味，最终导致员工流失。尤其是优秀的员工，其自身发展的需要更加强烈。培训对员工提高满足感、促进个人发展具有正面作用。经过培训之后，员工不但在知识和技能方面有所提高、自信心得到加强，而且也会感到管理层对他们的关心和重视，工作士气、产品品质和安全水平都因此得以提高。另外，培训能够开发员工的职业能力，使员工看到自己在工作岗位上的发展前途，从而激发员工的工作热情和工作责任感。

（五）降低员工离职率

培训能增强员工对企业的归属感和主人翁责任感。从组织的角度看，对员工培训得越充分，越能发挥员工的高增值性，员工越愿意留下，从而为组织创造更多的效益。有资料显示，百事可乐公司曾对深圳 270 名员工中的 100 名进行过一次调查，这些人几乎全部参加过培训。其中 80% 的员工对自己从事的工作表示满意，87% 的员工愿意继续留在公司工作。培训不仅提高了员工的技能，而且提高了员工对自身价值的认识，对工作目标有了更好的理解。

五、员工培训的原则

（一）双赢原则

双赢原则是指通过培训既要有利于组织战略目标的实现，也要有利于员工自身职业生涯的发展。要将组织目标与个人发展目标更好地结合起来，否则即使组织的愿望很好，投入大量财力、物力，也会由于被培训员工消极对待，而使培训效果大打折扣。

（二）学以致用原则

学以致用原则要求员工培训的投资应产生一定回报，即培训成果要转移或转化成生产力，并能迅速促进组织竞争优势的发挥与保持。因此，培训内容应当有明确的针对性，从实际工作的需要出发，与岗位特点紧密结合，与培训对象的年龄、知识结构、能力结构、思想状况紧密结合，目的在于通过培训让员工掌握必要的技能以完成规定的工作，最终为提高企业的经济效益服务。否则，会造成培训资源的严重浪费，培训也就失去了本来的意义。

（三）经济性原则

作为一种经济型组织，组织从事任何活动都是讲究经济效益的，员工培训也不例外。在实施培训的过程中，在保证培训效果的前提下，必须考虑培训的方式、方法，以最小的成本获得最大的培训效益。例如，某一制药组织想要提高药品包装工作的效率，有3种方法可供选择：一是设计一个培训项目对包装工人进行培训，提高其操作的熟练程度；二是对包装工作任务进行重新设计，使之易于操作和完成；三是干脆将包装工作自动化，不再使用人员包装。这3种方法都可以提高包装效率，但3种方法的成本是不同的，通过比较便可知道哪种培训项目是最合理的选择。

（四）差异化原则

差异化原则是根据不同时期，组织对员工的不同要求，针对不同层次的员工实施不同方式和内容的培训。差异化主要体现在两个方面：一是内容上的差异。由于培训内容与员工的工作有关，因而培训时应当根据员工的实际水平和所处的职位确定不同的培训内容，进行个性化的培训；二是人员上的差异。虽然培训要针对全体员工实施，但绝不意味着培训过程中就要平均使用资源。根据"二八"原则，组织中80%的价值是由20%的人创造的，加之组织资源的短缺，因此，应当对重要岗位、重要人员进行重点培训。不同时期、不同需求下，培训的重点亦可不同。

（五）激励原则

为了保证培训的效果，培训要坚持激励原则，这样才能更好地调动员工的积极性和主动性，以更大的热情参与到培训中来，提高培训的效果。这种激励的内容可以是正向的也可以是反向的，激励还应贯穿培训的整个过程。

（六）长期性原则

随着科学技术的日益发展，人们必须不断接受新的知识，不断学习，因此，组织对员工的培训应是长期的、永恒的。只有这样，才能保证组织在未来的竞争中能及时适应环境的变化。

六、员工培训的误区

（一）培训无用论

有人认为，组织目前发展状况良好，现有的技术和管理足以适应组织发展的需要，因此没有必要进行员工培训，任何培训的结果都是浪费时间和金钱。这种情况在一些较为优秀的组织中也会出现。基于这种观点的管理者，不是对员工培训拒之门外，就是把员工培训当作一种"组织在不断追求进步"的形象宣传，仅仅是做样子给员工或外界人士看看而已，没有实际地投入行动。究其原因，一方面是管理者的学习观念没有彻底改变，没有树立和形成真正的"终生学习"和"动态学习"的观念；另一方面可能是培训设计不合理，内容选择不当，培训方法简单，培训效果不佳，进而导致一些组织的管理者对培训失去信心。

（二）培训会增加员工流动率

很多管理者都有这样一个困惑：如果不组织培训，员工素质就跟不上组织发展的需要，会影响组织核心竞争力的提升；如果组织培训，员工的素质提高了，会不安心本职工作，甚至跳槽离开组织，更可怕的是跳槽到同类组织成为自己的竞争对手。其实，培训不是员工跳槽的主要原因，恰恰相反，培训不仅能提高员工的综合素质，培养员工胜任工作的能力，而且也能增强员工对组织的认同感和归属感，提高工作满意度，从而降低员工的非期望离职率。

（三）社会流行什么就培训什么

有人认为，社会流行什么，我们就培训什么。理由是：社会流行的也就是大家都在追求的，说明是大家都需要的，也是有用的。一些管理人员在没有分析好培训需求的基础上盲目地开展培训，追赶潮流，表面上培训工作搞得轰轰烈烈，其实往往没有对症下药，效果很不理想。比如听说项目管理很好，大家就都去做项目管理的培训，至于这个项目管理是否适合自身组织的需要、做了项目管理是否有助于改进组织的绩效等则很少去关心。

（四）高层管理人员不需要培训

有人认为，培训主要是针对基层管理人员和普通员工的，高层管理人员不需要培训。理由是：一方面，高层管理人员都很忙，没有时间参加培训；另一方面，他们具有丰富的工作经验，位居高层，已经可以做到运筹帷幄，所以不需要参加培训。显然，这种认识是错误的。一个组织的高层管理人员是组织中的舵手，他们的决策结果将影响组织的发展方向，他们的工作成效关系到组织的成败，高层管理人员素质的高低对组织发展的影响是最大的。同时，瞬息万变的发展环境要求高层管理人员必须保持敏锐的嗅觉和长远的眼光，这就要求高层管理人员必须经常更新知识，改变观念。因此，一些优秀组织往往有这样的规定：管理者的职务越高，参加的培训应该越多，培训的层次也应该越高。

第二节 员工培训管理

作为人力资源管理的重要环节，组织员工培训是一个包括分析培训需求、制定培训计划、实施培训计划、评估培训结果的复杂的系统工程（图5-1）。需求分析是培训计划的前提；培训计划是在需求分析结果的基础上设计产生的；培训实施是对培训计划的具体操作和有效控制过程；培训评估既是此次培训工作的总结，也是下一次培训工作的开始。几个步骤环环相扣，每个步骤都有其具体的方法和内容。组织的员工培训只有遵循一定的规律，才能保证培训工作的科学性和有效性。

图5-1 培训的实施过程

一、培训需求的分析

培训需求分析是指在规划与设计培训活动之前，通过周密、科学的调查研究，对组织及其成员的目标、知识、技能等方面进行系统的鉴别与分析，以确定是否需要培训及培训内容的一种活动或过程。培训需求分析的目的是回答哪些人、什么时间、培训什么内容、达到什么目标等问题。

案例链接

某酒店行政主管的盲目"充电"

赵先生是某家酒店的行政主管，本来做得还不错，但因为新来了一位副手，并且从一开始就觊觎他的位置，感到了压力的他开始考虑充电，以图甩开对方。他选择了学习更深的电脑知识，甚至连编程都认真地学，同时还把大学时曾经选修过的法语也重新捡了起来。结果在他终于把自己勉强变成一个初级程序员、法语也重新有了点感觉的时候，对手已经重重地把他击倒在地，扬长而去。

启示：培训需求的产生首先源自于员工个人，需要对培训需求进行调查，以明确是否需要培训、培训的时间和培训的内容，以及培训应该达到什么样的理想状态，这就是培训需求分析。赵先生没有进行仔细的调查分析，没有能够对自我进行正确的定位，而是盲目地进行所谓的充电，不仅没有使自己变得更强大，相反却被对手击倒在地。

[资料来源：惠婷. 新编人力资源管理实务. 上海：上海交通大学出版社，2015]

（一）培训需求分析的内容

20世纪80年代，I. L. Goldstein、E. P. Braverman、H. Goldstein 三人经过长期的研究构建了Goldstein 模型，指出培训需求评价应从三个方面着手，即组织分析、任务分析和人员分析（表5-1）。

表5-1   培训需求分析的内容

分析	目的	方法
组织分析	决定组织中哪里需要培训	根据组织长期目标、短期目标、经营计划判定知识和技术需求将组织效率和工作质量与期望水平进行比较 制订人事接替计划，对现有员工的知识技能进行审查 评价培训的组织环境
任务分析	决定培训内容应该是什么	对于个人工作，分析其业绩评价标准，要求完成的任务和成功地完成任务所必需的知识、技术、行为和态度等
人员分析	决定谁应该接受培训和他们需要什么样的培训	通过业绩评估分析造成业绩差距的原因 收集和分析关键事件 对员工及其上级进行培训需求调查

1. 组织分析 包括两个方面的内容：一是组织目标分析，以确定组织今后的发展方向及培训重点和方向；二是组织现状分析，通过对组织目前整体绩效的评价，找出存在的问题并分析问题产生的原因，以确定组织目前的培训重点。表5-2列出了3种不同战略下组织经营和

培训重点。

表 5-2　不同战略下组织经营和培训重点

战略	重点	实现途径	关键事项	培训重点
集中战略	·提高市场份额 ·减少运营成本 ·开拓并维持市场定位	·提高产品质量 ·提高生产效率或革新技术流程 ·按需要制造产品或提供服务	·技术交流 ·现有劳动力的开发 ·特殊培训项目	·团队建设 ·交叉培训 ·人际交往 ·技能培训 ·在职培训
内部成长战略	·市场开发 ·产品开发 ·革新 ·合资	·销售现有产品，增加分销渠道 ·拓展全球市场 ·调整现有产品 ·创造新的或不同的产品 ·通过合伙发展壮大	·创造新的工作任务 ·革新	·支持或促进产品价值的高质量的沟通 ·文化培训 ·培养创造性思维和分析能力 ·工作中的技术能力 ·对管理者进行的反馈与沟通方面的培训 ·冲突调和技巧培训
外部成长战略（兼并）	·横向联合 ·纵向联合 ·发散组合	·兼并处于产品市场链上相同经营阶段的公司 ·自己经营那些提供或购买产品的业务 ·兼并那些与兼并者处于不同领域的组织	·整合公司的富余人员 ·重组	·判断被兼并组织员工的能力 ·联合培训系统 ·合并公司的方法和程序 ·团队建设
紧缩投资战略	·节约开支 ·转产 ·剥离 ·债务清算	·降低成本 ·减少资产 ·创造利润 ·重新制订目标 ·卖掉全部资产	·效率	·革新、目标设置、时间管理、压力管理、交叉培训 ·领导技能培训 ·人际沟通培训 ·向外配置的辅助培训 ·寻找工作技能的培训

［资料来源：美·雷蒙德·A·诺伊，等. 人力资源管理. 北京：中国人民大学出版社，2001］

2. 任务分析　针对具体岗位进行，主要内容包括：①任务确定：明确某项工作的性质、工作职责，并在明确职责的基础上确定工作标准和履行职责。②任职条件分析：明确达到工作标准的素质要求，如专业知识要求、能力要求、技能要求。

任务分析可以通过研究具体任职人的工作行为与期望的行为标准，找出其间的差距，从而确定需要接受的培训。工作分析、绩效评价、质量控制报告和顾客反映等都为这种培训需求分析提供了重要信息。任务分析是培训需求分析中最繁琐的一部分，但只有对工作进行精确的分析并以此为依据，才能制订出真正符合工作实际的培训课程来。

3. 人员分析　针对员工进行，分析内容包括：①对员工个人绩效做出评价，找出存在的问题并分析问题产生的原因，以确定解决当前问题的培训需求。②根据员工的职位变动计划，将员工现有的状况与未来职位的要求进行比较，以确定解决未来问题的培训需求。

人员分析的重点是评价工作人员实际工作绩效及工作能力，其信息主要来源于绩效考核的记录、技能测试结果和个人填写的培训需求问卷，以及员工的职位变动计划等。通过人员分析，要能够确定出组织中哪些人员需要接受培训，以及需要接受什么样的培训。

（二）需求分析程序

1. 收集组织当前信息　组织目前运营的相关信息及市场环境信息。

（1）组织运营信息　当前组织开展的业务类型和内容；采用的生产技术和手段（如生产企业中所用设备、工艺流程、药品专利、生产经营的药品、能源、原辅料、包装材料等；医疗机构中的治疗手段、医疗设备、医疗水平等）；维持当前组织运营所需员工的数量、类别和素质等。

（2）组织人力资源状况　组织目前的员工数量、年龄结构、知识结构、工作年限、工作态度、报酬状况和技艺水平等。

（3）组织结构信息　组织机构的设置、层级结构、决策机制、劳动关系、组织制度等。

（4）组织外部环境信息　行业和产品市场情况，人力资源供求状况，融资环境，新技术应用和新产品开发现状，政府的法律、法规和相关政策等。

2. 获取组织未来信息　组织未来一段时间内的市场环境信息，以及组织发展期望。

（1）组织发展目标　在未来某一时间点上组织开展的经营活动，采用的技术、设备、工艺、能源、原辅料，生产经营的产品等。

（2）组织未来所需人力资源预测　维持未来生产经营活动所需员工数量、年龄结构、知识结构、技术水平，劳动报酬，工作态度等。

（3）组织未来结构　组织目标下理想的组织结构形式、权利分配方式等。

（4）组织未来将面临的外部环境分析　行业竞争态势和新产品及替代品开发情况，政府政策法令的变化等。

3. 个人培训需求调查　通过访谈和问卷调查等方法，收集员工个人的培训意愿，包括员工希望参与的培训内容、培训形式、培训时间，以及培训之后所期望获得的职位等。

4. 分析资料　在上述资料基础上，将组织的现实与未来发展的需求进行对比分析，即进行组织分析、任务分析和人员分析。通过分析，找出差距，并分析出哪些差距是可以借助培训来缩小的，以此作为制订培训计划的依据。

（三）需求分析方法

进行培训需求分析的方法很多，最常用的有观察法、问卷调查法、资料查询法和访问法4种。

观察法指直接到工作现场，通过观察员工的工作过程来进行培训需求分析。问卷调查法是将有关问题编制成问卷，通过让员工填写问卷来收集信息进行培训需求分析。资料查询法是通过查阅有关的资料进行培训需求分析。访问法是通过访问的方式来获取信息进行培训需求分析。在实践中，要根据实际情况选择合适的方法。几种方法优缺点的比较见表5-3。

表5-3　培训需求分析方法的优缺点比较

方法	优点	缺点
观察法	·可以得到有关工作环境的信息 ·将分析活动对工作的干扰降至最低	·需要高水平的观察者 ·员工的行为方式可能因为被观察而受到影响
问卷调查法	·费用低 ·可以从大量人员中收集信息 ·易于对信息进行归纳总结	·耗费时间 ·回收率可能很低，有些信息可能不符合要求 ·不够具体
资料查阅法	·有关工作程序的理想信息来源 ·目的性强 ·有关新的工作和在生产过程新产生的工作所包含任务的理想信息来源	·材料可能过时 ·需要具备专业知识

续表

方法	优点	缺点
访问法	·有利于发现培训需求的具体问题及其产生的 原因和解决办法	·耗费时间 ·分析难度大 ·需要高水平的专家

[资料来源：孙海法. 现代组织人力资源管理. 广州：中山大学出版社，2002：290]

知识链接

便捷的需求分析方法

　　培训需求分析过程很复杂也很费时。如果我们没有时间去实施一个完整的需求分析的话会怎样？时间上的约束会限制培训需求分析收集到的信息的范围和详细程度，但是即使管理者需要即刻开展培训课程，需求分析也是不可忽略的。

　　有几种方法可以在不牺牲质量的情况下缩短需求分析的时间。首先，需求分析的范围是依据潜在的压力点的范围而定的。如果压力点是局部的，而且对公司经营也只有潜在的微小影响，那么需求分析的信息收集部分可以只包括管理者和在职人员的面谈。如果压力点对经营有大范围的影响，那么信息收集就应再多花点时间。其次，你可以考虑使用已有的能够为绩效问题解决提供线索的原有的访谈记录。网络是一个很有用的资源，它可以使你更快地与不同地方的专家进行访谈。最后，如果能够很好地协调经营问题、技术开发和组织面临的其他问题，你就能很好地预测培训需求。

[资料来源：美·雷蒙德·A. 诺伊. 雇员培训与开发. 第3版. 北京：中国人民大学出版社，2007]

二、培训计划的制订

　　为了保证培训活动的顺利实施，还需要在需求分析的基础上制订培训计划，以此指导培训的具体实施和评价。不同的组织，培训计划的内容可能会有所不同，但一般来说，一个比较完备的培训计划应当包括培训目标、培训对象、培训内容、培训方式和培训经费等。

（一）培训目标

　　培训目标是指培训活动所要达到的目的和预期成果。设置培训目标将为培训计划提供明确的方向和依循的架构。培训目标的内容要素主要分为三大类：一是知识的传授，通过培训使员工具备完成职位工作所必需的基本业务知识，了解组织的基本情况，如公司的发展战略、经营方针、组织文化、规章制度等；二是技能的培养，通过培训使员工掌握完成职位所必备的技术和能力，如操作技术、分析能力、应变技术、沟通能力、谈判技术等；三是态度的转变，通过培训使员工具备完成职位工作所要求的工作态度，如积极性、合作性、自律性和服务意识等。

　　确定目标时，应特别注意两个方面：一是培训的目标服务于组织的长期目标；二是培训的目标应简明扼要，一次培训的目标不要太多，同时目标要具体，具有可操作性。这样员工在接受培训时才会有明确的努力方向，也会为培训后的评价提供明确的标准。

（二）培训的内容和对象

培训的内容是指应当进行什么样的培训，培训的对象是指哪些员工需要接受培训。这两个项目都是培训需求分析的结果。需要强调的是，培训的内容一定要紧紧围绕培训目标来设计，同时，还要符合培训对象的个性特点，这样才能使培训对象能积极参与到培训中来，使培训取得良好的效果。

（三）培训的时间

培训时间可根据培训的目的、场所、师资和培训对象的素质水平、上班时间等因素确定。培训时间设计得科学合理，一方面可以保证培训及时地满足培训的需求，另一方面也有助于受训人员安心地接受培训。培训时间的选定，以尽可能不过分影响工作为主。

（四）培训的地点和设备

培训地点和设备是顺利实施培训的有力保障，合适的地点和完备的设备有助于建立良好的培训环境，从而增进培训的效果。培训地点和设备的选择主要依据培训的内容与方式而定。例如，如果采用授课法，就应当选择室内来进行，要设置桌椅、投影仪、屏幕、黑板等设备；如果采取游戏法，则应选择有活动空间的地方，并准备游戏所用的道具。

（五）培训的方式

在实践中，培训的方式有很多，不同的方法具有不同的特征，组织应当根据自身的规模、经费预算、工作性质、培训对象、人数等实际情况来选择合适的方法。在下一节中，我们将对这些方法做详细的介绍。

（六）培训的预算

有效的培训预算是实现成功培训的前提和保证，培训费用中一般包含讲师培训费、场地费、进修费、资料费、奖励费、管理费等。不同的培训项目，费用结构是不同的。预算要科学合理，如果预算不足，会影响培训的正常进行，预算过大则会造成浪费。

常用的培训预算方法有比较预算法、比例确定法、人均预算法、推算法和费用总额法。

比较预算法是指参考行业同类组织的平均培训预算。比例确定法是指按某一基数的一定比例编制培训预算，这个基数可以是组织的销售额，全年总收入等。据统计，国际大公司的培训总预算一般占上一年总销售收入的1%～3%，最高可达7%，平均为1.5%，国内组织这个比率一般要低得多。人均预算法是指按员工人数和人均培训经费计算培训经费。推算法是根据组织往年的培训经费推算本年度培训预算。费用总额法是指组织的人力资源管理部门从其全年的人力资源管理费用中划出一定的比例用于员工培训。

三、培训计划的实施

培训计划的实施是培训过程的主要阶段，是落实培训计划、实现培训目标的重要环节。因此，组织应该按照培训计划规定的任务和流程，提供必要的资源，以保证培训活动有序地组织实施。

（一）确定培训项目负责人

培训项目负责人是每次具体培训活动的决策参与者和具体执行者，与外部培训专家或内部培训专员负责调查分析培训需要、确定培训目标、编写和执行培训计划、评价培训效果等。在具体执行培训计划时，还负责培训活动的全程监控和对培训活动及时提出改进的建议。

（二）选择培训教师

培训教师的选择受培训内容、培训形式和费用预算的限制。选择培训教师的途径有内聘和外聘两种方式。基础知识、基本理论培训可考虑从高等学校或咨询公司聘请教师。实践性比较强的培训，可考虑从组织内部或相似组织中聘请实践经验丰富的专家、职业经理人或咨询公司的人员。培训之前，组织和培训教师要有充分的沟通，组织人力资源和高管层为培训教师提供准确、完整的信息，以便培训教师在培训过程中目标明确，有的放矢。

（三）选择培训教材

培训教材是培训内容的重要载体。培训教材可以是公开出版的教材，也可以是改编教材或自编教材，还可以是讲义、讲稿或内部资料。总之，教材要反映培训的主要内容，便于学员学习。

（四）选择培训机构

培训机构的选择与组织的规模和结构关系很大，一般说来，可以有以下几种选择。

1. 组织自己培训　大型组织往往设有专门的教育与培训职能机构和人员，组织可以自己独立完成需求分析、制订计划、组织实施等环节。

2. 企校合作　组织与技工学校、专科学校或高等学校合作，由学校教师向组织提供各种员工培训，现在越来越多的组织通过企校合作的方式对员工进行培训。在中国，像广播电视大学、函授、自考、夜校等各类成人教育项目，也常被组织用做培训员工的手段。

3. 专业培训机构　近年来，中国各地出现了大量的专业培训机构，以满足组织日益膨胀和日新月异的培训需求。这些机构根据组织对员工的培训需求，开发和设计出相应的培训方案和教材，主要以"公开课"和"内训"两种方式为组织提供培训服务。"公开课"是指培训机构以广告方式向众多组织邀请相关人员参加的集中性的短期培训。"内训"是培训机构为某一组织专门提供的短期培训项目，通常在该组织内部进行，没有外部人参加。"公开课"有利于来自不同企业的人员交流，学习和借鉴其他组织的经验，且费用较低，但针对性较差，一个组织参加的人数有限。"内训"则相反，培训的内容对组织而言可以比较具体和有针对性，该组织参加人员可以比较多，讨论问题也能深入，但费用较高，而且不能与组织外部人员交流。

（五）培训计划实施的控制

培训计划实施控制步骤如下：收集培训相关资料；比较目标与现状之间的差距；分析实现目标的培训计划，设计培训计划检查工具；对培训计划进行检查，发现偏差并进行纠偏；公布培训计划，落实培训计划。

在实施过程中，需要特别注意的问题：一是切实履行计划，全力以赴；二是严格检查，杜绝培训流于形式；三是重视反馈，保持培训的真实性；四是及时修正培训计划，以保证培训目标的顺利实现。

四、培训效果的评估

培训效果评估是培训实施的最后一个环节，是提高培训体系有效性的基础工作。通过评估，不仅可以判断培训目标的实现程度，而且可以了解受训者知识、技能和能力的提高程度和收益程度。

（一）培训评估的对象

通常，培训评估包括绩效评估和责任评估两项。

绩效评估是以培训结果为对象进行评估，包括受训者的个人学习成果和培训后对组织的贡献，这是培训评估的重点。责任评估是以负责培训的部门或培训者的责任为对象的评估，目的是进一步明确培训工作方向，改进培训工作。

（二）评估方法

1. 柯氏四级评价模型 这是柯克帕特里克在 1959 年提出的培训结果评估模型。目前，该评价法仍然是国内外运用最广泛的培训结果评价方法之一。该模型从评估的深度和难度角度将培训效果分为四个递进的层次——反应层次、学习层次、行为层次和效果层次（表 5 - 4）。

表 5 - 4 柯氏模型四个层次的评估内容和常见的评估方法

评估层次	评估内容	常用评估方法
反应层次	学员对培训项目在哪些方面满意	· 问卷调查法 · 口头询问法
学习层次	学员从培训项目中学到了什么	· 笔试 · 工作模拟 · 观察考评
行为层次	受训学员的行为是否发生了变化	· 360 度反馈 · 现场评估 · 绩效考核
效果层次	受训学员的行为改变是否对组织产生了影响	· ROI（投资回报率）评估模型

（1）反应层次 反映受训者对培训项目的评价。如受训者对培训教材、培训教师、培训设备、培训方法、培训内容等方面的评价。反应层次评估的主要方法有问卷调查法、观察法和口头询问法。受训人员的反应对于重新设计或继续培训项目至关重要。

（2）学习层次 测量学员对所学原理、技能和态度的理解和掌握程度，是目前最常用到的一种评价方式。评估的方法包括笔试、技能操作和工作模拟等。在评估学习反应时，通常会通过培训前后比较，或设置对照组的方式对培训的学习效果进行评估。学习层次评估有利于增强受训人员的学习动机。

（3）行为层次 测量受训者经过培训后在实际工作中行为的改变，以判断所学知识对实际工作的影响效果。为了评估更加全面，结果更具说服力，可以采用360度反馈的做法，即由受训者自己、下属、同事、上级、客户共同对其培训前后行为变化做出客观评价，以帮助管理层做出正确的判断。如果培训的结果是员工的行为并没有发生太大的变化，便说明过去的培训是无效的。

（4）效果层次 判断培训是否对组织经营成果有直接的贡献。这可以通过一些指标来衡量，如事故率、生产率、员工流动率、质量、员工士气，以及组织对客户的服务等。通过对这样一些组织指标的分析，组织能够了解培训带来的收益。

柯克帕特里克认为，这四层的信息是递增的，即低层次的信息是更高层次评估的基础，而越往下就越接近实际，评估时要获得的信息量也要求越大。根据美国《培训》杂志的调查，组织在做培训有效性评估时用得最多的方法是反应层次和学习层次的评估。

2. CIPP 模型 1967 年，美国学者斯塔弗尔比姆在对泰勒行为目标模式反思的基础上提出了 CIPP 模型。该模型由四项评估活动的首个字母组成。

（1）背景评估　包括了解相关环境、分析培训需求、鉴别培训机会、制订培训目标等。其中，确定培训需求和设定培训目标是主要任务。

（2）输入评估　主要任务是评估培训资源和培训项目，包括收集培训资源信息、评估培训资源、评估项目规划是否有效地利用了资源、是否能够达到预期目标，以及是否需要外部资源的帮助等。

（3）过程评估　主要是通过评估，为实施培训项目的人们提供反馈信息，以使他们能在后续的培训过程中进行改进和完善。

（4）成果评估　对培训是否达到预期目标进行评估，包括学员的满意度、知识和技能的增加、行为的改善，以及个人和组织绩效的提高等。

相对于柯式模型，该模型具有非常显著的优势：它真正将评估活动介入到培训的整个过程，不仅对培训的必要性和可行性进行分析，还注重对培训过程进行监控。同时，培训过程中的评估可以及时发现和总结本次培训的经验和不足，其反馈信息会对本次培训的后续项目产生积极影响。

（三）培训投资效果分析

培训是一种投资，可以使用成本－收益分析的方法，测定其投资的效果。

1. 培训成本　培训成本可以分为直接成本和间接成本两个方面。直接成本包括外聘教师、培训机构的酬劳；购买或租用器材、场地、教材及训练设备的费用；受训者的交通、饮食及其他杂项开支等。间接成本包括受训者因参加培训而减少的工作损失；负责培训的管理人员和主管的工资和时间等。

2. 培训收益　培训收益也可分为直接收益和间接收益两个方面。培训的直接收益是指受训人员劳动生产率的提高。间接收益是指由于培训使受训者个人的工作能力提高、工作内容改善和获得发展晋升等收益，以及促进群体内从业人员间的竞争意识、团队精神，使组织提高整体的效益。

知识链接

削减培训费用但是保持培训效果

紧缩的经济形势可能会促使组织减少培训预算。但全部取消培训也许意味着企业丧失竞争优势，或更糟的是失去整个企业。当预算紧缩时，要维持经济效益并非易事，但它是有可能做到的。以下是来自培训专家的一些减少培训成本的策略。

1. 面向内部　企业内部的员工也许是培训方面专门知识的丰富源泉。而且当培训是由组织内部的人士进行时，培训就可能与企业的业务密切相关了。佛罗里达州的一家汽车公司的培训教育部主任曾经不得不取消培训，或者找到一种花钱很少的替代办法。现在这家有 400 名雇员的公司完全依靠内部的专家作为其培训的资源。另一个依靠内部高技能水平力量的方法是利用教练员和辅导员——那些处在监督和管理岗位上的员工或具有专门特长和知识的员工。因此，培训可以在组织的自上而下的层次结构内进行或者在同行的基础上进行。

2. 你需要吗　将培训限定在真正需要的项目上。在预算进一步紧缩的情况下，许多公司已将种类繁多的培训项目精简集中到个别关键的领域。

3. 对培训做战略性的调整 组织对培训投资的回报取决于培训与组织的战略挂钩的程度。

4. 考虑电子学习的方式 通过用电子学习的方式取代传统的教师指导的学习方式，组织也许可以节约培训费用50%到70%。b节约的大部分归因于减少了工时的损失，以及消除了培训场所和差旅费用。

［资料来源：a基于Managing Training&Development（2002）.The five most effective strategies for improving training programs，March Newsletter of the Institute of Management and Administration；b改自Payroll Manager's Report（2002）.How to train your staff on a smaller training budget. May Newsletter of the Institute of Management and Administration.］

第三节　员工培训方法

培训方法的选择对培训的实施，以及培训效果的好坏具有非常重要的影响。在实践中，有很多员工培训的方法可供选择，不同的培训方法适用于不同的培训内容，每种培训方法具有不同的特点和优缺点。组织在实施培训时，应当根据培训的具体内容、培训的对象、培训的目的，以及培训的费用等综合选择培训方法。

一、直接传授式培训

直接传授式培训是指培训者直接通过一定途径向培训对象发送培训信息。这种方法的主要特点是信息交流的单向性和培训对象的被动性，它适用于知识类的培训，具体形式有讲授法、专题讲座法、视听法和自学法。

（一）讲授法

讲授法是由教师通过系统讲授向受训者传授知识的方法。它是最传统也是最常用的一种培训方法，适用于各类人员对学科知识、前沿理论、法律法规的系统学习。讲授法的最大优点是能在相对短的时间内向众多受训者提供大量的知识和信息，培训者能够对培训过程进行有效的控制。缺点是信息传递基本是单向的，反馈效果差，不适于技能的培训。

（二）专题讲座法

专题讲座法在形式上与课堂教学法基本相同，但在内容上有所差异。课堂讲授一般是系统知识的传授，专题讲座是针对某一专题进行介绍，一般一个专题安排一次培训，适用于管理人员或技术人员了解专业技术发展方向或当前热点问题。

（三）视听法

视听法是通过现代视听技术（如投影仪、DVD、录像机等工具）对员工进行培训。它可以用来提高培训对象的沟通技能、谈话技能和顾客服务技能，并能详细阐明一道程序的要领。视听法有很多优点：①培训者可以重播、慢放或快放课程内容，根据培训对象的专业水平灵活调整培训内容。②可让培训对象接触到不易解释说明的设备、难题和事件，如设备故障、顾客抱怨或其他紧急情况。③培训对象可接受相同的指导，使项目内容不会受到培训者兴趣和目标的影响。④通过现场摄像可以让培训对象目睹自己的绩效而无须培训者过多的解释。其缺点是培训对象的反馈与实践较差，且制作和购买的成本高，内容易过时。该法多用于企业概况、传授技能等培训，也可用于概念性知识的培训。

（四）自学法

自学法是指由培训对象自己全权负责的学习，包括什么时候学习及谁将参与到学习过程中。培训对象不需要任何指导者，只需按照自己的进度学习预定的培训内容。培训者只是作为一名辅助者而已。自学法的不足在于它要求培训对象必须愿意自学，即有学习动力。自我指导学习在将来会越来越普遍，因为组织希望能灵活机动地培训员工，不断使用新技术，并且鼓励员工积极参与学习，而不是迫于管理者的压力而学习。

案例链接

使培训内容容易记住

一位教授在课堂上都会有一些要点要讲，但是如果他讲的内容枯燥无味，令所有学生昏昏欲睡，则学生也许就学不到什么东西。为了向受训学员推销需要学习的东西，可以做些什么呢？培训师如何保证关键点能够长久保持下去呢？如果受训学员看不到培训的重要性，并且没有什么方法能够使其记住培训的内容，你怎么能够期望培训会对工作绩效产生影响呢？

增加培训内容可记忆性的一种方法是在培训中增加一些有创意的元素，它能启发学习者，并使学习内容更有意义。举一个例子，考察一个内科医生如何给居民上一堂终生难忘的课。内科医生开始上课时就拿起一个装着水的塑料袋，里面有一小块肥皂。他在塑料袋的角上剪了一个口子，放光了水，然后将肥皂挤出袋子。他告诉上课的居民他是多么为这块肥皂骄傲，并把它展示给课堂上的居民看。但他挤肥皂的力气太大了一些，肥皂被挤出了袋子，射向了听课的居民。在课堂上他的动作十分吓人，但他向来上课的居民解释说，他们要上的这堂课就是如何接生婴儿而不使其掉落。婴儿在没有产下时，就像肥皂那样滑腻腻的，用肥皂做演示比较安全。由于讲课者突出了所讲主题的重要性，使得这堂课令人难忘。

滑腻的肥皂演示是一个给培训增加富有创意元素的例子，它能够使培训内容更加令人难忘。下列4个关于创造性的原则可以帮助你产生这些培训元素。

1. 推迟评估。提出点子而不加批评。暂缓评论，并且只把精力集中于提供点子。

2. 延伸。超越明显的培训点子。设法提出一些愚蠢的或疯狂的可能性——以后你可以将它们排除掉。

3. 做出非同寻常的联想。设法与你的培训内容做一些奇特的联系。这些联系或类比可以使培训难以忘怀。滑腻的肥皂演示就是类比的一个例子。

4. 重构要素。考虑重新安排培训要包括的内容，或者强调或缩小某些课题。这一方法也许可以帮助你提供一个不同的、可记住的方法去陈述材料。

[资料来源：Yelon, S. The treasure of creative instruction and artfultraining. Performance Improvement, 2005 (44): 8-12]

二、实践性培训

实践性培训是通过让受训者在实际工作岗位或真实的工作环境中亲身操作和体验，掌握工作所需的知识和技能的培训方法。医疗行业实践性非常强，所以实践性培训在医药组织中应用最为普遍。这种方法的最大好处在于：①员工的工作不会受到影响，可以一边接受培训一边工作。②培训的实用性较好，员工可以立即将培训的内容应用到实际工作中，并及时反馈。③培训成本低。缺点是培训过程容易受外界因素的干扰。实践性培训的方法主要有导师制、工作轮换和个别辅导。

（一）导师制

导师制，也称师徒制，是一种古老而有效的培训方式，是组织中富有经验、有良好管理技能的资深管理者或技术专家，与新员工或经验不足但有发展潜力的员工建立一种支持性的关系，充分利用组织内部优秀员工的先进技能和经验，帮助新员工和部分转岗人员尽快提高业务技能、适应岗位要求的一种培训方式。师徒制的形式可以是一师带一徒或一师带多徒，也可以是多师带一徒。在一些对技能要求比较高的岗位，往往要求新员工在工作初期经历这样一个过程。传统的师徒关系是一种很神圣的关系，是建立在深厚的感情和高度信任基础之上的，有严格的规范和要求，并借助一定的仪式加以确立。这种方式比较节约成本，而且有利于工作技能的迅速掌握。存在的问题是培训的效果受导师的因素影响比较大；容易形成固定的工作思路，不利于创新。

（二）工作轮换

工作轮换是指在组织内部让员工在不同工作岗位之间流动，以便扩展员工的能力和经验，增强员工适应能力的培训方法。以住院医师规范化培训为例，临床实践部分有两年是科室轮换。如内科住院医师轮转方案：内科病区（二级学科选3种）12个月，内科门诊两个月，急诊科两个月，传染科3个月，放射科两个月，心电图室两个月，B超室1个月。

工作轮换不仅可以增加员工在不同工作环境下从事不同工作内容的经历，扩大员工的工作决策视野，丰富员工的工作实践经验，为组织的发展培养大量的具有实战经验和能力的后备人才，还可以避免员工因为长期从事单一常规性的工作和工作缺乏挑战性而产生的工作枯燥感和厌恶感，使员工在新的工作岗位上激发出因为工作的新鲜感而产生的活力，提高员工的工作满意度和工作绩效。然而工作轮换所提供的培训广度和深度十分有限，一方面受员工个体所掌握的技能所限，只能在有限的领域内进行轮岗；另一方面因轮岗的周期比较短，在每个职位上工作的时间都不长，缺少足够的时间接触和学习更多、更深层次的知识，故而很难形成专业特长。这种方法更适用于对通用型管理人员或医师、护士的培训，不适合专家型人员和医药企业普通员工的培训。

（三）个别辅导

个别辅导，又称私人教练，是指组织为员工提供一对一的具体指导者。这是近年来兴起于发达国家的一种新的培训方式。对于组织中的高层经理人员或一些担任某种特殊工作的员工来说，传统的培训方式已经难以适应工作的需要。其所从事的工作已经非常具体或具有战略倾向性，为了使其潜能得到充分开发，他们需要开阔视野，改善原有的与现实不符合的心智模式，希望从"高人"那里获得他们需求的信息，于是"个别辅导"或是"私人教练"的培训方式便应运而生。"教练"可能会出现在组织的某些会议上，目的是观察被辅导者的行为，了解被辅导者如何从事决策和进行沟通与交流，进而提出相应的反馈意见。他们还会鼓励被辅导者在遇到困难时与自己讨论，从"旁观者"的角度看待和分析正在发生的问题，共同商量解决方案。

三、体验式培训

体验式培训源于美国凯斯西储大学行为学教授大卫·库伯的体验式学习理论。该理论 1995 年引入中国。通用电气、IBM、惠普、摩托罗拉、诺基亚等世界 500 强组织，已多次组队进行体验式培训；联想、清华紫光、北大方正等许多国内知名的组织也都把这种培训作为员工培训的必修课。

体验式培训是与传统传授方式截然不同的一种培训方式。体验式培训更强调受训者的参与，通过受训者的亲身感受，增加受训者对知识和技能的掌握，提高培训的质量。研究表明，所体验过的事，人们能学习到 80%。人们真正相信自己所感受过的，对从未体验的则抱着怀疑的态度去接受。这是对体验式培训最好的诠释。

体验式培训的基本步骤是：①学习者通过在真实或模拟的环境中参与某项活动，获得初步亲身体验。②在培训教师的指导下，学习者与团队成员共同交流、分享个人体验，反思、总结提升为理论成果。③学习者将理论成果应用于实践。学习者通过体验不但获得了效果持久的知识，同时也体会到了学习的快乐。

体验式培训根据活动场所可分为户内体验式培训和户外体验式培训。户内体验式培训主要包括案例分析、角色扮演法、工作模拟法、沙盘模拟培训；户外体验式培训主要是拓展训练。

（一）案例分析

案例分析法由哈佛大学 1980 年开发完成，开始只是作为一种教育技法被用于高级经理人及商业政策的相关教育实践，后被许多组织借鉴，成为员工培训的一种重要方法。案例分析是围绕一定的培训目标，将实际工作中真实的场景加以提炼，形成供学员思考分析的案例，通过独立研究和相互讨论的方式，提高学员分析问题和解决问题的能力。

案例分析法的优点：案例大多来自现实，通过对案例的分析，有助于解决类似的实际问题；案例分析强调个人的独立思考，对培训者的依赖程度比较低，有助于培养受训人员独立分析问题和解决问题的能力。缺点：案例的收集和提炼往往比较困难，案例虽然来自现实，但又不能是现实的直接反映，而要经过一定的加工。这种方法对培训者的要求较高，要求能够给受训者以启发。

（二）角色扮演法

角色扮演是指给受训者提供一个模拟真实的工作情境，让他们在其中分别扮演不同的角色，并按照实际工作中不同角色应有的权责来处理事务，从而提高其处理各种问题的能力，适于对各类员工开展以提高行为能力为目标的训练。

通过角色扮演，受训者可以体会与自己工作有关的其他角色的心理活动，从而有助于改正过去工作中的不良行为，以利于建立良好的人际关系。缺点是操作起来比较麻烦，更多地用于态度改变的培训，知识和技能的培训往往不太适用。

（三）工作模拟法

工作模拟法是以工作中的实际情况为基础，将实际工作中可利用的资源、约束条件和工作过程模型化，受训者在假定的工作情境中参与活动，学习从事特定工作的行为和技能，提高其处理问题的能力。

工作模拟法的优点：由于与实际工作比较接近，因此培训效果较好；能够对培训的过程加以有效控制；可以避免在实际工作中进行培训而造成的损失。缺点：培训费用比较高；不可能做到与真实的工作完全一样，也存在培训转化的问题。这种培训特别适合出现错误的代价比较高的工作，如飞行员的培训、管理决策的培训等。

（四）沙盘模拟培训

沙盘模拟培训源自西方军事上的战争沙盘模拟推演。战争沙盘模拟推演通过红、蓝两军在战场上的对抗与较量，发现双方战略战术上存在的问题，从而提高指挥员的作战能力。模拟推演跨越了通过实兵军演检验与培养高级将领的巨大成本障碍和时空限制，在世界各国得到普遍运用。英、美知名商学院和管理咨询机构很快意识到这种方法同样适合组织对中、高层经理的培养和锻炼，随即对军事沙盘模拟推演进行了广泛的借鉴与研究，最终开发出组织沙盘模拟培训这一新型现代培训模式。它运用独特直观的教具，融入市场变数，结合角色扮演、情景模拟、讲师点评，使受训人员在虚拟的市场竞争环境中，全真体会组织数年的经营管理过程，运筹帷幄，决战商场。沙盘培训一经面世，就以独特新颖的培训模式、深刻实用的培训效果受到中外组织高级管理人员和培训专家的青睐。目前，沙盘培训已成为世界 500 强组织中 80% 的中、高层管理人员经营管理培训的首选课程。中国北大、清华、浙大、人大、上海交大等高等院校已相继将系列沙盘模拟培训课程纳入其 MBA、EMBA 及中、高层经理在职培训的教学之中。

沙盘模拟培训的基本过程是：由学员分组建立若干模拟公司，围绕形象直观的沙盘教具，实战演练模拟组织的经营管理与市场竞争，在经历模拟组织 3～4 年的荣辱成败过程中提高战略管理能力，感悟经营决策真谛。每 1 年度经营结束后，学员们通过对"公司"当年业绩的盘点与总结，反思决策成败，解析战略得失，梳理管理思路，暴露自身误区，并通过多次调整与改进的练习，切实提高综合管理素质。

沙盘模拟培训特有的互动性、趣味性、竞争性特点，能够最大限度地调动学员的学习兴趣，使学员在培训中处于高度兴奋状态，充分运用听、说、学、做、改等一系列学习手段，开启一切可以调动的感官功能，对所学内容形成深度记忆，并能够将学到的管理思路和方法在实际工作中很快实践与运用。在沙盘模拟培训中学员得到的不再是空洞乏味的概念、理论，而是极其宝贵的实践经验和深层次的领会与感悟。沙盘模拟培训的缺点是操作困难，成本高，对培训教师和受训者的要求比较高。

（五）拓展训练

拓展训练源于西方英文 OUTWARD – BOUND，原意为一艘小船离开安全的港湾，驶向波涛汹涌的大海，去迎接挑战。"二战"时期，盟军的舰队常常被纳粹击沉，令人惊奇的是，能够在海上漂流数天，并最终生存下来的不是那些身体强壮的小伙子，而是意志最坚定的中年人。于是，汉思等人创办了"阿伯威海上学校"，训练年轻海员在海上的生存能力和生存技巧。"二战"结束后，拓展体验的独特创意和训练方式逐渐被推广开来。训练对象由海员、军人扩大到学生、工商人员等群体。训练目标也从单纯体能、生存训练扩展到心理训练、人格训练、管理训练。"拓展训练"一词则是中国人对这种体验式教育的本土化认知。

拓展训练是一种现代人和现代组织全新的学习方法和训练方式。在全封闭的基地内，由资深的培训师作指导，采用一流专业的设施设备，通过由心理学家精心设计的场景体验训练项目，使学员置身于新颖、刺激、困惑的情景之中，并使参训者在承受力、忍耐力达到或接近极限。在这种强烈刺激下的参训者无法伪装，表现出比较真实的人性特征，因此拓展训练是短期内评估个体的科学、有效的方法。

通过拓展训练，受训者会在以下方面有显著提高：认识自身潜能，增强自信心，改善自身形象；克服心理惰性，磨炼战胜困难的毅力；启发想象力与创造力，提高解决问题的能力；认识群体的作用，增进对集体的参与意识与责任心；改善人际关系，更为融洽地与群体合作；学习欣赏、关注和爱护自然。另外，拓展训练还可以帮助组织整合组织文化，激发员工潜能，增强团队凝聚力和创造力，从而达到提升组织市场竞争力之目的。

（六）游戏培训法

游戏培训法是指由两个或更多的受训者在一定规则的约束下，相互竞争达到某种目标的训练方法，是一种高度结构化的活动方式。由于游戏本身的趣味性，这种训练方法能激发受训者的学习兴趣，使受训者在不知不觉中学习和巩固所学的知识与技能，开拓思路，提高解决问题的能力。游戏法一般不作为单独的培训方法，总是被穿插在其他培训方法中进行。

游戏培训法的基本程序是：培训者介绍游戏规则和方法，将受训者分组或以个人形式进行比赛，培训者对游戏活动进行评价和总结。该方法在实施过程中要注意游戏的选用。游戏本身只是培训过程中的辅助工具，应将游戏的目的、效果与培训内容相结合，避免脱节。同时，要明确培训者的职责。培训者在游戏过程中充当组织者和观察者的角色。作为组织者，要创造活动的气氛，要保证游戏规则的执行，要根据现场情况适当调整活动的进程，要处理各种突发事件，要控制游戏的时间等。作为观察者，在游戏进行中要观察团体及个人的行为，洞察其心理变化，以便活动结束后对培训过程进行评价和总结。

四、电子化培训

随着计算机和网络技术的迅猛发展，利用互联网和公司局域网进行培训的电子学习方式已变得越来越普及。该方法不仅可以提供培训的内容，而且还可以对培训进行管理，同时也为分布很广很散的员工和运作中心提供了一种使培训标准化的方法，消除了旅行和住宿的成本。据有关数据统计，如果采用电子课程而不是传统的课堂教育模式进行培训，公司可以减少培训成本50%～70%。

由于在任何能够连接上互联网的地方，个人可以随时随地获得培训，电子学习在许多组织的培训中取得成功是毫不奇怪的。Learn share（学习分享）计划是公司之间合作利用电子学习的一个成功的例子。Learn share 的成员，包括通用汽车、摩托罗拉、欧文斯科宁、约翰迪尔、3M 及其他公司。其中，有些公司在某些领域还相互竞争，但是 Learn share 让他们携手合作，以满足他们共同的培训需要，通过互联网分享课程，以及利用集体的力量从电子学习供应者那里获得可观的折扣。

虽然比起传统的面对面的培训方式，电子学习可以节约成本和提供方便，但是大多数组织已发现，当电子学习与其他形式的培训相结合时，它会变得非常有效。如果独立使用网络培训，或内容的准备很糟糕，那么培训的效果也会不理想。而且有些内容无法使用这种方法培训，如设备的操作、人际关系交往能力的培训等。所以，对员工进行复杂的技能或理念方面的

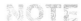

培训最好通过与有经验员工的互动来完成。

知识链接

提供有效的电子学习：把它融合进来

在线培训有许多优点，但是如果在线培训的内容只是一个独立的解题答案的话，那么学习这一主要的目的也许不可能实现。如果电子学习要产生影响，它就需要被融入组织之中，成为系统的组成部分。下面是电子学习方法的一些特点，它们将使工作方面知识的学习和应用的效果最大化。

·确保雇员理解培训的目的，以及如何将其与业务联系起来。

·使电子学习的内容有吸引力和与工作相关。

·将手把手传授的方法与在线培训的方法融为一体。例如，短期培训或在职培训可给予受训者真实的机会去树立信心，并且把在网上学到的东西应用到实践中。

·将在线学习与绩效管理体系连接起来。如果受训者知道他们的知识和技能将得到评估，他们会更多地投入到电子学习中去。

·把更多的电子学习集中于知识薄弱的领域，并且给那些已经充分掌握学习内容的人以证明，可以使电子学习的影响最大化。

［资料来源：基于 Weeks, S. （2008, May）. Makee – learning payandplay. Training&Coaching Today，17］

五、团队建设法

团队建设法是用以提高小组或团队绩效的培训方法，旨在提高受训者的技能和团队的有效性。团队建设法让受训者共享各种观点和经历，建立群体统一性，了解人际关系的力量，并审视自身及同事的优缺点。

1. 探险学习法 也叫户外拓展训练，注重利用有组织的户外活动来开发团队协作能力和领导技能，也被称作野外培训或户外培训。最适合于开发与团队效率有关的技能，如自我意识、问题解决、冲突管理和风险承担。

2. 团队培训法 通过协调所在团队成员的个人绩效从而实现共同目标。团队绩效的三要素是知识、态度和行为。

3. 行动学习法 即给团队或工作小组一个实际工作中面临的问题，让他们共同解决并制订出行为计划，然后由他们负责实施该计划的培训方式。

第四节　医药组织典型人群培训策略

医药行业作为一个特殊行业，组织的培训也必然有它的特殊性。例如，除了常规的岗位职责、组织文化建设、部门协作与沟通、团队建设、基本管理技能等培训课程以外，生产性组织还需要安排 GMP 培训、商业性公司需要安排 GSP 培训，以及医药产品危机事件全员应对与配合处理等医药行业类的特色课程。

一、医药组织新员工的培训

新员工培训又称岗前培训、职前教育，是一个组织录用的员工从局外人转变为组织人的过程。其主要目标是降低员工的流失率，增强组织的稳定程度，让新员工能融入组织文化，胜任工作，并知道组织对个人的期望如何。

（一）新员工的特点

1. 缺乏对组织的了解　无论是刚踏入社会的应届毕业生，还是已经身经百战的职场中人，在进入一个新的组织时都会感到陌生，对组织的价值观、制度、流程、考核等方面都需要一个熟悉的过程。

2. 较强的心理防范意识　对于陌生的环境和面孔，新员工容易产生生疏感和隔离感，对周围的人或事都存在心理上的防范。他们的担忧主要包括能否融入新群体、会不会遭到同事的排挤、自己能不能胜任未来的岗位、自己的待遇和切身利益能否得到保障等。

3. 关注职业发展　知识经济时代的员工更忠于自身的职业生涯，而很难忠于某一个组织。因此，新员工多担心能否在公司里发挥自己的才能，关心公司提供的发展平台、晋升渠道等。

（二）新员工培训内容设计

1. 融入组织培训　新员工培训的首要目的就是把新员工培养成为本组织的人，消除新员工对组织的陌生感，它比起业务技能培训地位往往更重要。融入培训主要包括文化融入、团队融入和环境融入。如向新员工介绍组织概况、组织制度、组织文化，培养他们的意志品质和团队精神，进行必要的生活指导等。

2. 岗位技能培训　目的是让新员工了解自己将要承担岗位的工作要求，以及需要具备的知识和技能，让新员工做好上岗前的技能准备。如一个生产人员必备的知识和技能，包括药品的性能和生产流程、机器的操作、生产的规范等。

3. 职业化塑造培训　主要是针对应届毕业生的培训。职场对于这些新人来说是一个陌生的概念，组织的职业化培训所教授的不是能够立即操作的知识和技能，而是一种认真对待工作的态度，培养他们对职业的责任感和职业习惯。

4. 职业发展培训　组织是否能给新员工提供良好的发展平台是新员工担忧的一大问题，而在职业化培训中的职业生涯设计是留住他们的最佳方法。组织在培训中可以介绍组织提供的职业发展通道，同时鼓励新员工进行自我规划，人力资源部及其他成员要对他们给予必要的引导，帮助他们确定志向和目标，以及实现目标的方法。

（三）新员工培训的方法

针对新员工的特点，采取什么样的方式传授，是新员工放下防范心理、融入团队的重点。即使培训内容设计得再精彩，但没有好的培训方法传授，新员工的担忧也很难清除。新员工培训的方法一般有组织高层领导亲临授课、老员工现身说法、新员工 OTJ（On－Job－Training，工作中学习）、入职导师及拓展训练等。

案例链接

新员工培训

小王：第一天我提早 10 分钟到了人力资源部，被告知"请稍坐，一会儿有人带你转转"。1 小时后，我被领到了一间会议室。几分钟后，里面的面试者发现我不是来应聘的，而是新员工。一阵道歉后，我被领去见我的主管。主管大声地叫来一名文员，让他带我转转。在我被介绍给其他员工的同时，那个文员一直在抱怨着那个主管的脾气有多坏。吃午饭时，我问能不能请求调到别的部门去，他们说 6 个月后才能调动。我想我是不是该趁早换个工作。

小李：我的入职培训棒极了！我到了以后被带到休息室，喝过咖啡、吃过点心后，我拿到一本员工手册，上面解释了公司的绝大部分福利及政策，接着放了一段有趣的电影诠释公司的历史、设施、重要人物及各部门的联系。接下来的 1 个小时是问题与解答。我们沿着厂区做了个小的旅行，然后公司请我们吃午饭。午饭时，我的主管加入进来，边吃边介绍我们的部门，并回答一些问题。饭后主管把我介绍给我的同事们，在职培训开始了。

这两种培训方式，哪个给新员工的感受较好？

［资料来源：惠婷. 新编人力资源管理实务. 上海：上海交通大学出版社，2015］

二、医药销售人员的培训

自 20 世纪 80 年代末，西安杨森、中美史克、上海施贵宝等制药组织建立医药代表队伍以来，目前中国的医药销售人员已经有 200 万人左右。销售团队是医药组织中分量比较重的团队，销售人员的素质和能力，直接关系到组织业绩的高低与未来的发展。因此，医药组织在销售人员培训方面不惜花费大量的资金和精力。

（一）销售人员的心理特征

研究发现，销售人员最大的心理特点就是压力大，他们所面临的竞争压力是其他人员的 3~4 倍。压力主要来源于外部竞争、公司相关政策和自我欲望。与其他工作相比，销售人员对自己的工作缺乏安全感，对自己的未来感到担忧，同时又常常要面对物质诱惑和客户的拒绝。

（二）销售人员的培训内容

1. 药品的基本知识　包括药品的商品属性、处方调配和处方管理制度、合理用药、药品不良反应、国家基本药物制度。

2. 医院及相关机构的情况　包括医院的分级标准、医院药事管理委员会、医疗机构分类管理、国家劳动和社会保障部的主要组织机构和职责、国家食品药品监督管理局的主要组织机构和职责等。

3. 专业化销售技巧　包括专业拜访技巧、OTC 代表销售技巧、群体销售技巧、怎样有效组织医药产品学术推广会议、专业演讲技巧等。

4. 人际关系技巧　包括客户沟通技巧、谈判技巧、公关策略与技巧等。

5. 自我管理 包括如何承受压力和挫折、建立正确的工作态度及观念、突发问题处理技巧、职业生涯规划等。

6. 市场营销有关知识 包括销售渠道建设与管理、市场的营销策划设计、目标管理、市场环境分析与预测、市场开发与客户管理、战略管理等。

7. 营销管理领导技能 包括如何建立高效的销售执行团队、授权与授能、领导与激励等。

需要强调的是，不是所有的销售人员都要进行上述培训，而是要根据销售人员所处的级别，选择相适应的培训内容。如新销售人员，培训的内容有药品营销的基本知识、医药销售人员的行为、沟通技巧和拜访客户技巧；有经验的销售人员培训的内容有熟练运用营销技巧、市场趋势分析、客户维持和开发大客户等。对于营销经理的培训重点放在营销管理领导技能、战略管理等方面。

（三）销售人员的培训方法

医药销售人员的培训方法多种多样，有师傅带徒弟式的岗位培训，也有短期的离岗培训。例如，由医药销售人员的主管经理、有突出业绩和销售经验的组织内同行、其他组织出色的营销人员或管理人员、咨询公司或高校营销管理方面的专家和教师进行讲授培训。

三、医药研发人员的培训

（一）医药研发人员的特点

医药研发人才从事的是新药研发工作，这项工作要求他们必须具有扎实的专业知识基础，能及时跟踪世界前沿知识和技术的发展，同时具有较强的创新能力和与他人合作的能力。就中国医药研发人员而言，大多数在学校受过较好的专业技术教育，受过大学以上学历教育的人占多数，有的具有硕士、博士学位。但是由于新知识、新技术层出不穷，知识更新速度加快，因此，医药研发人员也需要不断进行知识更新。

（二）医药研发人员的培训内容

医药研发人才培训的内容主要包括三方面，一是创新思维能力的训练；二是学习现代制药的新理论，掌握关键制药技术和手段；三是团结合作能力，因为现代医药研发工作已不是单枪匹马可以完成的事情，需要研发人才之间的合作，需要与政府、金融机构、组织甚至是国外同行的合作。

（三）医药研发人员的培训方法

1. 到高等医药院校学习 高等医药院校由于其教学和科研的需要，有众多高水平教师，知识和观念更新快，理论水平高，医药研发人才可根据本人的实际情况选择不同专业、不同层次进行学习。医药高等院校的教师也可到医药研发人才所在单位讲学。

2. 到医药科研院所进修学习 医药科研院所是从事新药研究的重要场所，一般具有仪器设备先进，科研力量强，科研信息新、快、全等特点，是医药高级技术人员，特别是从事药品研发工作的高级医药技术人员提高科研水平、进修学习的好去处。到医药科研院所进修学习也可采用攻读学位的办法，也可参加或承担科研项目，在工作中得到指导和提高。

3. 出国学习 到国外先进国家学习先进制药理论和关键制药技术是研发人才提高业务水平很好的途径，有利于较快缩短与先进国家新药研发水平的差距。出国学习的方法可有多种选择，如攻读学位、进修学习、合作科研等。

4. 学术研讨　开展学术研讨是医药高级技术人员提高业务水平的重要方式。通过学术研讨，相互交流，学术思想的碰撞，可以开阔视野，拓宽思路，取长补短。

四、医疗技术人员的培训

随着中国医药卫生事业的快速发展，医院在医疗市场中的竞争越加激烈。研究表明，在新知识不断爆炸的时代，人员知识、技能过时或停滞不前是造成医院竞争力低下、利润下降、服务质量差的主要原因。由于我国医院人员相对较为固定，具有新知识和技能的外来人员不多，所以唯一的途径只有通过培训，使医疗技术人员增加新知识、新技能、新观念，以应对竞争带来的挑战。这种培训不仅只是医技方面的，还应该包括创新能力、职业道德、服务意识、营销理念等方面。

（一）医疗技术人员培训的内容

1. 专业技术　医院的竞争优势在很大的程度上取决于医疗技术和医术的先进性，而医学的发展是持续发展的过程，其发展的速度日新月异。因此，医疗技术人员培训的重点，一方面是医学专业基础理论、基本知识、基本技能的训练；另一方面是及时了解医疗领域的新技术。

2. 职业道德　加强医疗技术人员职业道德的培训是解决医患紧张、提高患者满意度的有效途径之一，主要包括以下几个方面。

（1）道德基础培养　通过思想品德教育，培养其良好的公民道德意识与职业道德意识；通过民族与社会责任感教育，培养其事业心与奉献精神；通过群体意识教育，培养其集体亲和意识、个体互补意识和勤奋钻研精神。

（2）法制基础教育　当前医疗卫生法律、法规正在逐步建立与完善，通过法制教育，尽快提高医务人员法律观念与意识，使之能自觉地依法行医、规范医疗行为已成为当务之急。

（3）心理、社会基础知识教育　通过医学心理学与社会人文知识的教育，使之懂得患者心理因素的作用和社会联系的影响，掌握与患者沟通的技巧，提高服务社会、服务患者的意识与水平。

3. 服务意识　全国卫生工作会议重新明确了我国卫生事业是"政府实行一定福利政策的社会主义公益事业"的性质，并提出医疗机构改革要"以患者为中心"，明确了医院的办院宗旨仍然是要体现"救死扶伤、实行人道主义、全心全意为人民服务"。这些实质内涵体现了新时期医院的工作具有更强的服务性。通过培训将服务意识印在每个员工心中。

4. 营销理念　随着我国社会主义市场经济体制的建立与逐步完善，医院发展的外部环境已发生了深刻变化，作为独立经营实体的医院，已不能再由政府统包，主动适应社会主义市场经济体制成为医院发展的客观要求与必由之路。无论是医院的管理者，还是普通的医疗技术人员都应该进行适当的营销培训，以适应大环境的变化。

（二）医疗技术人员的培训方法

目前，我国医院对医疗技术人员的培训方法有很多种，例如，在岗培训、工作轮岗、老中医药专家学术经验继承、到上级医院或国外进修、继续教育、参加学术会议和专题讲座等。

知识链接

住院医师规范化培训

住院医师规范化培训是近年来对住院医师实行的一套科学化、标准化的全面、全程培养方法，对医院人才培养具有战略意义，这一制度将在各级医院推广与实施，故应予以足够的重视。中、高级医院人才的培养侧重于使其掌握深、高、新的医学知识与技能，以及传、帮、带的能力。

住院医师规范化培训的基本做法：

1. 以临床实践、专业必修课、公共必修课、选修课作为培训的主要内容，要求住院医师在两个阶段分别通过考试，取得相应课程的学分。

2. 培训方法：临床实践以在岗培训为主，由科室集体指导。外语及专业必修课主要通过自学完成，部分公共必修课和选修课则通过业余办班面授完成，也可通过自学、参加该课水平测试获得学分。

3. 对工作满5年、学分符合要求者，经临床能力考核合格，发给住院医师规范化培训合格证书，作为申报高一级专业技术职务任职资格的必备条件。为满足部分在职临床医师申请临床医学专业学位所需，对从事临床工作3年以上、完成住院医师第一阶段规范化培训并通过考核者，可发给《初级住院医师规范化培训合格证书》。

在实施住院医师规范化培训中，应根据"知识宽、基础厚"的要求，注重医德培养，强调"三基"训练，先宽后专，循序渐进，加强临床实践，以理论联系实际为原则。实施中需注意：①培训、考核、晋升相结合，以利于调动参加培训者的积极性。②实行以实践为主、技能为主、自学为主、业余为主的在岗培训，以利于改变轻实践的倾向。③知识结构力求合理，注重医疗、科研相结合，以打好扎实的基础。

五、医药管理人员的培训

管理者作为医药组织的核心部分，是组织的中坚力量和正常开展工作的基础。目前，很多大组织已经将实施管理者长期培训计划作为组织战略的一部分，足见组织对管理者培训的重视程度正在逐渐提高。

（一）医药管理人员的素质要求

医药管理人员除应具有一定的业务知识外，最主要的是应具备管理方面的素质和能力。这些能力要素包括沟通能力、领导能力、决策能力、团队建设能力、创新思维能力等。目前，医药组织中有相当一部分管理人员素质偏低，如心胸狭窄、危机意识不强、缺乏团队精神、缺乏管理技巧等，90%以上的医院还是采用经验管理为主，所以进行有深度和广度的培训是非常必要的。管理人员培训的目的是帮助他们实现能力转变，做到人 - 职匹配。

（二）医药管理人员的培训内容和方法

1. 管理理论培训　学习的内容以经济学、管理学类课程为主，如经济学、人力资源管理、生产管理、营销管理、项目管理、电子商务、质量管理等。为培养其战略思维能力，还可以开设如战略规划与管理、决策与风险衡量、变革管理、组织经营理念和国际谈判技巧等课程。医药管理人员的管理理论培训有多种形式，主要有 MBA 班、研究生课程班、各种短训班、讲习班等，可以是脱产的、半脱产或是业余的。

2. 工作转换和工作扩展　工作转换和工作扩展是指医药管理人员主管工作内容的转换和业务范围的扩展。例如，原来主管药品生产的经理，转而主管药品营销，或转而兼管营销，前者属工作转换，后者属工作扩展。管理内容的变化可使管理人员学习到新的知识，增加多方面管理工作的适应能力。

3. 各类研讨会　多种形式的研讨会是医药管理人员获取知识、信息，更新观念，交流经验的重要形式。研讨会形式多种多样，可以是某一问题的专题研讨、案例研究，也可以是范围较大的研讨会。例如，全行业、全国性的研讨会，这种研讨会可有政府官员、组织家、职业经理人、学校和科研院所的专家等参加。研讨的议题一般比较广泛，对高层医药管理人员了解宏观形势，特别是国家政策、经济形势、行业动态、新的经营理念和借鉴其他单位经营管理经验是一种很实用的培训形式。

4. 出国考察　出国考察是提高医药高层管理人员管理水平的重要方法。通过出国考察，了解先进国家的经营管理经验，结合本组织的实际，消化吸收。

本章小结

员工培训是指组织根据组织发展和实际需要，通过各种方式提高员工的知识、技能和能力水平，改善员工的工作态度，以提高其工作效率，并最终实现组织整体绩效提升的过程。培训无论是对组织还是对员工自身都具有积极的作用。员工培训有利于提高组织整体绩效，增强组织的竞争优势，营造优秀的组织文化，促进员工的个人发展，降低员工离职率。员工培训应当遵循双赢原则、差异化原则、经济性原则、学以致用原则、激励原则和长期性原则。

组织员工培训是一个包括分析培训需求、拟定培训计划、实施培训计划、评估培训结果的复杂的系统工程。需求分析是培训计划的前提；培训计划是在需求分析结果的基础上设计产生的；培训实施是对培训计划的具体操作和有效控制过程；培训评估既是此次培训工作的总结，也是下一次培训工作的开始。几个步骤环环相扣，每个步骤都有其具体的方法。

培训方法的选择对培训的实施，以及培训效果的好坏具有非常重要的影响。不同的培训方法适用于不同的培训内容，每种培训方法具有不同的特点和优缺点。员工培训方法有直接传授式培训、实践性培训、体验式培训、电子式培训和团队建设法。组织在实施培训时，应当根据培训的具体内容、培训的对象、培训的目的，以及培训的费用等因素综合选择培训方法。

医药行业作为一个特殊行业，组织的培训具有其特殊性，除了常规的培训课程外，针对新员工、研发人员、医疗技术人员、管理人员、销售人员等典型人群应该结合其岗位特征安排不同形式、不同内容的培训。

【推荐网站】

1. 中国人力资源网 http://www.hr.com.cn

2. 中国人力资源开发网 http：//www.chinahrd.net

【思考题】

1. 简述人力资源培训的内涵及意义。

2. 以前你对培训存在哪些误解？学习本章后有什么新的认识？

3. 简述培训需求是如何确定的？

4. 人力资源培训的目标包括哪几个方面？

5. 如何设计培训计划？

6. 直接传授式培训的方法有哪些？各有什么特点？

7. 实践性培训的方法有哪些？各有什么特点？

8. 体验式培训的方法有哪些？各有什么特点？

9. 电子化培训的方法有什么特点？

10. 培训评估的四个层次分别是什么？

【案例分析】

如何提升培训效果——惠氏的做法

企业要以最大的动力前进，需要全体员工的思想、理念、价值观与企业保持高度一致，这样才能发挥出员工最大的主观能动性，让企业朝着目标快速前进。杰克·韦尔奇在回答记者提问时就提到公司始终保持在世界前列的秘诀："我知道企业往什么地方走，我的员工也知道企业往哪个方向前进。"企业培训恰好为企业提供了这样的机会，让员工能够从培训中了解企业的战略，了解公司在什么样的阶段处于一个什么地位，将朝哪个方向发展。作为世界500强企业，惠氏制药在提升培训效果方面有许多值得称道之处。

一、提升培训主体的角色

培训主体是指从事培训的组织或个人，在企业中就是培训工作者。企业培训主体根据其能力的大小，扮演着不同的角色，发挥着不同的作用。组织中培训职能发挥得越充分，培训就越能帮助企业实现其目标。培训工作者的角色分为以下几种：一是学习专家，主要从事培训设计与授课；二是管理员，主要负责执行培训计划、协调培训课程、安排培训活动、调配培训经费等工作；三是战略促进者，帮助高层管理人员实施战略计划，实现公司目标。

惠氏制药认为，随着组织中培训职能分工的日益明确，培训将与各种职能相结合，每一位管理者都将成为培训工作者。由此，培训工作者应该更多地扮演战略促进者的角色。惠氏采取了以下多种措施提升培训主体在组织中的角色，促使培训与各种职能相结合。

1. 明确管理者的培训职责 从经理到主管的每一位管理人员，公司都会在岗位说明书中明确他对下属的培训职责。同时，公司会给管理人员提供相应的培训，以使他们具备一定的能力来履行培训职责。管理人员的培训内容包括如何识别培训需求、区分培训和其他绩效改进的手段，以及培训评估等。

2. 发挥培训部门的核心作用 培训部门要参与公司的经营管理，培训负责人是惠氏核心领导团队的一分子，应充分发挥顾问的作用，以便能够及时、有效地诊断企业的培训需求。

3. 培训的实施由各部门配合完成 公司的年度培训计划制订完后，由各个部门安排实施。培训部门在这个阶段的职责是提供信息、进行指导并跟踪培训效果。这样培训人员就可以有更多的时间和精力进行战略思考和教案开发。

NOTE

二、运用 ADDIE 模型的培训方案开发

培训客体是指需要培训的员工，培训需求呈多样性。只有符合员工需求的教案才是好的教案。惠氏主要运用 ADDIE（Analysis Design Develop Implement Evaluate，ADDIE）模型来开发培训教案，以提高培训的针对性和实用性。

ADDIE 培训模型是一套系统性的培训教学方法。主要包含以下几个方面。

1. 要学什么（学习目标的制订）？

2. 如何去学（学习策略的运用）？

3. 如何判断学习者已达到学习成效（学习评估的实施）？

ADDIE 培训系统（ADDIE model）就是从 Analysis（分析）、Design（设计）、Develop（发展）、Implement（执行）到 Evaluate（评估）的整个流程。

该模型包括：分析（analysis）：分析学习者特征和学习任务。

　　　　　　设计（design）：确定学习目标，选择教学途径。

　　　　　　开发（development）：准备教学或训练材料。

　　　　　　执行（implementation）：讲授或分配教学材料。

　　　　　　评估（evaluation）：确定达到预定目标。

在 ADDIE 模型中，分析阶段的主要任务是确认培训需求，先对员工需要完成的任务进行分析，找出胜任该任务的员工所应具备的特定技能、知识和态度，分析学员的情况，包括学员以往的绩效、专业背景、工作年限等；确定此次培训的目标，如完成培训后，员工能够在 5 分钟内用 Powerpoint 制作出演示文稿。设计和开发阶段的主要任务是根据培训目标，结合学员特点安排课程内容并选择相应的培训方法。按照 ADDIE 模型开发设计的培训课程，能够更好地帮助学员掌握工作所需的知识和技能，从而提高培训的有效性。

ADDIE 模型是国外比较先进的教学系统设计模型，利用 ADDIE 模型，通过录音、游戏活动、案例等各种专业教学方法，使培训对象从培训需求分析到培训评估各个模块有透彻、全面的了解。

三、培训手段的多样性

不同岗位、不同层级员工的培训需求是不一样的。在惠氏，公司针对每个岗位的要求制订了学习计划，并用软件进行系统的管理。公司根据各岗位的需求把专业知识与技能的课程进行归类，并分成高、中、基三个层次。通过这些方法，公司努力使员工得到系统的而不是零散重复的培训。在知识类的培训中也会采用 E-learning 作为重要的补充方式，现在公司正在尝试将 E-learning 的培训方式运用到技能类的课程中，如计算机的模拟功能可以帮助员工掌握操作技能。

E-learning 有各种叫法，比如电子化学习、数字学习和在线学习等。电子化学习涵盖了基于网络的学习、基于电脑的学习、虚拟教室，以及数字化协作等一系列技术的运用和过程，它包括利用互联网、局域网/广域网、录音/像带、卫星广播、互动电视、光盘等途径传递学习内容。后来电脑的出现，人们开始基于电脑进行学习（computer based training，CBT），再后来网络出现，人们又利用网络传递培训内容进行学习（web based training，WBT）。广义上讲，无论是 CBT 还是 WBT，或者光盘、电视等都是 E-learning 的一种形式。

丰富的培训手段和培训方法。多样化的员工在技能构成上有较大的差异性，因此，在员工

培训方式上要灵活多样，不拘一格，充分发挥各种教育资源的作用，提升培训的效果。在对多样性员工的教育培训中，应坚持以半脱产或业余培训为主，同时既要坚持规范化培训，又要搞好适应性培训；既要坚持半脱产培训，又要搞好业余培训；既要按培训计划和教学大纲进行培训，又要结合实际针对生产、技术、安全出现的新要求等，开展多种形式的超前培训和随机培训。采取多样化的培训方式，对提升组织的竞争力往往能发挥无穷妙用。

四、培养良好的培训氛围

培训文化是企业文化的重要组成部分，也是新环境下企业的重要特征之一，更是考察组织培训发展现状的重要标志。培训文化在一定程度上反映了企业对培训的认可程度，它直接影响到培训工作的开展和培训的效果。

企业培训成果"转化低"的原因是缺乏良性的学习环境。很多员工认为，培训是领导与培训部门的事，出现这样的情况更多的是培训组织者、领导者的责任。很多企业在培训前会发布一个通知：某时间在某地点举办某内容的培训，请大家务必参加。若不能参加务必请假，否则按旷工处理。这样的通知会让员工觉得参加培训是被动的，对自己没有任何价值，就不会认真接受、积极应用。惠氏一直强调培训与员工发展的密切关系。惠氏有一个为期12天的新员工培训，在这12天中，大中华区总裁与各个部门的主管都会到场跟新员工聊天，了解他们的想法，使新人感受到公司对于培训的重视。

在新员工培训中，可以要求每个学员给自己写一封信，谈谈他内心的想法与今后的发展，一个月后，我们会将这封信寄给他，让他将当初的所写与眼前的状况进行对照，是否有不足的地方，应该如何提高，通过这样的方式树立员工自我发展的需求，把"要我学"变为"我要学"。

同时，企业要营造积极的氛围，在培训结束后进行内部强化，限制惩罚。将所学的方法变成习惯需要时间，员工在应用新知识的过程中会遇到困惑与障碍，如果在他表现不佳时一味给予惩罚，反而会让他回到老路，导致培训没有效果。所以在应用的过程中要允许员工出现错误，并且积极帮助他去转化。

员工培训是组织人力资源管理与开发的重要组成部分和关键职能，是组织人力资源资产增值的重要途径，也是组织效益提高的重要途径。然而很多企业都存在培训效果转化率低的问题，带来的直接后果是老板对培训信心不足，培训部门的经费经常被削减。要提高培训的转化率，惠氏的培训文化给我们提供了一些新思路：制订培训计划时注重与企业战略的关联性；让培训成为每一位管理人员的工作，运用 ADDIE 模型的培训方案，以及多样化的培训方法，营造积极的培训氛围。

［资料来源：李金良. 医药大胜局——医药企业管理案例与评析. 北京：人民卫生出版社，2009. 有修改］

【思考】

1. 结合本章内容，评价惠氏公司的员工培训为什么会取得突出的效果？

2. 惠氏公司在培训需求分析方面有什么特点？具体采用了什么培训方法？

第六章 绩效管理

学习目标

1. 掌握绩效管理的含义、特点、影响因素和基本流程；绩效考评的基本方法及其优缺点。

2. 熟悉绩效考评指标、权重和标准的确定方法。

3. 了解绩效考评的主体和周期，绩效考评中存在的问题及其解决办法；绩效面谈的实施，绩效改进计划的制订；医药研发人员的绩效考核和医药企业销售人员的绩效考核。

【导入案例】

某医药公司 M 公司绩效管理

M 公司是一家具有独立生产能力、中等规模的医药股份公司，在国内拥有几十家分公司和办事处，经济效益较好，技术研发实力较强。前几年，公司利用自身的优势和借助外部市场的有利条件，连续实现营业额和利润额的快速增长。

M 公司希望继续保持和增强自身的核心竞争力，实现跨越式发展。但公司内部的管理现状却严重阻碍了其既定计划的开展：工作流程杂乱、资源浪费严重、效益低下、成长后劲不足、员工士气不振、关键岗位人员流动频繁。

经过项目组诊断发现，M 公司在绩效管理方面存在下列主要问题：一是中、高层管理者缺乏规范化绩效管理理念和专业训练；二是绩效管理没有与公司年度目标挂钩；三是绩效指标设计缺乏科学性和合理性；四是绩效管理系统中没有建立日常工作记录和检查记录；五是绩效考评结束后没有及时反馈与沟通。

【思考】

1. 什么是绩效管理？

2. 绩效管理的基本流程是什么？

3. 针对 M 公司存在的绩效问题如何解决？

绩效管理是任何一个组织所必需的管理工具，它在人力资源日常管理中扮演着极其重要的角色，是人力资源管理系统中的核心环节。在组织战略实施过程中，绩效管理运用一系列管理手段对组织运行过程和结果进行控制，以促进战略目标的实现。绩效管理不仅是目标管理，而且是过程管理。

第一节 概 述

一、绩效的含义与特点

（一）绩效的含义

什么是绩效（performance）？"绩效"就字面解释，"绩"就是成绩、业绩；"效"就是效果、状况、结果等。在《牛津现代高级英汉词典》中，绩效解释为"执行、履行、表现、成绩"。这个界定本身就很不清晰。由于绩效的定义比较模糊，导致人们对绩效的理解存在很大歧义。如何界定绩效的含义呢？1995年贝茨（Bates）和霍尔顿（Holton）提出："绩效是一个多维建构，观察和测量的角度不同，其结果也不同。"所以，到现在为止，对绩效尚未形成一致的意见。

目前，学界对绩效有3种主要观点。

1. 把绩效看作是结果 比较典型的是 Bemardin 等人（1984年）的定义。这种观点把绩效定义为："在特定时间内，由特定的工作职能或活动生产出的结果记录。"即绩效就是结果。他们认为，对于绩效管理来说，采用以结果为核心的方法较为可取，因为它是从顾客的角度出发的，而且可以使个人的努力与组织的目标联系在一起。

2. 把绩效看作是行为 Murphy（1990年）提出："绩效被定义为一套与组织或组织单位的目标相互关联的行为，而组织或组织单位则构成了个人工作的环境。"Schneider（1991年）指出："绩效是个人或系统的所作所为。"Campbell（1993年）认为："绩效可被视为行为的同义词，它是人们实际采取的行动，而且这种行动可以被他人观察到。绩效应该只包括那些与组织目标有关的，并且是可以根据个人的能力进行评估的行动或行为。"Campbell 的观点中隐含着一种思想：尽管绩效是行为，但并非所有的行为都是绩效，只有那些有助于组织目标实现的行为才能称其为绩效。

3. 把绩效看作是潜能 这种观点强调员工潜能与绩效的关系，关注员工未来能做什么，能给组织带来什么价值。绩效潜能（即潜在绩效）的观点，将个人素质和能力纳入了绩效评价的范畴。

将上述观点综合起来，就能对绩效有一个比较科学完整的认识与理解：绩效是员工在一定时期内，以个人知识、技能等投入，通过某种方式、方法实现某种工作目标的过程。

（二）绩效的类型

根据不同的标准，绩效可以分为不同的类型。

1. 根据绩效实施的主体不同分类 可分为组织绩效、部门绩效和个人绩效。

（1）组织绩效 由于组织绩效是多方面的，因此对组织绩效的定义也是从多个角度进行的。英国学者布雷德拉普认为，组织绩效应包括三个方面，即有效性、效率和可变性。有效性是指满足顾客需求的程度；效率是指组织使用资源的节约程度；可变性是指组织适应未来变化的能力。

（2）部门绩效 部门绩效是指为了达成组织的目标，通过持续开放的沟通过程，将组织目标分解到各个部门，形成各个部门有利于组织目标达成的预期的利益和产出。作为公司和员工之间绩效管理承上启下的关键层面，部门绩效管理已成为企业培育竞争优势、获取核心竞争力的战略性举措。

（3）个人绩效　部门是由个人组成的，只有充分激发部门内每一个员工的积极性与创造性，才能有效地实现部门的绩效目标。个人绩效是指在完成工作目标与任务的过程中所体现出的个人业绩。

2. 根据考核的角度不同分类　可分为任务绩效、周边绩效和管理绩效。

（1）任务绩效　任务绩效是指按照工作职责去完成工作任务的那些有助于核心流程和目标实现的活动，如生产产品、销售产品、收取存货、管理下属或传递服务。简言之，是直接产品生产和技术维持活动。

（2）周边绩效　周边绩效是指那些支持组织、社会和心理环境的活动。

（3）管理绩效　管理绩效主要针对管理人员，体现管理人员对部门工作管理的结果。考核内容有沟通效果、工作分配、下属发展、管理力度等。

（三）绩效的特点

1. 多因性　绩效的多因性是指绩效的优劣不是取决于单一因素，而要受主、客观的多种因素影响。多因性要求在进行员工绩效分析时，应从多个因素着手。绩效主要取决于员工的技能、机会、激励和环境四个方面。其中技能和激励属于员工自身的、主观的影响要素，机会和环境属于外界的、客观的影响要素。绩效与这四个要素的关系可以用函数式表达。

$$P = F (S, M, E, O)$$

其中，P 指 Performance，绩效。S 指 Skills，技能。M 指 Motivations，激励，是指激发员工的工作积极性和创造性。E 指 Environment，环境，是指影响员工绩效的组织外部客观环境和组织内部客观环境。O 指 Opportunities，机会。

2. 多维性　多维性是指对于员工绩效的评价需要从多个角度着手进行。在进行绩效评价时，通常综合考虑员工的工作能力、工作态度和工作业绩等多维度的情况，不同维度又包含多个指标，从而形成一个系统的绩效评价指标体系。

3. 动态性　动态性是指员工绩效随着时间的推移会发生变化，绩效差的可能改进提高，绩效好的也可能退步变差。动态性要求用发展的眼光看待员工的绩效。在确定绩效考评和绩效管理周期时，要考虑绩效的动态性。

二、绩效管理及其意义

（一）绩效管理及其内涵

绩效管理是指为确保员工的工作活动及其产出与组织目标保持一致，组织管理者通过与员工相互沟通与交流，对其行为和结果进行持续管理的过程。从某种意义上说，绩效管理是过程管理，通过计划、组织、指挥、协调和控制来实现个人、集体的努力与组织战略目标的相连接。绩效管理的内涵体现在三个方面。

1. 绩效管理是一个动态的过程　绩效管理中的"绩效"是全面的绩效，其内容构成上包括结果、行为和素质三个方面。随着工作行为、过程及内外环境的变化，绩效管理的具体内容和手段也相应地进行调整。因此，绩效管理是一个动态的过程管理，而不仅仅是目标管理。

2. 绩效管理注重持续的沟通　绩效管理是一个包含若干环节的系统，在任何一个环节中都离不开管理者与员工之间持续的沟通。通过持续的沟通与交流，促使管理者与员工之间相互理解与支持，并在关键问题上达成一致，有利于绩效管理工作的有效实施。

3. 绩效管理的根本目的在于绩效改进　绩效管理并不仅仅停留在静态的绩效评价，而重在实现绩效改进，所关注的是如何让绩效目标变成现实。绩效管理的各个环节都是围绕绩效改进这一目的进行的。

绩效管理在人力资源管理中居于核心地位，是人力资源经理整合企业人力资源管理的有效手段和方式，也是人力资源经理的工作目标。总体来说，绩效管理涉及人力资源管理的各个方面，包含了大量的管理技巧，企业的人力资源管理所最终要致力的就是提高企业员工的绩效水平和企业管理员工绩效的能力。

（二）绩效管理的功能

1. 管理功能　表现在考什么、怎么考，以及考核结果如何运用上。考核结果是晋升、奖惩、培训等项人力资源开发与管理的基础和依据。

2. 激励功能　绩效考评奖优罚劣，调整工作人员的行为，激发其积极性，促进组织成员更加积极主动地完成组织目标。

3. 学习功能　绩效考评是一个学习的过程，使组织成员更好地认识组织目标，改善自身行为，不断提高组织的整体效益和实力。

4. 导向功能　绩效考评标准是组织对其成员行为的期望，是职工努力的方向，有什么样的考核标准就有什么样的行为方式。

5. 监控功能　职工的绩效考评，对组织而言，就是任务在数量、质量和效率等方面的完成情况；对职工个人而言，则是上级对下属工作状况的评价。通过考评，获得反馈信息，便可据此制订相应的人事决策与措施，调整和改进其效能。

（三）绩效管理的意义

1. 绩效管理是组织战略目标实现的基础　通过绩效管理过程将组织的战略目标分解到各个业务单位，并根据每个岗位的基本职责进一步分解到各个岗位的员工，形成每个岗位的绩效目标，这样就可以把每个岗位员工的工作目标加以有效的整合，形成合力，有效地促进组织目标的实现。

2. 绩效管理有助于适应组织结构的调整和变化　组织结构调整大多是对社会经济状况的一种反映，其表现形式多样化，如减少管理层次、缩小规模、团队工作、高绩效工作系统、授权等。组织结构调整后，管理思想和方式也要相应地发生改变，如权力适当下放，给予员工更多的自主权；让员工多参与管理，提高其工作积极性；给员工更多的支持和辅导，不断提高他们的胜任能力等。

3. 绩效管理促进了管理者与员工的有效沟通　这种管理方式改变了以往纯粹的自上而下发布指令和检查成果的做法，增强了管理者与员工之间的有效沟通，避免了由于双方沟通不良所造成的不必要的误会和冲突。

4. 绩效管理有助于员工的个人发展　绩效管理可使员工明确自己的工作任务和目标，并在工作实施过程中获得组织和上级领导的支持和辅导。考评结束后，由管理者和员工共同查找问题及其原因所在，并有针对性地提供员工培训和开发的机会。

5. 绩效管理有助于构建和谐的组织文化　组织文化是以价值观为核心的群体意识，这种价值观被员工认同和内化后，会在无形中影响员工的行为，员工会自觉地把自己的行为与组织所倡导的价值观相比较，一旦发现自己的行为与组织的价值观不一致，就会自觉地调整自己的行为，从而达到自我调节和自我控制。组织文化经常表现为组织的传统、风俗、习惯，作为一种无形的力量对员工的行为产生潜移默化的影响。

案例链接

某民营医院的绩效管理

某市一家专科民营医院，床位 100 张，人员 130 人。医院效益一直不佳，但通过推行绩效管理，医院整体业务收入与前 1 年同期相比提升了 43%，员工收入提高了 30%，固定资产增值 133%。院长兴奋地说："过去医院分配任务你推我，我推你，该是自己的事也不愿意做，责任心很差。现在岗位清晰了，自己做自己的事，谁也不推了，人人行动起来了，似乎人人变了个样；过去医院大事、小事给我打电话，电话接个不停，总觉得医院很乱，现在一天也没有一个电话，管理起来很轻松，医院发展的速度让人感到兴奋。"

【思考】

绩效管理的实质和意义是什么？

三、绩效考评与绩效管理

（一）绩效考评

绩效考评是指组织采用科学的考评方法，依据一套绩效标准对员工工作职责履行程度、工作任务完成情况和发展潜力进行系统的考评和评价，并将考评结果反馈给员工的过程。考评结果可作为员工薪酬调整、岗位调配、教育培训等的依据，使组织人力资源管理更加规范化。

（二）绩效考评与绩效管理的关系

二者既有区别也有联系。

1. 绩效考评与绩效管理的区别

（1）在定义上不同　绩效考评是指一套正式的结构化的制度，注重事后评估工作的结果；绩效管理表现为一个复杂有序的管理过程，它包括事前计划、事中管理和事后评估。绩效考评与绩效管理并不等价，绩效考评只是绩效管理的一个重要环节。

（2）绩效考评与绩效管理出现的阶段和侧重点不同　见表 6-1。

表 6-1　绩效考评与绩效管理的区别

对象区别点	过程的完整性	侧重点	关注的核心	包含的内容	出现的阶段
绩效管理	一个完整的管理过程	侧重于信息沟通与绩效提高，强调事先沟通与承诺	关注过去绩效	绩效计划的制订、绩效实施与管理、绩效考评、绩效反馈、绩效考评结果的运用	伴随着管理活动的全过程
绩效考评	管理过程中的局部和手段	侧重于判断与考核，强调事后评价	关注未来绩效	考核原则、方法、步骤，考核主体，考核的维度和周期，考核评分	只出现在特定时期

2. 绩效考评与绩效管理的联系 绩效考评是绩效管理的核心环节，绩效管理包含绩效考评。绩效考评是绩效管理的重要支撑点，它从制度上明确规定了组织员工和部门绩效考评的具体程序、步骤、考核主体、考评周期和方法，为绩效管理的运行和实施提供了前提和基础。

四、绩效管理中存在的主要问题

绩效管理作为组织的一项长远的实施战略，其有效推进必然对提高组织经济效益和管理效率、激发员工积极性、提高组织的综合竞争力等方面发挥着极其重要的作用，但在具体的操作过程中也存在一系列的问题。

1. 绩效考评等同于绩效管理 很多公司或组织启动绩效管理项目的时候，对绩效管理并没有清楚的认识，认为绩效管理就是绩效考评，把绩效考评作为约束控制员工的手段，通过绩效考评给员工增加压力，把绩效考评不合格作为辞退员工的理由。

2. 重考核，轻管理 组织在实施绩效管理的过程中比较重视绩效考评而轻绩效管理，以考定薪，以考代评，而对绩效管理中的动态管理做得不到位。绩效管理是一个动态管理的过程，如考核目标的调整、员工岗位的变动、员工薪酬的升降、考核结果的运用等都是一个动态管理的过程。

3. 轻视绩效辅导沟通 绩效辅导沟通是指绩效计划执行者的直接上级及其他相关人员为帮助执行者完成绩效计划，通过沟通、交流或提供机会，给执行者以指示、指导、培训、支持、监督、纠偏、鼓励等帮助的行为。因此，绩效辅导沟通在绩效管理中具有重要作用。

4. 重定量指标，轻过程指标 定量指标在绩效考评指标体系中占有重要的地位，在保证绩效考评结果公正、客观方面具有重要作用。但定量考核指标并不意味着考核结果必然公正、公平。在绩效管理实践中，应发挥过程指标在考核中的重要作用，充分尊重直接上级在考核中的主观评价作用。

5. 重结果，轻运用 考核结果不仅是员工物质上的体现，更重要的是其他形式上的体现。组织不要只盯住考核结果，而应该把考核结果更好地运用到组织整体绩效和员工个人绩效的提升上，把考核结果运用于员工能上能下、岗位能升能降、薪酬能高能低，以及员工职业培训、福利、晋升等，使员工通过绩效考评结果，正确认识自己的差距和不足，更加努力工作和提高自我，从而获得更多的发展机会和取得更好的业绩。在考核结果上要避免一叶障目现象，要多维度、综合、全面、客观地评价员工。

6. 轻视绩效考评导向作用 绩效管理取得成效最重要的一点是实现绩效考评与薪酬激励的公平、公正性。只有公平、公正才能使人信服，才能促进个人和组织的绩效提升。追求绩效考评的公平、公正性应以实现绩效考评的战略导向为前提。事实上，绩效考评要体现战略导向，在一定期间符合公司发展战略导向的行为就该受到奖励。

7. 指标体系设置不尽合理 绩效管理实践中有一个误区，就是尽量追求考核指标的全面和完整，考核指标涵盖了这个岗位几乎所有的工作，事无巨细都详细说明考核要求和标准。

8. 把关键指标当成普通指标 绩效管理的关键一环是关键业绩指标（KPI）考核，因此提炼、取舍、量化关键指标成为绩效管理的重点和关键。把关键业绩指标当成普通业绩指标、把普通业绩指标当成关键业绩指标，都是因为制订者在指标的设定时考虑过细、过多所致。

第二节　绩效管理的基本流程

绩效管理在人力资源管理中处于核心地位，绩效管理是一个动态的控制系统，由绩效计划、绩效实施、绩效考评、绩效反馈、绩效考评结果的运用等几个不断循环的环节组成。

一、绩效计划

（一）绩效计划的含义

绩效计划是一个确定组织对员工的绩效期望并得到员工认可的过程，是确定员工绩效指标和标准的过程。绩效计划必须清楚地说明期望员工达到的结果，以及为达到该结果员工表现出来的行为和技能。

绩效计划是用于指导员工行为的一份计划书。简单地说，绩效计划包括两个方面的内容："做什么"和"如何做"。

（二）绩效计划制订的原则

在制订绩效计划时，必须明确员工绩效的工作标准。制订工作标准有两个基本原则。

1. 战略相关性原则　绩效管理不仅仅是一个衡量体系，还可以利用这个衡量体系传播组织的战略。组织通过绩效管理可以提供一种手段和途径，使组织的战略决策不断地由设想变为现实；绩效管理可以保障高效地把事情做对、做好。所以绩效计划中的工作标准必须是组织战略的层层分解而得到的指标，与组织的战略紧密相关。

2. 可衡量性原则　工作标准必须便于今后绩效考评中进行衡量；如果不能进行衡量，该标准则不具备可操作性。

（三）绩效计划的内容

在绩效计划中，主管与员工就以下内容达成一致，在绩效合约中得到体现。

1. 工作目标　员工在本绩效管理周期内需要达到的工作目标是什么？

2. 目标的重要性　各项目标的权重如何？哪些是最重要的，哪些是次重要的？

3. 工作结果　每项工作要达到什么样的结果？这些结果可以从哪些方面去衡量？评判的标准是什么？

4. 完成期限　每项工作完成的期限是什么时候？

5. 工作中可能遇到的问题及需要的帮助　员工完成绩效目标的过程中可能遇到哪些困难和障碍？需要组织或经理提供哪些资源、帮助和支持？

6. 需要接受的培训　员工在绩效周期内，需要接受哪些技术和技能方面的培训？

7. 绩效沟通　绩效管理周期内主管如何与员工进行沟通？沟通的频率是多久？

8. 绩效目标的更改　在什么情况下需要对绩效目标进行更改？更改的程序是什么？

9. 工作结果获取渠道　从什么地方获取工作结果的信息？

（四）制订绩效计划的步骤

绩效计划是管理者与被管理者双向沟通的过程。通过沟通，管理者与被管理者对每项工作目标进行讨论并达成一致。这一过程包括以下三个方面。

1. 绩效计划的准备　在制订绩效计划前，需要完成如下准备工作。

（1）双方对组织战略目标和发展规划的回顾　绩效计划是对组织战略目标和发展规划的具体落实，制订绩效计划时要紧密结合组织的战略目标和发展规划。

（2）熟悉组织年度经营计划　主管和员工要熟悉组织的年度经营计划，部门、个人的绩效计划是组织年度经营计划的分解。

（3）熟悉部门年度经营目标　在熟悉组织年度经营计划的基础上，进一步明确部门年度经营目标。

（4）回顾个人的工作职责　个人的工作职责描述规定了员工应该完成的工作任务，绩效计划则进一步明确了这些任务应该达到的标准。

（5）回顾员工上一个绩效考评周期的绩效考评结果　主管需要根据员工上一个绩效考评周期的绩效完成情况，确定该员工绩效目标的标准。

2. 绩效计划的沟通　绩效计划的沟通是管理者与被管理者通过充分交流，使被管理者在下一个绩效管理周期内要完成的工作目标达成一致的过程。这一过程包括六个环节。

（1）回顾组织的目标和业务单元的基本职责　组织目标和业务单元的基本职责是绩效目标的来源，所以在绩效计划沟通时首先应回顾组织的目标与业务单元的基本职责。

（2）确定增值产出　增值产出是对组织目标的实现有促进作用的工作行为或结果。

（3）确定关键工作指标　每个部门和岗位在工作过程中所承担的工作职责和要完成的工作任务往往是多方面的，在绩效计划沟通时，为使员工在今后的工作过程中目标明确，并使绩效评价重点突出，常常要确定关键绩效指标。

（4）确定每项指标的标准　绩效标准是在各个绩效指标上应分别达到什么水平。关键绩效指标和标准可分为两类：①定量化标准：绩效指标应当尽可能地建立定量化的标准。②行为描述性标准：对于难以建立定量化指标的工作，采用行为锚定法建立可观察、可度量的行为系列，以此作为绩效评估的标准。

（5）确定每项关键绩效指标的权重　不同的工作产出对员工实现绩效目标所发挥的作用是不同的，因此，在进行绩效评估时，不同的工作产出在总体绩效中所占的权重也是不同的。通常权重总分为100分，把总分根据每项工作产出的重要性程度在不同的产出上进行分配。

（6）确定继续追踪的方式　制订绩效计划时，管理者和被管理者还要就绩效追踪方式达成一致，不仅要在完成的工作任务、关键绩效指标、要达到的标准等方面达成一致，还要在每项任务完成的进度、期限、何时检查监督等方面达成共识，以便及时对员工进行辅导。

（7）确定所需资源与条件　为员工制订了明确的工作目标后，主管人员还要与员工进行沟通，让员工说出自己的顾虑，以便为员工提供必要的资源和条件，确定具体实现绩效目标的步骤、方法与途径，以保证绩效目标的实现。

3. 绩效计划的审定和确认　经过沟通后，双方就讨论中提出的绩效目标进行审定和确认。审定和确认的标准是：①员工的工作目标是否与公司、部门的目标紧密相连。②员工的工作职责和描述是否体现在绩效考评目标中。③双方是否就员工的主要工作任务、各项工作任务的权重、完成标准、员工的权限达成一致；是否明确主管在绩效实施过程中能提供的帮助。

二、绩效实施

绩效计划制订好后，就进入绩效管理的第二阶段——绩效实施阶段。在这一阶段，员工按照与主管人员签订的绩效计划书开展自己的工作，主管人员按照绩效计划书对员工进行跟踪、监控与指导，并及时收集和记录员工工作绩效表现的信息，为第三阶段的绩效考评收集资料。这是实现绩效改进和绩效目标的重要手段。对主管人员来说，这一阶段主要有3个方面的任务：持续不断的信息沟通、绩效信息的记录和收集，以及绩效辅导。

（一）持续不断的信息沟通

绩效沟通的方式有正式沟通和非正式沟通两种形式。

1. 正式沟通　正式沟通是指通过组织机构明文规定的渠道，按照一定规则进行的沟通，如组织中各种请示汇报制度、会议制度等。在绩效管理过程中常用的正式沟通方式有以下几种。

（1）书面报告　书面报告是绩效管理中比较常见的一种正式沟通方式，是指员工以书面文字或图表的形式向上级主管报告工作进展情况，反映工作中存在的问题及向领导提出请求和建议。书面报告有定期的，也有不定期的。定期书面报告是员工按照组织要求定期向主管人员提交的书面报告。定期书面报告有年报、季报、月报、周报和工作日志。不定期的书面报告是根据工作进展情况，员工就工作中的一些重大问题及时向上级主管提供正式书面报告。

（2）会议沟通　定期召开会议讨论各项工作进展情况、工作过程中出现的问题，以及解决问题的具体办法，以保证绩效目标的实现。

（3）谈话沟通　谈话沟通是管理人员与员工之间进行的一对一的口头沟通形式。

（4）员工团队会议　员工团队会议是由主管组织召开关于员工绩效的团队会议，每个员工就自己的绩效状况、遇到的困难、需要的帮助进行表述和沟通。

2. 非正式沟通　非正式沟通是指主管与员工在工作过程中进行的非定期的、形式灵活的沟通。非正式的绩效沟通没有固定的模式。随着组织信息化的普及，组织内部局域网也成为员工和主管进行沟通的非正式渠道，员工和主管可以通过网上留言进行沟通。

3. 持续绩效沟通的内容　主管和员工持续的绩效沟通是为了共同找到与完成目标有关的一些问题的答案，其内容有以下几个方面。

（1）目前工作进展情况如何？

（2）员工和部门是否在正确的达到目标和绩效标准的轨道上运行？

（3）如果发生了偏离，应该采取什么措施？

（4）哪些方面工作做得好？工作中遇到了什么困难和障碍？如何克服？

（5）针对目前的情况，需要对工作目标和达成工作目标的行动计划进行怎样的调整？

（6）员工需要主管提供什么帮助和支持？

在绩效沟通过程中，员工由于外界环境的变化不能够完成预定的绩效目标，可以与主管协商进行绩效指标的变更。

（二）绩效信息的记录和收集

通过绩效信息的记录和收集可以为绩效考评提供事实依据，也可以作为晋升、加薪等人事决策的依据。同时，记录和收集的事实是主管向员工说明其目前的差距和需要改进、提高方面的依据，也可以通过这些事实依据找出取得优秀绩效的原因，以便对症下药，改进绩效。绩效信息的记录和收集要充分发挥员工的积极性，让员工参与绩效数据收集的过程。

收集信息的方法主要有观察法、工作记录法和他人反馈法。

案例链接

三个兄弟的薪酬

某大型医疗器械公司，公司职员中有三个亲兄弟。一天，他们的父亲要求见总经理，并提出为什么三个兄弟薪水不同？大儿子周薪 350 美元，小儿子周薪 250 美元，二儿子周薪只有 200 美元。总经理听完后说："现在我叫他们做相同的事情，你只要看他们的表现，就可以得出答案了。"

总经理先把老二叫来，吩咐说："现在请你去调查停泊在海边的 A 船，船上医疗设备的数量、价格和质量都要详细地记录下来，并尽快给我答复。"老二将工作内容抄下来后就离开了。5 分钟后，他便回到总经理办公室做了汇报，原来他是用电话向 A 船了解情况的。

总经理又把老三叫来，吩咐他做同样的事情。1 小时后，老三满头大汗地回到总经理办公室，一边擦汗一边汇报。他说他去了 A 船，同时，亲眼看到船上的货物的数量、质量等情况。

最后，总经理才把老大找来，吩咐他再去 A 船，调查船上货物的情况。3 个小时后，老大回到总经理办公室。他首先重复报告了老三汇报的内容，然后说，他已将船上最有价值的商品品牌都记录下来了，为了方便总经理与货主签订合同，他已经请货主明天上午 10 点钟到公司。返回的途中，他还向其他两家医疗器械公司询问了货物的质量、价格等情况，并且已经请与这笔买卖有关的本公司负责人明天上午 11 点到公司来。

父亲暗察了三个兄弟的工作表现后，顿时明白了一切。

（三）绩效辅导

主管在制订员工改进辅导计划时应注意以下几点。

1. 做好一名导师，率先垂范，身体力行，这样才能赢得部属的尊重。

2. 帮助制订培训规划，与下属员工一起做好全面的培训规划与设计，并做好培训效果的评估。

3. 做好职业辅导，帮助下属员工进行职业生涯规划，把员工自身发展的需求变为不断提高绩效的动力。

4. 与下属员工一起，合力确定选取改进项目和制订改进计划。

三、绩效考评

绩效考评是对员工工作业绩的考察和评定，即根据工作目标或一定的绩效标准，采用科学的方法，对员工的工作完成情况、职责履行程度等进行定期的评定过程。

（一）绩效考评的目的和内容

绩效考评的最终目标是提高员工的工作绩效，以达到企业的经营目标，并提高员工的满意感。同时有效的绩效考评还成为各种人事管理活动的一个组成部分，如劳动报酬、晋升、培训、裁员计划，以及为员工个人发展和职业选择提供信息。

绩效考评的内容由考评的目的决定。如果绩效考评的目的是对员工进行奖励或者调整工资，考评的重点应是员工在考评期内的实际工作业绩；如果考评的目的是晋升，考评应侧重于评价员工的工作行为，以及对完成新工作的潜力，对候选人在过去工作中所表现出来的各方面的素质及工作能力的考评可以预测他在新的工作岗位上可能有的表现，在候选人的工作经历与新的工作有联系的时候，这种考评更可取。但是如果候选人将要从事的工作是一种全新的工作，利用过去行为的信息来预测他从事未来工作的潜力就有一定的困难。

（二）绩效考评的原则

为了使考评工作健康、顺利地进行，应遵循以下基本原则。

1. 公平客观的原则　公平是确立和推行人员绩效考评制度的前提。不公平就不可能发挥绩效考评应有的作用。绩效考评应当根据明确规定的考评标准，针对客观考评资料进行评价，尽量避免掺入主观性和感情色彩。

2. 公开民主的原则　在制订考评标准时，要听取员工的意见，尽可能吸收员工代表参与考评标准的制订。考评前，一定要将考评标准向全体被考评者公布，让员工知道考评的条件和过程。考评结束时，要给被考评员工解释和申诉的机会和权力。这样他们才会对考评工作产生信心，对考评结果持理解和接受的态度。

3. 全面性和完整性的原则　为保证绩效考评的公正与客观，绩效考评的标准应包括工作绩效的各个方面，并且根据员工的实际工作情况，在多方征求意见的基础上，对不同方面赋予适当的权重，以避免片面性。

4. 立体考评的原则　由于不同类型的考评者对员工进行绩效考评各有优缺点，因此对于员工的绩效应做多层次、多角度的评价，把上级评定、同级评定、下级评定和员工自我评定结合起来，听取各方面的意见，从而对员工的绩效评定尽量客观、准确，减少由于不同考评者的个人好恶所产生的误差。

5. 反馈的原则　考评的结果（评语）一定要反馈给被考评者本人，否则就起不到应有的激励作用。在反馈考评结果的同时，应当向被考评者就评语进行说明解释，肯定成绩和进步，说明不足之处，提供今后努力的参考意见等。

6. 差别化的原则　考评的等级之间应当有鲜明的差别界限，针对不同的考评评语在工资、晋升、使用等方面应体现明显差别，使考评带有刺激性，鼓励职工的上进心。

（三）绩效考评的实施步骤

第一步：确定考评周期。根据组织经营管理的实际情况（包括管理形态、市场周期、销售周期和生产周期），确定合适的考评周期，工作考评一般以月为考评周期。每个周期进行1次例行的重点工作绩效考评。

第二步：编制工作计划。按照考评周期，作为考评对象的职能部门、业务机构和工作责任人，要在周期初编制所在部门或岗位的工作计划，对纳入考评的重点工作内容进行简要描述。每一项重点工作都要明确设置工作完成的时间指标和质量指标。同时按照预先设定的计分要求，设置每一项重点工作的考评分值。

第三步：校正量效化指标。绩效考评要求重点工作的开展和完成必须设置量效化指标。量化指标是数据指标，效化指标是成效指标。重点工作的量效化指标，反映了重点工作的效率要求和价值预期。因此，考评执行人应会同考评对象，对重点工作的量效化指标进行认真校正并最终确定，保障重点工作的完成质效。

第四步：调控考评过程。在管理运转中，存在并发生着不确定性因素，容易造成工作变数，考评也是如此。当工作的变化、进展与预置的计划发生冲突时，先要对变化的事物进行分析，准确识别变化的原因和走向，然后对工作计划和考评指标做出及时、适当的调整改进。

第五步：验收工作成效。每个周期期末，在设定的时间内，考评执行人根据预置或调整的周期工作计划，对考评对象的重点工作完成情况进行成效验收。按照每项工作设置的量效化指标和考评分值，逐项核实工作成效，逐项进行评分记分，累计计算考评对象该考评周期重点工作完成情况的实际得分，并就工作的绩效改进做出点评。

第六步：考评结果运用。考评的目的是改进绩效，推进工作，提高效率。考评对象重点工作完成情况的实际得分即为考评结果。如何运用考评结果，会直接影响考评的激励作用。要切实结合企业管理资源的实际情况，充分考虑企业文化的负载能力，在这个基础上选择和确定考评结果的运用方式。一是考薪挂钩，二是考职挂钩，三是信息整合。

（四）绩效考评的主体

在绩效考评过程中，对考评主体的基本要求有以下几个方面：熟知组织有关绩效考评的政策；了解被考评者职务的性质、工作内容、要求和考评标准；了解被考评者在本考评周期内的工作表现；考评过程中做到客观公正，尽量减少考评偏差。一般来说，绩效考评主体主要包括上级、下级、自己、同事、客户和专家。

1. 上级评估　从一定意义上讲，上级在绩效考评中最有发言权，也是目前最为常见的考评方式。但上级考评时可能会将其个人偏见带入对下属的绩效评估中，严重损害绩效评估的客观性和公正性，并且上级掌握着切实的奖惩权，对员工会造成很大的心理负担。

2. 同事评估　工作上同事接触最多，所以同事对被评估人的了解最全面、最透彻，因此同事的评价更加客观和深入。但是同事之间评估容易受到感情因素的影响，同时由于同事之间存在利益竞争，在评估时容易存在私心，致使评估结果脱离实际情况。

3. 下级评估　下级评估可以进行有效的监督，避免出现领导独裁的倾向。但是下级评估存在很大弊端，一方面下级在对上级评估时会有所顾虑，担心上级打击报复，往往在评估中会夸大上级的优点，隐瞒缺点。另一方面，作为上级，为了取得下级的好评可能会放松管理，从而影响到整个部门的绩效管理。为此，在应用下级评估时，一般采用匿名评估。

4. 自我评估　自我评估有助于员工参与意识的提高，通过自我回顾和总结，更能深刻地认识自己在工作中存在的问题及产生的原因，从而寻找对策，改善工作绩效。但自我评估容易高估自己，甚至出现报喜不报忧，使得评估结果具有一定的片面性。

5. 客户评估　客户评估所受人为干扰较少，评估更加真实客观，并有助于员工增强服务意识和提高服务能力。客户评估一般采用问卷调查方式，所以操作起来比较费时费力，成本也比较高。

6. 专家评估　专家一般为组织外部人员，不受组织内部利益机制所左右，所以评估结果相对更公正些。但聘请外部专家的成本比较高，而且专家不一定了解所要评估的各个部门每个岗位的工作情况。

7. 全方位绩效考评　全方位绩效考评也称为360度绩效考评，即综合上级、同事、自己、下级、客户、专家等对员工工作的评价而得出最终的考评结果。全方位绩效考评的信息来源更加多元化，这种多层面的反馈评价可以减少个人偏见及评价误差，使员工的绩效评估更加全面，评价结果也更为准确。

（五）绩效考评的周期

绩效考评的周期是指多长时间进行 1 次考评，可以是 1 个月、1 个季度、半年或者 1 年等。具体说，影响绩效考评周期长短的因素有以下几个方面。

1. 奖金发放的周期　奖金的高低直接与员工的绩效完成情况挂钩，一般在发放奖金前进行绩效考评。

2. 绩效指标的类型　不同的绩效指标需要不同的考评周期。对于任务绩效考评指标，如销售人员的销售收入、费用等业绩指标，考评周期相对较短；而对于周边绩效指标，如人员的行为表现、素质等指标，具有一定的隐蔽性，考评周期需要长一些。

3. 工作性质　对于基层员工，他们可以在比较短的时间内做出成绩，对于其绩效结果的考评周期就可以短一些；对于管理类和技术类的员工，一般在较长的时间内才出成果，因此对于他们的绩效考评周期就可以相对长一些。

4. 考评的工作量　一般来说，考评工作量大，为保证考评工作的质量，考评的周期就相对长一些；反之考评周期就短一些。

一般情况下，绩效考评以 1 年 1～2 次为宜，如果过于频繁，可能使管理者和员工过多地关注于"考评"而非"绩效"。如果周期过长，不能及时对工作产出进行评价和反馈，则不利于工作的改进。

（六）绩效考评的偏差

绩效考评是绩效管理体系中比较复杂的一项工作，在实施过程中由于受到主客观因素的干扰，考评结果的准确性、客观性和公正性会受到影响。

1. 环境因素　环境因素包括时间、地点等因素。在考评时，应注意时间对绩效的影响。比如，对于一个新员工能力素质的考评，如果在工作时间很短的情况下进行，则完全可能得出错误的评价结果。同样，地点不同对于绩效评估也有一定的影响。如对于销售收入指标的考评，由于受外部因素的影响，在不同地方其完成情况可存在较大差异，必然导致考评结果有所不同。

2. 组织因素　绩效考评能否有效实施需要组织给予各方面的条件支持。首先组织领导要足够重视。其次，绩效考评前要对各考评主体安排培训，考评结束后认真分析员工的绩效结果并将其反馈给员工。

3. 绩效考评标准与方法　绩效考评标准不清晰是造成工作绩效评价工具失效的常见原因之一。在考评指标中，除了反映工作业绩的定量指标外，还有相当一部分定性指标，一般按"优秀"到"差"分为不同的等级。不同的考评者可能对绩效标准存在不同的理解，有的考评者比较宽松，有的考评者比较严厉，最终会导致被考评员工之间的不公正性。对于评价方法的选择也应慎重，如果设计不科学，与考评指标、考评对象特点不相适应，或缺乏可操作性，都会导致绩效评价的失败。

4. 考评主体的主观偏差

（1）晕轮效应　晕轮效应是指当对一个人的某种特征形成好或坏的印象后，会倾向于据此推论该人其他方面的特征。我们平常所说的"爱屋及乌、一好百好"都是典型的晕轮效应。这种晕轮效应对于部分被考评者是相当不公平的。

（2）近因效应　一般来说，人们对近期发生的事情印象比较深刻，而对远期发生的事情印象会比较模糊，这就是近因效应，也称近因误差。

（3）记忆误差　记忆误差是由于记忆错误而产生的评价偏差。绩效考评是一个相对较长的阶段性工作，评估时需要考评者和被考评者回顾整个绩效周期内的工作表现。无论长期记忆还是短期记忆都可能会出现差错，根据错误的绩效信息与绩效标准相比较得出的评价结论肯定是错误的，结果也是无效的。

（4）趋中误差　在进行绩效等级评定时，大多数员工的绩效水平被评价为接近中等水平，这就产生了趋中误差。趋中误差主要是由于考评者对被考评者不了解或者为避免发生争议和批评所致。考评的趋中倾向意味着绝大多数员工被简单地评定为"中等"，过于集中的结果使绩效考评失去意义。

（5）偏见误差　由于考评人对被考评人的某些特征，如种族、宗教、性格、性别、年龄等存在某种偏见而影响对其工作绩效的评价所造成的误差，称为偏见误差。偏见误差主要是由个人的喜好造成的。

（6）对比误差　对比误差是指考评者不是依据工作要求和考评标准评价员工，而是倾向于将员工与其他人比较对其进行评价。

（七）偏差控制措施

绩效考评是一项复杂的工作，往往需要投入较大的精力、物力和财力，但不一定取得预期的效果。为了减少考评误差，最大限度地提升绩效评估的准确性，可采取如下措施。

1. 考评培训　对考评人和被考评人进行培训。

2. 对工作进行全面评估　在绩效评估主体的选择上，在条件允许的情况下尽量采用360度绩效评估，从多个侧面、多个层面对员工的绩效进行评价，以避免由于某一考评方法对员工存在个人偏见所造成的绩效误差。

3. 考评绩效指标和标准要明确　考评维度应以可量化和可实际观察的指标为主，并且尽量简洁，以降低考评者的工作负荷。

4. 选择恰当的评估方法　绩效考评的方法很多，每一种方法都有优点和缺点。考评时应根据考评的对象和内容选择不同的考评方法。

5. 考评人的工作量　每个考评人的评估人数要安排得当。

6. 每次评估都要查阅最近几次的评估结果　通过查阅以前的评估结果，一方面可以减少由于记忆错误或近因效应所造成的误差，另一方面对以前存在的绩效问题可以进行跟踪，考察是否得到改进。

7. 评估结果的分析与考察　人力资源部门加强对评估结果的统计分析和考察。

8. 建立绩效考评申诉机制　绩效考评结束后，允许员工审查考评结果。

四、绩效反馈

(一)绩效反馈的含义与目的

绩效反馈是绩效考评结束后管理者与员工通过双向沟通把绩效考评结果反馈给员工,指出工作中的不足,并对上一个绩效管理周期内员工的绩效进行归因分析,特别是对不良绩效进行诊断,明确原因,并制订绩效提升计划和下一个绩效管理周期内的新的绩效目标的过程。

绩效反馈的目的在于:让员工认识到自己在本阶段工作中取得的进步和存在的不足,促进员工改善绩效;对绩效评价的结果达成共识;制订绩效改进计划;为员工的职业规划和发展提供信息。

(二)绩效反馈的原则

1. 全面性原则。

2. 反馈气氛友好原则。

3. 员工先行自我评价原则。

4. 表扬与建设性意见共同反馈原则。

5. 从积极和发展的角度结束反馈原则。

(三)绩效反馈的方式

绩效反馈的方式有很多,如设立意见箱、设置专门的绩效沟通渠道、主动征求意见、绩效面谈等。其中绩效面谈是比较常用的反馈形式。

1. 绩效面谈

(1) 绩效面谈的准备

①准备面谈的资料。

②制订面谈提纲。具体内容包括面谈的对象和目的、面谈的过程和步骤、预计时间和效果、面谈过程中可能出现的问题等。可以事先让被面谈的员工填写一份"绩效考评面谈表",人力资源管理部门和面谈主管据此进行有效的准备。

③确定面谈时间。面谈时间选择的恰当与否直接影响到绩效面谈的效果。

④确定面谈地点。面谈地点最好选择在氛围比较轻松的地方,如选择在一间单独的办公室、小会议室或员工的工作台附近。

(2) 绩效面谈的原则　为了提高绩效面谈的效果,主管人员与员工需遵循以下原则。

①建立和维护双方的信任感。

②清楚地向员工说明绩效面谈的目的。

③尽量少批评,避免出现对立和冲突。

④鼓励员工讲话,多问少讲,认真倾听员工意见。

⑤集中在绩效,而不是员工个体的性格特征。

⑥集中于未来而非过去,重点放在解决问题上。

⑦通过赞扬肯定员工的有效业绩,优点和缺点并重。

⑧反馈要具体,制订具体的继续改进目标,确定继续改进检查的日期和方法。

⑨绩效面谈经常化,而不要只在年底绩效考评后进行。

⑩以积极的方式结束绩效面谈。

（3）绩效面谈的主要内容 绩效面谈时，双方可以就以下问题进行沟通。

①本次绩效考评的目的和考评标准。

②员工的工作表现和考评结果。

③主管就员工的每一项工作目标达成情况的意见及对员工绩效的期望。

④员工在绩效期间内工作表现的优点和有待于进一步改进的地方。

⑤员工绩效改进措施。

⑥新考评周期内企业和主管对员工绩效的期望，讨论新的考评标准，以及员工对主管提供的帮助。

（4）绩效面谈的过程 绩效面谈先谈什么、后谈什么也有多种形式，主管可以灵活掌握。具体有以下一些方法。

①员工自己先谈对绩效考评目的和绩效考评指标的认识，主管进行相应的补充和说明。

②员工先谈自己的工作表现及其评价，主管再说明自己相同和不同的看法。

③先与员工就本次考评的目的和考评标准进行沟通，达成一致后再讨论员工的具体考评分数和考评结果。

④直接就考评表格中的各项内容逐一与员工进行沟通。如果认识一致就进入下一项讨论；如果认识有分歧，就通过讨论力争达成一致。对于不能达成一致的地方，事后再沟通，或者请主管的直接上级进行仲裁。

⑤先讨论员工工作中的优点和成绩，再讨论不足和有待改进的地方。

⑥主管先谈对员工绩效考评的看法，然后请员工谈意见。

（5）绩效面谈应注意的事项

①面谈应在无打扰的环境中进行，面谈不应被电话和外来人员打断，只有这样，面谈才能获得更佳的效果。

②面谈过程中，要注意观察员工的情绪，适时进行有针对性的调整，使面谈按计划稳步进行。

③面谈后，一定要与员工形成双方认可的备忘录，就面谈结果达成共识，对暂时还有异议没有形成共识的问题，可以与员工约好下次面谈的时间，就专门问题进行二次面谈。

2. 书面报告

（1）绩效反馈书面报告的概念 绩效反馈书面报告是绩效考评人以书面报告形式就绩效考评结果、存在问题、下一阶段的工作目标等向被考评人单向沟通的一种绩效反馈方式。

（2）书面报告的主要内容

①根据员工每项绩效（工作）计划目标，考核其完成情况。

②分析未完成计划的情况，找出原因。

③评价工作能力上的强项和有待改进的方面。

④交流、探讨改进提升方案。

⑤对于员工的关心。

（3）绩效反馈书面报告的运用 此种绩效反馈方式适用于参与意识不强的员工，对于改进员工行为和表现效果十分突出，反馈信息更全面、详实，且便于归档。其可作为因不胜任工作引发争议时的书面证据。

此种绩效反馈方式的缺点：由于是单向沟通，缺乏双向的交流，接收者没有及时反馈意见的机会，不能产生平等感和参与感，不利于增强接收者的自信心和责任心，不利于建立双方的感情；容易堵塞上下级之间的言路，难以给下属申诉的机会，使沟通渠道受阻。使用这种方式要求主管人员具备劝说员工改变自我的能力，并且能够熟练运用各种激励下属的模式和方法。

五、绩效考评结果的运用

绩效考评结果的运用直接关系到绩效考评的成功与否，也对绩效管理的效果有很大的影响。传统的绩效考评结果主要用于奖金的分配和工资的调整上。现代管理中，员工绩效考评结果主要用于制订绩效改进计划、员工招聘、员工培训、薪酬调整、职位调整、员工发展计划等方面。

（一）绩效诊断与绩效改进计划的制订

1. 绩效诊断　绩效诊断是由管理人员和员工共同研究和讨论绩效评价结果，从中找出绩效问题并分析其产生原因。由于绩效具有多因性的特征，因此只有全面分析影响绩效的可能因素，才能找到问题的真正所在。一般而言，产生关键绩效问题的原因主要有三个方面。

（1）员工　员工存在绩效差距通常先从员工自身查找原因，主要从三个方面分析：知识、技能和态度。作为管理者可以提出这样的问题：他是否具备做这方面工作的知识和经验？他是否具有从事这方面工作的技能？他是否有正确的工作态度和自信心？

（2）管理者　管理者管理行为的实施是否恰当与合理也直接影响到员工的工作绩效。对于管理者的管理行为主要从两个方面分析：①管理上"无为"。②管理上过于苛刻。

（3）环境　影响员工绩效的环境因素包括两方面，一是内部环境，包括硬环境和软环境。硬环境如工具或设备、资源的配置、工作环境（光线、空气、湿度、温度、噪音、安全条件、地理位置等）；软环境如组织的管理机制和政策、工作方法、员工的精神风貌和团队精神、同事之间的人际关系等。二是外部环境，如宏观经济的变动、政府的相关政策法规、全行业的发展状况等。

2. 制订绩效改进计划　绩效考评结果最直接的运用是在绩效改进中，是绩效改进计划制订、实施、衡量的依据。主管在绩效反馈时要与员工及时针对考评中未达到绩效标准的项目分析原因，制订相应的改进措施。

（1）绩效改进计划的主要内容　①员工基本情况、主管的基本情况、绩效改进计划的指定时间和实施时间、绩效计划的考评时间。②根据绩效考评结果和绩效反馈结果，确定员工在工作中的问题，包括需要改进的工作方法、需要提高的工作能力和技巧、需要改善的工作态度等。③针对绩效考评中存在的问题，提出针对性的改进意见，包括工作方法改进措施、工作能力和技巧提高措施。④确定绩效改进后要达到的目标和检查方法、检查时间。

（2）绩效改进计划实施的步骤　①发现问题。②制订员工的绩效改进计划。根据绩效结果反馈出的员工问题，最关键的还是要制订绩效改进计划。一方面是帮助员工提高能力，另一个方面为下一个绩效周期做好准备，设立新的改进目标。

（二）为人力资源其他职能部门提供依据

1. 员工招聘　绩效考评既是对岗位人员现职工作的考评，又是对人员选拔结论进行实际检验，同时更可以用来作为企业提高招聘有效性的手段。

（1）对招聘有效性的检验 很多企业都很重视对应聘人员的素质测评和其他筛选手段，这些手段的有效性如何，可以通过他们进入实际工作岗位后的绩效考评结果进行检验。将这些人的绩效考评结果与他们申请工作时的检验结果进行比较，通过分析就可以做出判断。

（2）对招聘筛选的参考 通过绩效考评的结果和其他反馈，人力资源管理人员对企业内各个岗位优秀人员所应具有的优秀品质和绩效特征有了一定的了解，这些能给招聘工作的筛选提供有益的参考。在招聘过程中存在许多问题，要解决这些问题必须有效运用绩效考评结果。

第一，根据考评结果，确定空缺职位的要求。例如，能力要求、素质要求、业务知识要求等。

第二，在筛选申请表及面试阶段，根据事先确立的职位要求，选择符合职位要求的新员工。

第三，在新员工上岗培训阶段，根据绩效考评的历史记录，加强培训，缩短新员工的适应期。

2. 员工培训 绩效考评结果可为人力资源开发与培训提供决策依据。可以说，没有绩效考评，就无法做出最佳的人力资源开发与培训决策。

实施培训前需进行培训需求分析，其中最重要的是要确定哪些人需要培训和培训什么。通过绩效考评，可以发现哪些员工不能满足岗位的能力要求，可将他们作为培训的对象；也可将实际绩效与绩效标准存在差距的方面作为培训的内容。另外，人力资源管理者还可通过参加培训前后员工的工作表现进行评价与对比，根据比较结果对培训方案进行相应的调整，以利于提高今后培训的效果。

3. 薪酬调整 薪酬调整是绩效考评结果最直接的运用之一，主要在两个方面。

（1）用于薪酬计算。很多企业为了激励员工改善自己的绩效状况，努力工作，将薪酬与绩效考评结果挂钩。

（2）用于员工岗位薪酬等级调整。

4. 职位调整 员工的历次绩效考评记录可为人员调配和职位变动提供基础依据。通过分析绩效评价记录，可以发现员工与其所在岗位是否适应。对于绩效优秀、能力突出的员工可进行积极的培养和大胆提拔，让其承担更大的责任；对于绩效较差、无法胜任岗位工作的员工可通过职位调整，将其安排在与其能力相适应的岗位上。

5. 员工职业发展规划 员工绩效考评结果记入员工职业发展档案，主管和员工根据目前的绩效水平和过去的绩效提高过程，协商制订员工的长远工作绩效和工作能力提高计划，以及在企业中的未来发展规划，员工职业发展规划是促进员工绩效不断提高的内在动力，也是激励员工的重要手段。

第三节 绩效考评指标体系设计

一、绩效考评指标的确定

（一）绩效考评指标的概念

绩效考评指标是绩效考评的要素或项目，也就是从哪些方面对员工进行绩效考评。绩效考评指标一般有四个构成要素。

1. 指标名称　对评价指标内容做出的总体性概括。

2. 指标定义　对指标内容的操作性定义，也就是指明该评价指标考评的具体内容是什么。

3. 标志　绩效考评一般要把员工的绩效分为若干等级，用于区别各个等级的特征规定。也就是员工的绩效分为多少个等级，每个等级的具体名称是什么。

4. 标度　对标志所规定的级别包含的范围做出规定，即每个等级的具体含义是什么。

（二）绩效考评尺度的类型

标志和标度就像一把尺子上的刻度和规定刻度的标准，因此，一般把标志和标度称为绩效考评的尺度。它有以下几种类型。

1. 量词式评价尺度　这种评价尺度采用带有程度差异的形容词、副词、名词等词组表示不同的等级水平。如很好、较好、一般、较差、很差。

2. 等级式评价尺度　这种尺度一般用一些能够体现等级顺序的字词、字母或数字表示不同的等级水平。如甲、乙、丙、丁；优、良、中、差。

3. 数量式评价尺度　用具有量的意义的数字表示不同的等级水平。

4. 定义式评定尺度　评定尺度中标度使用操作是定义的方式加以界定的，这种评定尺度所体现出来的评价标准更具体，并具有针对性。

（三）绩效考评指标的分类

1. 根据绩效考评的内容分类

（1）工作业绩评价指标　考评时通常将业绩评价指标具体体现为完成工作的数量指标、质量指标、工作效率指标和成本费用指标。

（2）工作能力评价指标　通过能力评价鼓励员工提高与工作有关的能力，并根据能力评价的结果做出各种人事调整决定。个人的能力表现是多方面的，一般考察员工的基础能力和业务能力。基础能力包括知识水平、技能技巧；业务能力包括理解能力、判断能力、决断能力、应用能力、规划能力、开发能力、表达能力、交涉能力、协调能力、指导能力、监督能力、统率能力等，不同岗位员工考评的侧重点有所区别。

（3）工作态度评价指标　由于员工的工作态度很难用具体的数字反映，所以对工作态度进行考评时多采用定性指标，如工作积极性、主动性、纪律性、责任感等。

（4）工作行为评价指标　这类指标对于人际接触比较频繁的工作岗位尤其重要，比如，客户服务人员是否对顾客保持愉悦的笑容和友善的态度、上级主管是否对下属进行了必要的工作指导等，这些行为直接影响员工和组织的整体绩效。

2. 根据评价指标的客观化程度分类

（1）硬指标　硬指标是指可以客观加以测量和评价的指标，如产量、质量、销售额、市场占有率等。

（2）软指标　主要通过人的主观评价方能得出评价结果的评价指标。

评价时应软指标与硬指标相结合。在数据比较充分的情况下，以硬指标为主，以软指标为辅；在数据比较缺乏的情况下以软指标为主，辅之以硬指标进行评价。

（四）确定绩效考评指标的程序

1. 工作分析　根据考评目的，对考评对象的岗位工作内容和性质、完成这些工作所具备的条件，以及所处组织内外环境等进行分析，以了解被考评者在该工作岗位上应达到的目标和采取的工作方式等，初步确定绩效考评指标。

2. 理论验证 根据绩效考评的基本原理和设置考评指标的原则，对初步确定的绩效指标进行验证，使其既能全面反映绩效指标，又具有可操作性、实用性和可靠性，以达到考评的目的。

3. 指标调查，确定指标体系 为了使指标体系更加合理化，还需进行指标调查。调查的对象主要有两个方面：一是绩效指标专家，将初步确定的绩效指标发给各个专家，征得各个专家的一致意见。二是该工作岗位上的员工，可以采取调查表的方式。最后由领导和专家共同商讨确定绩效考评指标体系。

4. 指标完善 针对问题逐步完善绩效指标体系。

（五）绩效考评指标体系设计的方法

1. 要素图示法 要素图示法是将某类人员的绩效特征，用图表描绘出来，然后加以分析研究，确定需要考评的绩效要素。

2. 问卷调查法 问卷调查法是采用专门的调查表，在调查表中将所有与本岗位工作有关的要素和指标一一列出，并用简单明确的文字对每个指标做出科学的界定，再将该调查表分发给有关人员填写，收集、征求不同人员意见，最后确定绩效考评指标体系的构成。

3. 个案研究法 选取代表性的典型人物、事件或岗位的绩效特征进行分析研究，以确定绩效考评指标和考评要素体系。选择典型人物和资料时，既可选择成功的典型人物和资料，也可选择失败的，还可将两者结合起来。

4. 面谈法 通过与各类人员，如被考评者的上级、人力资源管理人员、被考评者，以及与被考评者有较多联系的有关人员进行访问和谈话收集有关资料，以此作为确定考评要素的依据。面谈法有个别面谈法和座谈讨论法（一般控制在 5~8 人）两种形式。

5. 头脑风暴法 头脑风暴法是由亚历克奥斯本提出的，所以人们称他为"头脑风暴法之父"。其目的是寻求新的和异想天开的解决所面临难题的途径和方法。在使用头脑风暴法进行集体讨论时，应遵循四个基本原则：任何时候都不批评他人的想法、思想越激进越开放越好、强调产生想法的数量、鼓励他人改进想法。确定一些特殊岗位人员的绩效考评指标可以采用头脑风暴法。

二、绩效考评指标权重的设定

（一）绩效考评指标权重的概念

绩效考评指标权重是针对某一项指标而言的，是指该项指标在整体绩效考评体系中的重要性或在总分中所占的比重，是绩效指标间的权重组合。每个员工的工作性质、内容及所处的地位不同，其工作的侧重点就会有所区别。因此，应根据不同的测评主体、测评目的、测评对象、测评时期和测评角度，合理分配各个指标所应占有的比重。

对于不同层级的员工，其绩效计划中结果指标与行为指标之间的权重有所不同。一般而言，对于职级高的职位和主要业务部门的职位，其结果指标的权重大于行为指标设定；对于职级低的职位和部分管理及支撑部门的职位，其行为指标设定大于结果指标权重。

一组评价指标体系相对应的权重组成权重体系，绩效指标根据顺序可分为一级指标、二级指标……权重也相应地分为一级权重、二级权重……

（二）考评指标权重的设定方法

设定权重时，要避免平均主义，要呈现明显差异。目前，权重的具体确定方法很多，比较常用的有主观判断法和排序加权法两种。

1. 主观判断法 主观判断法是一种比较简单的方法，它是依靠有经验的专家的主观判断来确定各个绩效指标的权重。主观判断法包括经验推断法、德尔菲法等，其中比较常用的是德尔菲法。此方法成本低，效率高，但是对决策者和专家的能力要求比较高。要求不同考评主体在给出各考评要素权重系数的同时要列出其依据和理由，否则所确定的结果缺乏信度和效度。

2. 排序加权法 所谓排序加权法，首先要将各考评指标按其重要程度从小到大进行排序，然后对各指标赋予不同的权重。各指标权重可采取等差距递进赋值，比如 A、B、C、D、E 五个考评要素，排序次序为 A＞B＞C＞D＞E，A 权数可赋予 100%，B、C、D、E 的权属以递减 10% 赋值，分别为 90%、80%、70%、60%。最后再把它们按照 100% 进行分配，即各要素的分值占要素总分值的比重。

另外，考评指标权重的设定方法还可以采用等级序列法、对偶加权法、倍数加权法、权值因子判断法等进行确定。

（三）考评指标权重的设定步骤

绩效指标内部的权重表明指标在绩效计划中的相对重要性，设定权重的步骤和流程如下。

（1）根据被评估人的工作职责、可控程度，以及工作时间分配的特点，为初步选定的绩效指标按照重要性进行排序。

（2）实践工作中，先确定最重要的指标权重比例，然后依此比较，其他指标权重递减。具体权重的分配，可以由评估双方进行沟通确定。

（3）可以由人力资源部组织专家小组根据主观经验确定指标权重，然后计算出所有人给每个指标确定的权重平均值，以此作为各指标最后的权重比例。

三、绩效考评标准的确定

（一）绩效考评标准的概念

绩效考评标准是指刚好完成公司对岗位某项工作的期望时应达到的绩效指标完成标准，通常反映部门或单位在正常情况下应达到的绩效表现。绩效考评标准分基本标准值和卓越标准值两种。

1. 基本标准值 基本标准值的确定可根据批准的年度计划、财务预算及岗位工作计划，由相关部门提出，上级领导最终审核确定。基本标准值的设定，侧重考虑可达到性，如完成则意味着岗位工作达到公司期望的水平。

2. 卓越标准值 设定卓越标准值时，要在基本标准的基础上，考虑实际工作绩效是否很容易在基本目标上下有较大波动，对波动性较强的指标，应设定较高的挑战性目标。理论上讲，无论是基本标准，还是卓越标准，均应由评估者和被评估者协商确定。

3. 制订依据 目前，绩效考评标准在制订依据上主要有以下几个方面。

（1）计划标准 计划标准是将组织事先制订的年度计划、预算和预期达到的目标作为员工的绩效标准。

（2）历史标准 制订绩效标准时，可将组织原来的业绩状况作为衡量依据，这就是历史标准。应用历史标准的优点在于可进行自身的纵向比较。

（3）同行平均标准 同行平均标准是将同行中规模、性质等特点比较相似的组织的平均业绩状况作为考评标准。该标准比较客观，有依有据，对于员工有很强的说服力。

（4）经验标准 经验标准主要是经过长期经验积累而形成的考评标准。这种标准同样具有主观性，在使用经验标准考评时，应充分考虑到客观实际情况。

绩效标准的制订不能仅仅依赖于一种标准，一般采取多种标准相结合，一部分绩效指标采用计划标准或历史标准，而另一部分绩效指标采用同行平均标准或经验标准。

（二）绩效考评标准的设定

1. 定性指标考评标准的设定 对于定性指标通常以分等级的形式确定考评标准，如优秀、良好、一般、较差、很差等。为了便于对绩效结果统计分析，可将每个等级进行量化，即每个等级都对应一个分值，分值之间可以是等距的，也可以是非等距的。如优秀 = 10，良好 = 8，一般 = 7，较差 = 5，很差 = 3。

2. 定量指标考评标准的设定 定量指标考评标准的制订需要考虑两方面的问题，一是标准的基准点，二是等级间的差距。

（1）基准点的位置 所谓基准点就是我们预期的业绩标准，它一般处于衡量尺度的中间，也可以向上或向下浮动。基准点与中间点不同，它大多在中间点偏高的水平。当一个人绩效水平达到基准点时，就可以认为这个人在其工作岗位上是称职的。

（2）等级间的差距 绩效标准的等级差距存在两种情况：一是尺度本身的差距，即表示差距；二是每一尺度差所对应的绩效差距。

第四节　绩效考评的基本方法

绩效管理目标的实现，必须依靠一定的绩效考评方法。人们经过多年的管理实践，提出了很多绩效考评的方法。这些方法各有其优点、缺点和适用条件。

一、比较法

比较法是通过员工之间绩效的相互比较，以确定每个员工的相对等级或名次。这种方法的优点是一目了然，考评方法使用方便。缺点是不适合将考评结果用来给员工提供建议、反馈和用于薪酬计算和发放。因为比较法考评的基础是对员工的整体印象，没有具体的考评标准，考评者很难找到有力的证据，所以考评结果容易受到员工的质疑。根据排序程序和方法不同，比较法又可分为排序法和强制分布法。

（一）排序法

排序法是指考评主体将被考评对象按工作绩效从好到坏进行排序。排序法的主要缺陷在于不容易反映员工之间的业绩间距。排序法有直接排序法、交替排序法和成对比较法 3 种。

1. 直接排序法 考评主体根据平时对被考评对象的工作能力、工作态度等方面的工作绩效从高到低进行排序。直接排序法的缺点：当被考评对象的绩效接近时则难以排序；被考评对象的人数不能太多；不能具体反映被考评对象的工作业绩状况；与薪酬制度挂钩困难。

2. 交替排序法　列出被考评对象的名单，从中挑选出表现最好和最差的，分别列为第一位和最后一位；然后在余下的被考评对象中再选出最好和最差的，分别列为第二位和倒数第二位。依此类推，直到所有被考评对象排列完毕。交替排序法的缺点：容易对员工造成心理上的压力，员工接受比较困难。

3. 成对比较法　考评主体根据考评要素（工作质量、工作能力、工作态度、创造性等），将所有被考评对象一一配对比较，根据比较结果列出名次。这种方法要求按照某种绩效标准，将员工进行两两比较，绩效优者计 1 分，劣者计 0 分，然后把每个人的分数加起来，分数越高绩效越好（表 6 - 2）。

表 6 - 2　成对比较绩效考评表

对比人	A	B	C	D	E
A		0	0	0	0
B	1		0	0	0
C	1	1		1	0
D	1	1	0		0
E	1	1	1	1	
考评结果	4	3	1	2	0

成对比较法的优点：能有效避免考评主体出现宽大倾向、趋中效应、严格化倾向等心理弊病；考评方法简单，使用方便。缺点：无明确的指标或没有对考评要素进行明确的尺度规定，主要依靠考评主体对被考评对象的整体印象进行考评，考评的主观性强；只适用于考评对象较少的考评，当被考评对象多而且彼此之间的差异不大时，该考评方法使用起来比较困难。

（二）强制分布法

强制分布法是考评主体将被考评对象分成几类（优、良、中、较差、不合格），每一类确定一个百分比，然后根据被考评对象的绩效情况将他们归入到某一类（表 6 - 3）。

表 6 - 3　强制分布法绩效考评表

等级	优	良	中	较差	不合格
比例（%）	10	20	40	20	10
被考评对象	李某	赵某	孙某	张某	胡某
		王某	曾某	伍某	
			孔某		
			刘某		

强制分布法的优点：能够有效避免考评主体出现的宽大倾向、趋中效应、严格化倾向等心理疾病；考评方法简单，方便使用。缺点：主观性强；无法与组织战略目标联系；当被考评对象太少时就不适用；或当部门的绩效较优时，该方法不利于考评的公正性。

使用强制分布法时，应根据部门绩效状况决定部门员工的绩效等级分配比例，不能平均分配给每个部门相同的比例，以保证绩效考评的公正性、公平性。

二、简单清单法

简单清单法是结合工作说明书和工作绩效相关的典型行为，拟定考评清单条目，再将被考评对象的实际情况与其一一对照，将相符者勾出来。考评者根据勾选出的项目对被考评对象做出评定（表6-4）。

表6-4　绩效考评清单

项目	勾选
在压力下能够很好地完成工作	
遵守单位的保密规定	
能够接受客户和主管的反馈意见，并改进工作	
能通过书面和口头的方式清晰地表达自己	
对新知识具有求知欲和一定的学习能力	
专注工作，尽职尽责	
有团队精神，帮助和合作精神	
工作中积极进取、自我激励	
遵守办公时间	
保持办公区域整洁	

简单清单法属于定性考评，简单易行，省时省力。但是当员工之间表现相近时很难通过此方法反映出他们之间的绩效差别。

三、关键事件法

对部门的效益产生积极或消极的重大影响事件被称为关键事件。所谓关键事件法就是主管人员全面记录员工在工作中的突出行为表现，然后根据这些行为记录对员工进行评价。该方法的优点：对员工的评价以具体的事实为依据，避免了评价者个人的主观片面性，因此，较为客观、公正，容易被考评对象接受；也可使被考评对象清楚地看到自己的长处与不足，有利于日后的工作改进。缺点：如果考评人员对被考评对象的关键行为记录不全，漏记了被考评对象的积极行为，容易引起抵触情绪。而准确不漏的记录，势必增加管理者的工作负担。尤其是当一名基层主管对许多员工进行评价时，记录这些行为所需的时间可能会过多。

关键事件的记录应从四个方面进行描述。

（1）情境　即这件事情发生的情境是什么样的。

（2）目标　即为什么做这件事情。

（3）行动　即采取了什么行动。

（4）结果　即采取这个行动获得了什么结果。

四、行为评分法

行为评分法是综合关键事件法和评分表法二者的主要成分，用一系列界定清楚的评分项目对绩效进行评分的方法，即由管理者根据被考评对象所从事的某项职务的具体行为事例，按序数尺度对各项指标做出评分。行为评分法是一种日益得到重视的有效的绩效评估方法。当然，它的使用前提存在可描述的具体的关键事件，是基于职务行为而不是考评者自身的特征。

案例链接

一位护士长确定下面哪一个间隔点是最准确地描述了某护士的行为

1. 有时不遵医嘱，对有困难的患者没有耐心，经常不遵守医院的规定。

2. 一般都遵守医嘱，偶尔对有困难的患者没有耐心，很少违反医院的规定。

3. 总是遵守医嘱，绝不对有困难的患者表现出不耐烦，坚决遵守医院的规定。

4. 总是遵守医嘱，绝不对有困难的患者表现出不耐烦，帮助他人照顾行为困难的患者，坚决遵守医院的规定。

5. 总是遵守医嘱，随时听候差遣，绝不对有困难的患者表现出不耐烦，帮助他人照顾行为困难的患者，坚决遵守医院的规定。

五、绩效考评量表法

绩效考评量表法是根据设计的等级评估量表对员工绩效进行考评的方法。这种方法是把有关的因素列出来，如完成工作的数量、质量、技能、出勤率、主动性、合作精神等，然后把每一要素分成若干等级，如优秀、良好、一般、较差、很差等，每一等级赋予不同的分值，最后将各因素所得分值相加，得出每个员工的绩效总分（表6-5）。

表6-5 绩效考评量表

员工姓名	职务	工作部门		考评时间	
考评等级 考评要素	优秀（5分）	良好（4分）	一般（3分）	较差（2分）	很差（1分）
工作质量					
工作数量					
工作技能					
工作主动性					
合作精神					
出勤率					
考评结果		员工意见		员工签名	
评估人签名		人力资源部门审核意见			

绩效考评量表法的优点：操作简单，方法快捷；考评内容比较全面；可以对结果进行定量分析，便于标准化。缺点：对考评者的素质要求比较高，要求考评者在考评过程中做到客观和公正，否则容易出现主观偏差和趋中偏差，使大部分员工的考评结果集中在同一等级，使绩效考评失去意义。

六、目标管理法

（一）目标管理法的概念

目标管理法始于管理大师彼得·德鲁克，是他于1954年在《管理实践》中提出的一种管理思想。他认为，组织的使命和任务必须转化为目标。目标是在一定时期内对组织、部门及个体活动成果的期望，是组织使命在一定时期内的具体化，是衡量组织、部门及个体活动有效性的标准。目标管理法实际上就是管理者通过目标对下级进行管理。

（二）目标的制订

目标的制订必须符合 SMART 原则

1. 目标必须是具体的（specific）和具有挑战性的 目标具体明确，有利于实施；目标的挑战性对员工有很大的激励作用，员工只有付出较大努力才能实现。

2. 目标必须是可衡量的（measurable） 目标必须有质量和数量的要求，有具体的绩效标准，能够很好地进行测量。

3. 目标必须是可以达到的（attainable） 绩效目标在付出努力的情况下应该是可以实现的，应避免设立过高或过低的目标。

4. 目标之间必须是相关的（relevant） 目标之间必须是相关的，必须是组织目标、部门目标的具体分解。

5. 目标必须是有效的（time-based） 在绩效目标中要使用一定的时间单位，即设定完成这些绩效指标的期限。

（三）目标管理法考评的步骤

1. 确定组织目标 组织目标由组织高层领导根据组织使命，在制订整个组织下一个绩效考评周期的工作计划的基础上确立。

2. 制订部门目标 各部门管理者与部门的主管领导分解组织目标，共同制订本部门的绩效目标，经常以年度目标任务责任书的形式体现。

3. 确定员工个人绩效目标 部门主管组织员工讨论部门目标，结合员工个体的工作岗位和工作职责，制订个人的绩效计划，明确个人的绩效目标。

4. 绩效考评 在绩效周期结束后，部门主管通过对员工的实际绩效与绩效目标比较，得到绩效结果。

5. 绩效反馈 考评结束后，考评主体或考评主体与人力资源部门有关人员一起，与被考评主体就考评的结果进行充分的沟通，指出目标完成好的方面，找到存在的不足之处，并就绩效改善达成一致。

（四）目标管理法的特点

1. 优点

（1）目标管理有助于厘清组织结构中的责、权、利。

（2）充分实现绩效考评中的公平、公正。目标管理中的目标是由主管与员工（或部门负责人）通过充分讨论确定的，而且绩效考评是通过将员工的实际工作业绩与目标合约进行比较完成的，是以事实为依据，考评结果比较公平、公正。

（3）容易促进员工与主管之间的沟通和交流，改善组织内部的人际关系。

2. 不足

（1）管理成本较高。由于进行目标商定需要上下沟通、统一思想，这些工作的完成需要较多的时间。

（2）缺乏必要的"行为指导"。

（3）容易产生忽略组织长远目标的现象。由于目标管理法倾向于注重短期目标、年度目标的实现和考评，员工可能为了达到短期目标，牺牲组织长远发展目标。

（4）没有提供员工之间绩效比较的基础。由于员工的绩效标准不同，绩效考评结果较难用于员工之间的比较。

案例链接

管理故事：山田本一分解赛程

1984 年和 1986 年，分别在东京和意大利举办的国际马拉松邀请赛中，名不见经传的选手山田本一出人意料的两次获得冠军。当记者采访他时，他说了同样的话：凭智慧战胜对手。对此，记者迷惑不解。因为马拉松赛是体力和耐力的运动，只要身体素质好又有耐性就有望夺冠，爆发力和速度都还在其次，说用智慧取胜有些勉强。

10 年后，这个谜终于解开了。山田本一在他的自传中这样写道："每次比赛之前，我都要乘车把比赛路线仔细看一遍，并把沿途比较醒目的标志画下来。如第一个标志是银行；第二个标志是一棵大树；第三个标志是一座红房子……这样一直画到赛程的终点。比赛开始后，我就以百米的速度奋力冲向第一个目标，等到达第一个目标之后，我又以同样的速度向第二个目标冲去……40 公里的赛程就被我分成这么几个小目标轻松地跑完了。起初，我并不懂这样的道理，我把目标定在 40 公里外终点线上的那面旗帜，结果我跑到十几公里时就疲惫不堪了，我被前面那段遥远的路程吓倒了。"

其实，很多经验都表明，把目标分阶段实施对于目标的达成十分重要。

[资料来源：吴照云，等．管理学．5 版．北京：中国社会科学出版社，2006：155－156]

七、平衡计分卡绩效考评法

（一）平衡计分卡绩效考评法的概念

平衡计分卡（Balanced Score Card，BSC）始创于 1992 年，是由哈佛大学商学院教授罗伯特·卡普兰和复兴国际方案总裁戴维·诺顿设计的。它是从财务、顾客、内部业务流程、学习与成长四个方面衡量绩效。平衡计分卡绩效考评法一方面考评企业的产出（上期的结果），另一方面考评企业未来成长的潜力（下期的预测）；再从顾客和内部业务两个角度考评企业的运营状况参数，把公司的长期战略与公司的短期行动联系起来，把远景目标转化为一套系统的绩效考评指标。

（二）平衡计分卡绩效考评法的主要内容

1. 财务角度 财务指标是传统绩效考评的唯一指标，也是平衡计分卡绩效考评法的重要指标。企业不仅以赢利为生存和发展的基础，而且必须使企业所有者的投资得到回报。财务指标主要从财务收益状况、资产营运状况、债务偿还、发展能力等几个方面进行衡量。

2. 内部业务流程角度 即确定组织擅长什么，这是平衡计分卡绩效考评法区别于传统绩效考评方法的特征之一。平衡计分卡绩效考评法从满足企业投资人和客户需要的角度出发，并从价值链上针对内部业务流程进行分析，提出了4种绩效性质的考评指标：即质量导向的考评、基于时间的考评、柔性导向考评和成本指标考评。

3. 学习与发展角度 关注企业能否继续提高并创造价值，平衡计分卡绩效考评法强调未来投资的重要性，注重企业内部员工和业务流程的投资，强调通过员工的学习提高自身素质，提高企业的创新能力和发展核心力，持续创造价值。考评指标有新产品开发循环周期、新产品销售比率、流程改进效率等。

4. 顾客角度 从顾客角度关注企业的产品和如何评价企业，顾客对企业提供的产品品牌、质量、价格、服务、产品的更新等是否满足其心理预期。考评指标有市场份额、客户保有率、客户获得率、客户满意度等。

（三）平衡计分卡绩效考评法的操作流程

平衡计分卡绩效考评法的操作流程见图6-1。

图6-1 平衡计分卡绩效考评法的操作流程

（四）平衡计分卡绩效考评法的特点

1. 优点

（1）对员工绩效的考评更加公正、公平，改变了传统绩效考评方法中以财务指标为唯一指标的局限性。

（2）强化了企业战略管理系统。

（3）减少了次优化行为的发生。由于该方法的指标是从财务、内部业务流程、顾客、学习与成长四个方面对企业、部门、员工的绩效进行衡量，各级管理人员在进行管理时要从整体绩效的提高进行考虑，从而避免了某一方面的绩效提高以牺牲另一方面的绩效为基础的现象。

2. 不足 开发难度较大；有些绩效指标采集比较困难，如员工的学习与成长类指标；管理成本较高；对企业的管理水平要求高，要求日常工作中对各类指标进行数据记录、整理。

八、全方位绩效考评法

（一）全方位绩效考评法概述

全方位绩效考评法又称360度考评法，或全视角考评法，是一种较为全面的绩效考评方法，是由被考评者的上级、下级、自我和服务的客户等对其进行的考评。通过考评得到绩效结果，被考评者能够知道自己的长处和短处。全方位绩效考评法常与KPI、平衡计分卡等方法结合进行。

（二）全方位绩效考评法的操作流程

全方位绩效考评法的操作流程见图6-2。

1. 上级考评 上级考评的实施者一般为被考评者的直接上级，也是绩效考评中最主要的考评者。

2. 同级考评 一般为与被考评者工作联系较为密切的人员，他们对被考评者的工作技能、

图 6 - 2　全方位绩效考评法的操作流程

工作态度、工作表现等较为熟悉。

3. 下级考评　下级考评对企业民主作风的培养、企业员工之间凝聚力的提高等起着重要的作用。

4. 自我考评　自我考评是被考评者本人对自己的工作表现进行评价的一种活动。它一方面有助于提高其自我管理能力；另一方面可以取得员工对绩效考评工作的支持。

5. 客户考评　对于经常与客户打交道的员工来说，客户满意度是衡量其工作绩效的主要标准。

（三）全方位绩效考评法的特点

1. 优点

（1）全方位考评，比较公平、公正，可以避免一方考评的主观武断。

（2）可以增强绩效考评的信度和效度，考评结果能够得到员工的认同，人力资源部门根据考评结果做出的相关人事决策也容易得到支持和实施。

（3）促进发展。一般来说，在全方位绩效考评结果反馈中，均设有专门的个人发展计划和指导，这些咨询意见和建议一旦被评价者接受，就能够促进个人的职业生涯发展。同时，全方位绩效考评还能增强组织的竞争优势，有助于强化组织的核心价值观，通过加强双向沟通和信息交流，建立更为和谐的工作关系，这样既能提高员工的参与度，也能帮助管理者发现并解决问题。

2. 不足　该方法比较复杂，费时费力；容易出现"相互帮忙"或有意报复的不良现象。

第五节　医药企业的绩效考评

医药企业作为一个特殊行业，其绩效考评有它的特殊性。

一、研发人员的绩效考评

随着市场竞争的日趋激烈，现代医药企业对研发的投入越来越大，对研发工作也越来越重视。如何激发研发人员的积极性，如何对研发人员进行绩效考评，成为困扰大多数医药企业人力资源部门最主要的问题。

（一）医药研发绩效考评的特殊性

由于产品研发工作具有周期性、创新性和可控性差等特点，考评也相对更为困难。医药研发人员的工作与销售人员、生产工人、操作人员相比更为复杂，研发人员的考评也相对企业中其他人员的考评更为困难，具体体现在三个方面。

1. 考评内容确定困难　通常，医药研发人员的工作内容变化性较大，研发工作内容界定也比较困难，特别是基础研发人员，有时工作成果仅仅体现为证明某种试验或测试方法的可行性，虽然证实与证伪具有同样的价值，但考评目标难以在任务下达之前予以明确。

2. 绩效考评工具选用困难　针对医药研发人员绩效考评体系的设计有很多方法，如很多企业用项目制、PBC（个人绩效承诺）、KPI、360°考评、BSC 考评等，这些绩效考评的技术和方法本身有其适用的范围和背景。因此，医药企业在选用绩效考评工具时，首先要清楚每种技术和方法背后所蕴含的基本原理、优点、适用的范围，针对企业的发展阶段、管理水平、人员素质，甚至企业文化等，选用适合自己企业的绩效考评工具和方法。其次，在使用技术工具时，要学会变通，不能拘泥于一种技术和方法，对研发人员的绩效考评并非一种技术或者方法就能解决，在对研发人员进行考评时，最好结合几种方法和技术，这样结果比较符合公司现状。实践中经常出现因为考评工具选用不合理，造成研发人员产生不公平感。

3. 绩效考评指标提取困难　由于医药研发工作的复杂性、创新性和可控性差等特点，加之医药研发工作成果的显性较差，不容易衡量，造成研发人员的绩效指标量化程度不强，量化指标很难提炼；如果研发人员绩效考评指标中定性的内容较多，考评人员对被考评者的主观性就会比较强，再加上考评者自身的晕轮效应、近因效应等因素，很容易因人为因素影响到绩效考评结果的公正性。

（二）医药研发绩效考评体系制订的基本原则

对于大部分医药公司来说，研发是公司战略发展的基础，研发人员是企业技术创新的主体，他们的工作成果直接影响企业的当前效益和未来竞争力。这就要求医药企业在建立研发人员绩效考评体系时，必须从公司的战略目标和激励导向上全盘思考，系统地建立研发人员的绩效考评体系。

1. 紧密结合企业战略　发展战略清晰、组织结构合理、岗位职责明确是实施绩效考评的前提。很多医药企业没有清晰的发展战略，企业只是根据外部环境的变化被动适应环境，组织机构设置经常调整，岗位设置不断变化，这些都会对绩效考评的成效带来不良影响。

2. 具有针对性和可操作性　有些医药企业在建立研发人员绩效考评体系时，往往希望把研发人员的工作全部进行考评，设计出 10 多个绩效考评指标或更多，从不同维度去考评，但在实际运用中，业绩考评目标过多和没有目标的效果差不多，造成导向性目标不强。因此，在设计研发人员的绩效考评体系时要简单，表格不要太多，绩效指标设置数量要合理，具有实操性，易于执行。同时，绩效考评目标对于研发人员的工作导向性要明确，设计绩效考评目标时最重要的 2~3 个为宜。

3. 有助于绩效提升　绩效考评的目的在于引导医药组织完成企业的战略目标和计划。设计绩效考评体系时，应从激励的角度出发，使员工明确实施绩效考评是以完成工作目标为主要目的，为员工设定目标时应具有一定的挑战性。在实施绩效考评时应以促进员工的工作绩效改进和效率提升为目的，而不是以奖惩为目的。为了达到绩效改进和提升的目标，需要严格执行研发人员绩效考评流程。考评流程通常包括绩效计划设定、绩效沟通与反馈、绩效评估、绩效改进等环节，循环进行。

（三）医药研发绩效考评过程——四环相扣

医药研发绩效考评如果要取得成效，绩效计划制订、绩效辅导实施、绩效考评评价及绩效结果应用这四个环节的工作都要做好，否则就不会达到绩效提升的效果。

1. 计划——考虑诸多因素　绩效计划的制订是绩效考评的基础工作，医药研发人员的绩效指标主要分为业绩指标、行为指标和能力指标。

考评目的不同，考评所采用的指标体系也有所区别。如果要考评医药研发人员过去特定一段时间内的工作表现，且考评结果将用于加薪、发放奖金、红利等奖励，考评指标体系则主要为业绩指标和行为指标；如果考评目的定为医药员工前程发展，且考评结果将用于教育培训、能力开发、升迁、调动等人力资源规划与配置，考评指标体系应包括业绩指标、能力指标和行为指标。各指标之间的权重应根据考评重点的不同而有相应变化。

2. 反馈——沟通须及时　经常与医药研发人员沟通，了解他们的心理动态十分必要。绩效沟通应贯穿于整个绩效考评的全过程，而不是只在某个时点、环节上交换信息。在绩效目标设定的过程中，医药研发部门主管要与研发人员进行沟通，让员工明确部门目标，帮助他们根据部门目标确立自身目标。对医药研发人员的考评指标和标准的确定，应与研发部门的主管及研发人员进行共同讨论，获得考评人和被考评人的认同。在绩效评估结束后，上级要把考评结果及时反馈给下级，并与下级进行沟通，以帮助下级改进工作。

3. 评估——外评优先于内评　对医药研发人员的绩效考评要外评与内评相结合，以外评为主；价值评估与产出评估相结合，以价值评估为主。内部评价包括进度、预算等评估。内部评价作为企业内部的质量控制工具很重要，但过分强调内部评价有可能导致研发人员不太关心研发对企业的实际价值。从某种意义上说，对研发人员的评价应更强调外评，外评更强调价值评估。

赢利性是医药企业的本质特征。医药研发的效果更重要的体现在新产品的开发、成本降低、销售量上升、产品改进、市场占有率提高等方面。只对研发产出进行评价是不够的，必须对研发为企业带来的价值进行评估，即研发效果的评价。

4. 改进——协助员工提高　绩效改进主要是帮助员工分析绩效不高的原因，帮助员工寻求解决的办法，制订绩效改进的目标、个人发展目标和相应的行动计划，并将这些纳入下一阶段的绩效目标，进入下一轮绩效考评循环。由于医药研发经理大多专注于研发工作，所以如何帮助他们掌握和运用好绩效考评工具是容易被忽视的问题。医药企业应加强对各级管理者的培训，帮助管理者掌握绩效考评工具的使用方法，使他们正确了解绩效考评管理制度、流程，清楚绩效考评的操作过程，同时要对各级管理者进行绩效考评工具的培训。例如，如何制订绩效计划、如何进行绩效沟通、如何帮助下属制订绩效改进计划等。同时，使各级管理者熟练掌握绩效考评的内容、评分标准和考评表单等。

5. 结果应用——与薪酬紧密结合　一般来讲，绩效考评结果应与薪酬联系起来，如果不与薪酬联系，绩效考评不会受到员工重视，绩效考评提升绩效的目的就很难实现。除了与薪酬联系外，还应与职位晋升、培训、绩效改进计划相联系。只有公平、合理地应用绩效考评结果，才能充分调动员工的积极性，才能使公司的绩效得以提升。

二、销售人员的绩效考评

由于药品的特殊性，医药行业销售人员除具备一般销售人员的素质外，还必须具有更高的职业素养，对其进行科学、有效的绩效考核，筛选出合格的人才，并帮助他们进一步提升绩效是每位企业管理者必须要做的工作。

（一）销售人员绩效考评存在的问题

1. 过度强调绩效考评的结果，导致销售队伍的短期行为　医药企业在销售人员绩效考评上的结果导向主要表现在单纯追求财务数字指标，如销售量、销售额、利润额、市场份额等，对于其他过程指标则很少考虑。受消费者对药品选择余地的局限，使药品消费受医师的影响较大。销售人员为了完成销售任务，往往不择手段，滥用返利、不切实际的压货等，导致销售市场秩序混乱，渠道库存积压，使企业失去业绩增长的基础。

2. 绩效考评不以公司战略为导向，目的不明确　医药企业对销售人员进行的绩效考评与公司的长远发展战略关系不大，并不能达到提高企业整体绩效的目标，这就导致销售人员个人绩效高而企业整体业绩下滑的尴尬局面。

3. 考评指标设计不够合理，缺乏完整性　主要表现在定性指标偏多，定量指标偏少；指标只涉及单一考评周期，不注重长远发展；各区域考评指标相同，缺乏公平性。

4. 考评周期不够合理，绩效反映不全面　医药企业大都采用半年或一年为一个考评周期，对此很多人不认同。面对瞬息万变的市场环境，必须做好时刻面对挑战的准备，必须要有一个合理的考评时限以应对市场变化需求。

5. 考评主体单一，信息把握有限　对销售人员进行的考评基本来源于企业内部，且大多为直属上司，缺乏外部客户的评价，并带有很强的主观性，公平程度大打折扣，影响了考评的信度和效度。

（二）销售人员绩效考评的基本原则

医药企业销售人员绩效考评的基本原则主要有公开性原则、客观性原则、反馈原则、定期化与制度化原则和可行性与实用性原则等。销售人员的绩效考评首先要以业绩为主，同时考虑个人能力、团队协作、综合素质等方面的定性考评。

（三）销售人员绩效考评的基本要求

1. 明确绩效考评的目的。绩效考评的目的在于提高公司管理效率，帮助实现公司战略目标，帮助员工改进工作，谋求发展；构建医药销售公司人力资源管理的基础平台。

2. 确立绩效考评的内容。主要考评内容有业绩、能力、态度、潜力等。根据医药行业销售人员的管理特点和实际情况，从销售结果、销售活动有效性、工作能力三个方面进行考评。

3. 提高员工对公司战略的认知度。

4. 建立全面的绩效考评体系。

5. 建立完善的激励机制。人员流动率高是医药企业销售队伍存在的普遍现象，很大一部分原因是企业的激励工作做得不够。在绩效考评中加入更多的激励因素，建立完善的激励机制，可以增强销售人员对企业的归属感，从而提高他们对企业的忠诚度，减少人员流失。

6. 加强团队合作意识。在考评过程中，要通过指标设置等将个人与团队结合，将个人目标融入组织目标。通过考评，将团队成员团结在一起，发挥 $1+1>2$ 的效果，最终提高企业的整体绩效。

7. 内外结合，体现公平。医生是与医药销售人员交流最多的主体，也最了解他们平时的工作态度。结合医生和内部管理者的评价不仅能更全面地反映销售人员的工作状态，体现公平，也能使其感受到努力被认可，从而提高工作的积极性。

案例链接

某民营医院绩效考评细则与奖惩办法

一、指导原则

分工协作，按劳分配，激励奉献，同步双赢，有利于医院可持续发展。

二、考评内容

考评内容分德、能、勤、绩四个部分，总分100分。

1. 德 占20分。指医德规范表现、语言仪表着装规范、环境卫生清洁程度、勤俭节约、服务态度、协作和谐状态、遵纪守法、管理服从度、病人满意程度。

2. 能 占20分。指服务质量、专业技能水平、安全防范能力、医疗文书书写和技术操作规范程度、执行力、医患沟通技巧。

3. 勤 占40分。指出勤率、到岗守岗、职责履行情况。

4. 绩 占20分。指工作任务完成程度，包括接诊人次数、收住院病人数、业务收入及利润率、病历书写及时完成率、软性指标工作进展程度、硬性指标工作完成量。

三、考评结果运用

考评结果与工资奖金、岗位挂钩。对以上四个部分实行积分制考评，每扣1分则扣除工资10元，每超1分奖励10元。扣分同时与年终奖挂钩，每扣1分扣除年终奖50元，年度扣分累计达480分的取消年终奖评选资格并调出医院。

四、考评方式

层层考评与患者评价相结合，民主决议定结果。

1. 考评领导小组 包括组长、副组长和成员。

2. 层层考评与患者满意度测评相结合 院长考评院班子成员，院班子成员考评科主任、护士长，科主任、护士长考评科室员工，集团考评院长。同时向患者及家属进行经常性满意度调查，满意度可以一票否决。

3. 考评分工 考评领导小组负责对考评过程及结果进行检查和核实；院办主任统计考评结果；总值班随时随地考评当日当班人员并记录；院长随机抽调科主任突击考评和进行患者满意度调查；科主任、护士长负责科内人员平时考评并按月提供基础考评结果；财务科提供财务核算结果。

4. 民主决议 考评结果按月公示，接受员工监督。同时由院长提请员工代表审议投票表决，总人数2/3同意即为通过；如全院2/3反对考评结果，则院长要重新组织考评，并将结果再次提交员工审议通过，并扣除医院考评领导小组全体成员"德、能"积分各1分，对导致考评结果不能通过的直接责任人罚扣5分，以警醒管理层公正考核。

五、扣分分级

扣分为蓝牌、黄牌、红牌、上报集团公司调离四级。具体扣分标准在实际运作中不断调整完善。

1. 蓝牌

（1）上班、开会、学习有迟到、脱岗、早退的。

（2）擅自离岗。

（3）上班时间玩电脑，打电话聊天，带小孩的。

（4）下班后其办公区域照明灯或水龙头未关的。

（5）服务态度及工作质量差，如护士不及时巡视输液厅或病房而让患者出现不满意状况的。

（6）不及时借、购药品而影响患者治疗或由于计划不周造成器材药品积压的。

（7）医疗文书如处方、病历、门诊日志书写不规范或不按时完成的（每张不合格处方扣0.2分，每份不合格病历扣1分）。

（8）在医院公共区内吸烟、进食的。

（9）未能按时完成主管专项交其办理工作任务的。

（10）语言、仪表、着装不合规范要求的。

（11）责任区内环境卫生不清洁的。

（12）医、护操作技术不精，如静脉穿刺超过3次不成功的。

（13）药品摆放不整齐或有效期药品未提前3个月报告导致损失的。

（14）有其他违纪违规行为但情节轻微的。

2. 黄牌

（1）擅自介绍患者到院外治疗、购药或做辅助检查的。

（2）发错药、划错价、算错账、打错针、开错处方、做错检查的。

（3）因购进环节把关不严导致假药、劣药进入临床的，器材型号、规格订错，品名不符，造成浪费和损失的。

（4）协作不好的。

（5）不规范操作导致损坏设备，价值在200元以上、500元以下的。

（6）开会、学习缺席；交接班、进餐衔接不好导致岗位脱节的。

（7）有其他违纪违规行为但情节中等的。

3. 红牌

（1）严重违反劳动纪律、擅自离岗、超假达3天以上的。

（2）违反操作规程导致设备损坏或原材料浪费，经济损失达500元以上的。

（3）服务态度差，与人吵架，影响正常工作秩序的。

（4）消极怠工，发牢骚，讲怪话，当众与主管争论顶撞的。

（5）工作极不负责，延误患者治疗，造成不良后果或发生严重差错的。

（6）有其他违纪违规行为而情节严重的。

4. 上报集团公司调离

（1）严重违反劳动纪律，连续超假5天以上或累计超假7天以上的。

（2）1个月内连续两次红牌警告的。

（3）贪污、盗窃、赌博等。

（4）违反技术操作规程或医疗规章制度，发生严重差错，造成严重后果的。

（5）不能胜任本职工作，经调岗后仍不能胜任的。

（6）不能依法按期完成执业变更上岗等手续的。

（7）有其他违纪违规行为且情节非常严重的。

5. 扣分标准　有蓝牌中1项的每次扣1分，有黄牌中1项的每次扣2分；有红牌中1项的每次扣10分，有上报集团公司调离中1项的每次扣20分。

本章小结

绩效管理是人力资源管理中的核心环节，是人力资源管理的有效手段。绩效管理是指为确保员工的工作活动和产出与组织目标保持一致，组织管理者通过与员工相互沟通与交流，对其行为和结果进行持续管理的过程。绩效考评是指组织采用科学的考评方法，依据一套绩效标准对员工工作职责履行程度、工作任务完成情况和发展潜力进行系统的考评和评价，并将考评结果反馈给员工的过程。绩效管理与绩效考评既有区别又有联系。绩效管理的功能主要有管理功能、激励功能、学习功能、导向功能和监控功能。

绩效管理的基本流程包括绩效计划、绩效实施、绩效考评、绩效反馈和绩效结果的应用。制订绩效计划的主要步骤分为准备、沟通、审定和确认三个阶段。绩效实施阶段主要有三个方面的任务，即持续不断的信息沟通、绩效信息的记录和收集，以及绩效辅导。绩效考评要坚持公平客观原则、公开民主原则、全面性和完整性原则、立体考评原则、反馈原则和差别化原则。绩效考评主体的主观偏差主要有晕轮效应、近因效应、记忆误差、趋中误差、偏见误差和对比误差。绩效反馈的原则有全面性原则、反馈气氛友好原则、员工先行自我评价原则、表扬与建设性意见共同反馈原则、从积极和发展的角度结束反馈原则。绩效面谈是比较常用的绩效反馈形式。

绩效考核评价体系包括绩效考评指标的确定、绩效考评指标权重的设定和绩效考评标准的确定。绩效考评指标一般有四个构成要素，即指标名称、指标定义、标志和标度。绩效考评指标权重设定方法主要有主观判断法和排序加权法。绩效考评标准有基本标准值和卓越标准值。

绩效考评的基本方法主要有比较法、简单清单法、关键事件法、行为评分法、绩效考评量表法、目标管理法、平衡计分卡绩效考评法和全方位绩效考评法。

医药企业的绩效考评有它的特殊性。研发人员绩效考评体系制订的基本原则有紧密结合企业战略、具有针对性和可操作性，有助于绩效提升等。销售人员绩效考评的基本原则主要有公开性原则、客观性原则、反馈原则、定期化与制度化原则、可行性与实用性原则等。

【推荐网站】

1. 中国人力资源网 http：//www. hr. com. cn

2. 中国人力资源管理网 http：//www. rlzygl. com

【思考题】

1. 绩效管理的功能和意义有哪些？

2. 绩效管理的基本流程有哪些？

3. 绩效考评应遵循哪些原则？

4. 绩效考评的常用方法有哪些？各有什么优点和缺点？

5. 医药企业如何进行绩效考核？

【案例分析】

医院绩效考评之痛

某医院是一家大型现代化三级综合医院，拥有病床 850 张。F 是该医院创始人，在过去十几年里，F 管理的理念就是简单而人性，对于聘用的专家没有太多的规矩，给专家足够的空间和支持。但随着医疗科技的发展和市场竞争的加剧，该医院出现连年亏损，运营成本居高不下。如何提高效率和效益，如何在激烈的市场竞争中赢得一席之地，并获得长足发展，已经成为医院董事会和经营管理层亟待解决的大问题。

L 是北大 MBA 毕业生，读 MBA 之前是一家国有三甲医院的人事部门主任，有多年的医院人力资源管理经验，F 通过猎头公司将他引进来。L 加盟进来后，先用了两个月的时间深入医院基层，了解医院的整体运行情况；并利用 MBA 期间所学的一些人力资源工具，对医院员工进行了详细的访谈和问卷调查。通过分析，总结出以下问题：①岗位职责不清。②绩效考评目的不明确。③绩效指标确定不科学、不合理。④考评周期设置不合理。⑤考核缺乏动态性。⑥考评缺乏公平性、公正性。⑦绩效考评与薪酬体系结合不紧密。

经过一系列的调查与研究，L 对绩效考评体系进行了重新制订，并提出了解决方案。

1. 建立职责明确、有效放权的岗位责任制。

2. 针对部门和岗位特点设计不同的绩效考评指标和考评方法。

3. 明确考评主体，主要是上级领导、下属、同事和患者。

4. 医院考评硬性规定

（1）收取商业贿赂，发现即辞退；收取患者红包、礼品，发现即辞退；行政后勤部门裁员 10%；运营成本下降 10%。

（2）医疗事故及差错规定：如三级以上事故，扣除科主任 70 分；出现两次以上事故的直接责任人辞退，科室主任降职，承担 30% 的经济责任，严重的要承担刑事责任……

绩效改革 1 年后，安排某天上午 9：00 开总结大会。参加人员包括医院院长 F、副院长、人力资源部 L 和其他各个科室负责人。

会上，L 总结了绩效考评改革后医院的业绩。主要内容为：1 年来，共裁员医生 25 人、行政后勤保障人员 33 人，总体人力成本较前 1 年下降 20%；床位使用率从 86% 提升到 92%。患者满意度从 82% 提高到 95%，投诉率下降到 1%。

接下来由各科室主任发言。肾脏病治疗中心李主任说："我们中心有 9 位非常出色的医生，而去年仅因为一些投诉和发生一些医疗事故就砍掉我 3 位医生。虽然表面看我们节省了开支，保持了制度的严肃性，但是我们失去的是什么？这几位医生经验非常丰富，可以给我们培养多少新医生啊。还有行政人员确实减少了，但是很多时候本该行政后勤人员干的事我们医生也要跑来跑去，本身我们的工作压力就非常大，现在我们的压力更大了！"

住院部负责人孙主任说："患者就是我们的衣食父母，为了赢得患者的满意，我们怎么做都不为过；但是就拿那些调查表来说，调查表是发给我们了，我安排护士逐一找患者谈，让他们填写，有些患者看不懂，就让护士给填，有些患者瞎填，我真不敢保证这些数据准确性到底有多高。"

"在内部员工满意度上，每次考评都是你好、我好、大家好，实际上有谁知道考核过程中是否严格按照客观标准执行呢？谁又愿意无端得罪人呢？并且该项指标分数过高，就是白给的！"一位科室负责人如是说。

"最近刚刚推行新的医生薪酬体系，虽然规定当中说明了要根据工作岗位性质、技术含量和风险程度、服务数量与质量等工作业绩定我们的工资，同时还要考核我们的服务效率、服务质量、群众满意度。与原来相比，如果按照新的标准来计算，我们医生收入减少了，谁还愿意做更多？"一位副主任医师说。

之前，L一直盼望与大家分享这1年所带来的成绩，没想到这个成绩总结会成了"批判会"。他突然想到，是不是这1年来自己太缺乏与这些人的沟通，刚来不久下药太猛，导致所有人都反对？还是……L有一些茫然。

［资料来源：http://mba.ce.cn/manager/szbg/200610/23/t20061023_9092880.shtml］

【讨论】

1. 为什么L的管理改革遭到众人的反对？

2. 改革后的绩效管理存在哪些问题？

3. 针对存在的问题如何解决？

第七章　薪酬福利管理

学习目标

1. 掌握薪酬的含义与构成；医药组织基本薪酬管理的程序与方法；激励薪酬和福利的形式、特点和设计。

2. 熟悉薪酬体系，薪酬管理的内容、原则和意义；医药薪酬管理的基本形式。

3. 了解薪酬体系的新发展；现代福利的发展新趋势。

【导入案例】

一则关于薪酬的小故事

一条猎狗在森林里追赶一只兔子，追了很久仍没有捉到，眼睁睁地看着兔子从自己的嘴边逃走了。牧羊犬正好看到了此情景，讥笑猎狗说："你比兔子大那么多，结果却跑不过一只兔子，太给你们狗族丢脸了。"猎狗回答说："你知道什么！我们两个完全为着不同的目的而奔跑。我仅仅为了一顿饭而跑，兔子却是为了性命而跑呀！"这话被猎人听到了，猎人想：猎狗说得对啊，如果我要想得到更多的猎物，看来得想个好法子。于是，猎人又买来几条猎狗。凡是能够在打猎中捉到兔子的，就可以得到几根骨头，捉不到的就没有饭吃。这一招果然管用。猎狗们每天都全力以赴地追着兔子，因为谁都不愿意看着别人有骨头吃，自己被冷落在一旁挨饿。

这样过了一段时间后，问题又出现了。大兔子非常难捉到，小兔子好捉。但捉到大兔子得到的骨头和捉到小兔子得到的骨头差不多，一些善于观察的猎狗发现这个漏洞后，便专门去捉小兔子。渐渐地大家都发现了这个漏洞，所有的猎狗都弃大兔子专捉小兔子。猎人眼看着猎物越来越小，便对猎狗说："最近你们捉的兔子越来越小了，为什么？"猎狗们说："反正捉到大兔子和小兔子得到的骨头是一样的，我们又何必费那么大的力气去捉那些大兔子呢？"猎人经过思考后，决定不将分得骨头的数量与是否捉到兔子挂钩，而是采用一种奖赏与兔子重量挂钩的新制度，即每过一段时间，就定期统计猎狗捉到兔子的总重量，猎狗所获得的奖赏与兔子的重量呈正比。新制度实施后，猎狗们的积极性非常高，捉到兔子的数量和重量都增加了。

然而，过了一段时间，猎狗们捉兔子的数量又少了，而且越有经验的猎狗，捉兔子的数量下降得就越明显。于是猎人又去问猎狗。猎狗说："我们把最好的时间都奉献给了您，主人，但是我们随着时间的推移会变老。当我们捉不到兔子的时候，您还会给我们骨头吃吗？"针对猎狗的担忧，猎人做出了论功行赏的决定，规定如果猎狗捉到的兔子超过了一定的数量后，即使捉不到兔子，每顿饭也可以得到一定数量的骨头。猎狗们都很高兴，大家都努力去达到猎人规定的数量。一段时间过后，终于有一些猎狗达到了猎人规定的数量。这时，其中一只猎狗说："我们这么努力，只得到几根骨头，而我们捉的猎物远远超过了这几根骨头。我们为什么不能为自己捉兔子呢?"于是,有些猎狗离开了猎人,自己捉兔子去了。

猎人意识到猎狗正在流失,并且那些流失的猎狗像野狗一般跟自己的猎狗抢兔子。情况变得越来越糟,猎人不得已引诱了一条野狗,问他到底野狗比猎狗强在哪里。野狗说:"猎狗吃的是骨头,吐出来的是肉啊!"接着又道:"也不是所有的野狗都顿顿有肉吃,大部分最后骨头都没得舔!不然也不至于被你诱惑。"于是猎人又进行了改革,使得每条猎狗除基本骨头外,可获得其所猎兔肉总量的 n%,而且随着时间加长、贡献变大,该比例还可增加,并有权分享猎人总兔肉的 m%。就这样,猎狗们与猎人一起努力,将野狗们逼得叫苦连天,纷纷强烈要求重归猎狗队伍。

日子一天一天地过去,冬天到了,兔子越来越少,猎人们的收成也一天不如一天。那些时间长的老猎狗们虽然老得不能捉兔子了,但仍然无忧无虑地享受着它们自以为应得的大份食物。终于有一天猎人再也不能忍受这种状况,便把它们扫地出门,因为猎人更需要身强力壮的猎狗……

被扫地出门的老猎狗们得了一笔不菲的赔偿金,于是它们成立了 Micro - Bone 公司。它们采用连锁加盟的方式招募野狗,向野狗们传授猎兔的技巧,它们从猎得的兔子中抽取一部分作为管理费。当赔偿金几乎全部用于广告后,它们终于有了足够多的野狗加盟。公司开始盈利。1 年后,他们收购了猎人的全部家当……

Micro - Bone 公司许诺给加盟的野狗 n% 的公司股份,这实在太有诱惑力了。这些自认为怀才不遇的野狗们都以为找到了知音:终于做公司的主人了,不用再忍受猎人们呼来唤去,不用再为捉到足够多的兔子而累死累活,也不用眼巴巴地乞求猎人多给两根骨头而扮得楚楚可怜。这一切对这些野狗来说,比多吃两根骨头更加受用。于是野狗们拖家带口地加入了 Micro - Bone,一些在猎人门下的年轻猎狗也开始蠢蠢欲动,甚至很多自以为聪明实际愚蠢的猎人也想加入。好多同类型的公司像雨后春笋般地成立了,Bone - Ease,Bone. com,China - Bone. ……一时间,森林里热闹起来。

天下熙熙皆为利来,天下攘攘皆为利往。老板创办企业是为了获取利润,员工到企业就职是为了获取收入。总之,一个"利"字,决定了企业与员工之间的合作与利益此消彼长的关系。然而,利益分配并不是无章可循,企业可以从人性的角度出发,通过实施有效的薪酬管理实现企业与员工之间的利益双赢。

【思考】

1. 薪酬的作用有哪些?

2. 如何合理设计有效的薪酬制度?

第一节　薪酬管理概述

薪酬管理是人力资源管理一项十分重要的内容,它与组织吸引人、留住人、激励人等功能密切相关,直接关系到组织的运行效率和发展。因此,无论是组织高层决策者还是人力资源管理者对薪酬管理都十分重视。

一、薪酬管理的含义

在管理实践中人们对薪酬的认识还不统一，存在着多种理解，如报酬、工资、待遇、薪水等，其中争论最多的是薪酬与报酬。在研究薪酬管理之前，先要对薪酬和报酬做一个明确界定。

（一）报酬与薪酬

1. 报酬　报酬是一个广泛的概念，是指员工为组织付出了劳动而从组织那里得到的自己认为有价值或意义的各种回报。这些回报包括物质、金钱、地位，以及心理上、精神上的满足等，凡是员工认为组织能给自己带来效用的回报都可以称为报酬。报酬可以分为内在报酬和外在报酬两大类。

（1）内在报酬　通常指员工由于工作本身所获得的心理及精神上的收益或满足，如决策的参与、工作的自主权、个人的发展、工作活动的多元化、挑战性的工作，以及成长机会等。内在报酬通常与工作本身有关，根据双因素理论，内在报酬得到满足会给员工带来极大的激励，从而产生极大的工作热情和创造力，因此组织应注重在员工内在报酬上下功夫。

（2）外在报酬　外在报酬是指员工因工作的付出，而从组织所获得的所有货币及实物收益的总和，它包括财务报酬和非财务报酬两个部分。

财务报酬是纳入到员工收入财务预算体系中，组织在入账时要记入员工人工成本的那部分报酬，财务报酬支付后，所有权转移给员工。财务报酬包括直接报酬（如工资、奖金、股权、利润分红等）和间接报酬（如保险、住房补贴、带薪休假等各种福利）两部分。

非财务报酬指为提高效率，组织为员工创设好的工作环境、工作条件等而花费在员工身上的各种支出。这些支出为员工所用，但员工对支出的结果没有所有权只有使用权，组织在入账时也不把这种支出列入人工成本，比如，宽敞的办公室、停车位、配备个人秘书等。报酬构成如表 7-1 所示。

表 7-1　报酬的构成

报酬	内在报酬			参与决策和管理
				尊重和赞许
				挑战性任务、多样化活动
				工作自主权和成长机会
	外在报酬	财务报酬	直接报酬	基本薪酬
				可变薪酬（激励薪酬）
			间接报酬	经济性福利、带薪休假
				员工保险及服务
		非财务报酬		良好工作环境、配备秘书
				雇佣保障等

2. 薪酬　薪酬是指员工因工作而从组织那里得到的各种直接和间接的经济收益。简单地说，薪酬相当于报酬中的财务报酬。薪酬大体可分为基本薪酬、激励薪酬和间接薪酬三大部分。但在实际管理实践中，通常将薪酬细分为工资、津贴、奖金、福利、股权、期权、分红等几部分。

（1）**基本薪酬** 指组织根据员工所承担的工作或者所具备的技能而定期支付给他们较为稳定的经济报酬。通常，员工只要在组织中工作，就能够拿到一个数额相对固定的酬劳，这就是基本薪酬。基本薪酬多以日薪、月薪、年薪等形式出现。组织可以根据员工的职务或工作能力来确定基本薪酬，一旦确定即具有稳定性。

（2）**激励薪酬** 又称可变薪酬，是组织基于员工良好工作业绩或额外贡献，而支付给员工基本薪酬以外具有变动性的酬劳。激励薪酬与员工良好绩效或额外贡献有关，随绩效或贡献的变化而上下浮动，因此对员工具有激励性。

基本薪酬和激励薪酬共同构成报酬体系中的直接报酬部分。

（3）**间接薪酬** 主要是指组织为员工提供的各种福利。它是组织为减轻员工的负担、方便员工的工作与生活、丰富员工的文化活动等而提供的一种补充性报酬。这种报酬通常与员工个人的工作绩效没有直接联系，具有普遍性和平均性的特点。

（二）薪酬管理的含义

薪酬管理是指组织在发展战略和发展规划的指导下，综合考虑组织内外各种因素的影响，从而确定符合自己发展需求的薪酬政策、薪酬结构、薪酬水平、薪酬形式并对薪酬运行状况进行评价、控制和调整的管理活动过程。薪酬管理的含义可从以下几个方面理解。

1. 薪酬管理是在组织内部进行的，是组织内在管理活动的重要组成部分。

2. 薪酬管理必须在组织的发展战略和发展规划的指导下进行。薪酬管理也必须服从和服务于组织的经营战略，要为组织战略目标的实现提供有力支持。

3. 薪酬管理是一项复杂的系统工程。薪酬管理涉及一系列的调研、决策、规划等活动，如薪酬政策的确立、薪酬结构的选择、薪酬水平的制订、薪酬评价与调整等，是一项十分复杂、严谨的系统工程，而不只是薪酬管理日常活动。

4. 薪酬管理的目的不仅仅是让组织中员工获得工作收入，使他们得以维持生计。更重要的是要通过良好的薪酬管理活动引导员工的工作行为，激发员工的工作、学习热情，提升他们的综合能力和素质，实现对组织整体的良好绩效，这是薪酬管理的深层次目标。

5. 薪酬管理是一个动态的过程，其动态性表现为组织必须根据内外环境的变化随时对自己的薪酬结构、薪酬政策、薪酬水平等进行调整，以随时保证薪酬管理成本最小，效用最大，同时又具有竞争力。

二、薪酬管理的主要内容

薪酬管理的内容十分复杂，从整体上看，薪酬管理的内容包括四个方面。

1. **确定薪酬战略** 为了使薪酬管理有效地服务于组织战略，必须制订与组织战略相契合的薪酬管理战略。薪酬战略应以组织总战略为基础，根据人力资源发展战略制订，并为之服务。

2. **确定适合组织发展的薪酬模式** 薪酬模式是指组织管理者对薪酬管理运行的目标、任务、结构、构成等进行选择、组合和优化，是组织在薪酬方面所采取的恰当管理方式和方法。确定薪酬模式主要包括制订基本薪酬原则和薪酬制度、确定薪酬资本总额、确定构成比例和薪酬结构、确定薪酬支付水平等。

3. **日常薪酬管理** 日常薪酬管理是指组织对薪酬方面的常规事务管理，主要包括薪酬调查、制订薪酬计划、统计和计算员工薪酬水平、薪酬调整，以及选择恰当的薪酬支付方式等。

4. 薪酬评价与调整　对薪酬结构、薪酬水平，以及薪酬实施过程进行评估和分析，然后根据分析结果进行调整，以使薪酬处于最佳状态，实现最大管理效用。

这四个方面相互联系，相互影响，共同构成薪酬管理运行体系。

三、薪酬管理的意义

薪酬管理在人力资源管理中占有十分重要的地位，对组织发展具有十分重要的意义。

（一）有效的薪酬管理有助于吸引和保留优秀员工

吸引和保留优秀员工是薪酬管理最基本的作用。薪酬是员工的主要经济来源，是他们生存和发展的保障，员工到组织工作的直接目的就是获得好的薪酬，因此人才的去留与薪酬有着直接的关系，在组织之间的人才争夺战中，薪酬标准往往起着主要的作用。

在薪酬管理实践中，恰当的薪酬是留住员工的基础（保健因素必须得到满足）；公平、合理的工资结构能降低员工的不满，减少员工流动；而有激励性的薪酬又有利于吸引更多优秀员工，从而增强组织的竞争力。在全球化背景下，竞争变得越来越激烈，如何设计具有竞争力、吸引力的薪酬制度成了薪酬管理活动的关键。

（二）有效的薪酬有助于实现对员工的激励

激励职能是薪酬的核心职能之一。根据马斯洛的需要层次理论可知，人们存在五个层次的需要，低层次需要得到满足后高层次需要才会产生。有效的薪酬管理能够满足员工不同层次的需求，从而实现对他们的有效激励；而薪酬水平的高低又是一个员工业绩的反映，较高的薪酬往往代表员工具有较好的工作业绩，代表着组织对员工工作成绩的肯定，能在很大程度上满足员工的成就感和归属感，达到自我实现的需要，这是一种极具魅力的激励手段。先进的薪酬制度也利于激励员工的工作热情，如绩效工资、效益工资、分红、股权、期权等将使员工看到未来的期望，从而产生较大的工作热情，实现长期激励。

（三）有效的薪酬管理有利于实现资源的合理配置

资源的合理配置，是组织实现高效益的基础。组织实施有效的薪酬管理，通过健全的报酬机制、薪酬激励机制，可以将组织目标和管理者意图传递给员工，促使员工的个人行为与组织有机融合，从而实现资源的合理配置；组织也可以通过薪酬结构的变动、薪酬政策的调整等来调节各生产、流通环节的人力资源流动，从而实现内部各种资源的合理配置、科学整合和有效利用。

（四）有效的薪酬管理有利于实现组织的高效益

薪酬管理对效益的影响直接表现在人工成本控制方面。对于任何组织而言，薪酬都是一项重大的成本开支，通常情况下，薪酬总额一般占到组织总成本的40%～90%，而通过有效的薪酬管理，组织能够将人工总成本降到40%～60%。有效的薪酬管理将在保证薪酬各种功能有效发挥的前提下，把组织人工成本控制在较小的范围（比如建立合理薪酬结构、实现薪酬与绩效挂钩、对岗位价值进行科学评价、选择恰当的薪酬水平、控制奖金的发放弊端、规范福利发放等都有助于节约人工成本），从而扩大产品和服务的利润空间，间接提升组织的经营效益。

更重要的是，薪酬又不仅仅是经营成本，还具有激励和人力资源投资的意义。薪酬管理的有效实施，能对员工产生较大激励，能够极大提升员工的工作热情，进而提升他们的工作绩效。在规模效应下，每个员工的业绩改善，都将推动组织整体绩效的快速提升。而作为对人力资本投资的薪酬，能培养出员工对组织的长期承诺，给组织带来长期的高额回报。

（五）有效的薪酬管理有助于塑造良好的组织文化

有效的薪酬管理对建立良好的组织文化有着极为重要的意义。一方面，薪酬是组织进行文化建设的基础，员工生活得不到保障，组织文化建设也就无从谈起；另一方面，薪酬对员工的行为起着导向作用，薪酬管理直接影响员工的思维方式和行为方式。而思维和行为方式是组织文化的重要内容和体现。薪酬管理是一种特殊的成本收益管理，直接涉及劳资关系，涉及组织内部人员之间的利益关系。合理的薪酬管理有助于劳资协调和员工协作，对于建立协作、共赢的和谐组织文化有极大的推动作用。

四、影响薪酬的因素

薪酬管理活动会受到组织内外多种因素的影响。薪酬管理必须全面考虑组织内外的各种影响因素，并根据各种影响因素的变化及时对薪酬管理活动进行调整。影响薪酬管理因素主要有组织外部因素、组织内部因素和员工个人因素三类。

（一）组织外部因素

影响薪酬管理的外部因素主要包括政府规划、地区经济发展状况与劳动生产率状况、劳动力市场状况、物价及生活水平变化、行业整体薪酬状况等。

1. 国家的法律、法规及政策 薪酬问题不仅仅是组织管理问题，同时也是一个重要的社会问题。它既关系到组织的发展，也关系到社会的稳定。因此，无论哪个国家都会出台相应的法律、法规和政策对薪酬管理进行规范和指导。例如，政府的最低工资立法规定了组织支付薪酬的下限；社会保险法规定了组织必须为员工缴纳一定数额的社会保险费等。国家法律、法规，以及薪酬政策对于组织的行为具有明确的导向和强制的约束性。薪酬管理必须在法律、法规规定的范围内进行活动，符合政策的导向。

2. 地方经济发展状况 地方经济发展状况是影响组织薪酬管理的重要因素。不同地区的经济水平和消费水平各不相同，即使是同一行业，不同地区的薪酬水平也存在着差异。例如，在经济较发达地区，薪酬水平整体较高；在经济欠发达地区，相应的薪酬水平就较低。薪酬结构也会随地区经济水平不同而有所变化，如经济发达地区，收入较好，生活水平高，员工对基本薪酬关心较少，而对激励薪酬、福利、成就与归属、工作环境等关心较多，因此在薪酬结构设计时，福利成分和可变薪酬比例相应较高。相反，在经济水平欠发达地区，员工更注重保健因素，比较看重基本薪酬，在薪酬设计时应考虑把基本薪酬的比例加大。

组织在制订薪酬政策时，应当考虑地区性经济水平的差异，制订出适合本地区经济发展状况的薪酬政策。这样既可以降低薪酬成本，又可以稳定员工队伍，消除人才外流现象。

3. 劳动力市场的供需状况 薪酬首先是一种经济现象，它是劳动者劳动力价格的反映，受劳动力市场供求关系变化的影响。当劳动力市场供过于求时，市场整体薪酬水平会降低；反之，当劳动力市场供不应求时，各单位为了吸引优秀人才，会不断推出各种优惠政策，提高员工的生活和工作待遇，薪酬水平也会相应提高。有效的薪酬管理，必须根据劳动力市场供求关系的变化不断调整薪酬政策与策略，调整薪酬水平，使薪酬管理与劳动力市场动态相适应。

4. 地方物价水平的变动 薪酬最基本的功能是保障员工的生活，因此员工更为关心的是实际薪酬水平，即货币收入（或者叫名义薪酬）与物价水平的比率。在实际薪酬水平不变的情况下，当地方整体的物价水平上涨时，为了保证员工的生活水平不变，组织支付给员工的名义薪酬也应相应地增加。

5. 行业薪酬状况　其对组织薪酬管理的影响是直接的，因为它是员工进行薪酬比较时非常重要的一个参照系。当员工发现本单位的薪酬水平低于行业薪酬水平时，就会产生不公平感，从而影响到积极性。当其他组织尤其是竞争对手的薪酬水平提高时，为了保证外部的公平性，组织也要相应地提高自己的薪酬水平，否则就会引起员工的不满甚至流失。

（二）组织内部因素

影响薪酬管理的内部因素主要包括组织的性质、经营战略、薪酬政策、发展阶段和经营效益等。

1. 组织的性质　不同的组织由于工作性质、所有制性质、经营性质等不同，薪酬水平、薪酬结构、薪酬支付方式等往往有所差异。一般情况下，事业性单位的薪酬结构以高稳定为主，经营类组织薪酬结构趋于弹性；外资企业在薪酬水平上往往较国内企业薪酬水平高。国有企业和私营企业在薪酬结构和水平、支付方式等方面也有许多不同。组织在薪酬管理活动中，必须考虑组织自身的性质，在薪酬管理方式、薪酬政策的选择、薪酬结构和水平的确立等方面都应与组织性质保持一致。

2. 组织的经营战略　组织经营战略是一切管理总的指导原则，薪酬管理必须服从和服务于组织战略，这是薪酬管理必须遵循的准则。在不同的战略指导下，组织的薪酬管理策略、方式、方法也应有所不同。

3. 组织的薪酬政策　一个单位的薪酬系统，往往直接体现出本单位的薪酬政策及价值导向。例如，如何看待管理人员与生产工人之间的报酬比例，对生产、销售、技术和管理部门在单位发展中的重要性认识，对利润积累和薪酬分配之间关系的认识，对不同职工在利润分配中所占份额大小的认识等，这些政策和观念都影响和决定着薪酬系统的结构、管理方式等。

4. 组织的发展阶段　组织处于不同的发展阶段，其竞争能力、经营的重点、面临的内外环境等都是不一样的。因此，在不同的发展阶段，薪酬的形式、构成、水平、支付方式等也是不同的。比如，在初创期和成长期，薪酬管理应注重培养竞争力，激励薪酬比例应较高，基本薪酬和间接薪酬可以略低；在稳定期，薪酬管理应注重维持组织员工的稳定性和工作热情，保持竞争力的持久性，所以基本薪酬和激励薪酬都应保持较高水平；在衰退期，薪酬管理应以稳定员工、逐步退出行业为指导，基本薪酬和间接薪酬应较高，激励薪酬应较低或者取消。

5. 组织的经营效益　经营效益的好坏对薪酬管理有直接的影响。如果单位经营效益好、负担能力强、财力充足，职工的薪酬水平可以采取高而稳定的策略；如果单位经营效益差、负担能力弱、财力不足，就应设计符合本单位经营效益状况的薪酬系统。在薪酬管理中，如果薪酬系统支付能力超过了单位的承受能力，就会导致组织严重亏损、停产，甚至破产。

（三）员工个人因素

薪酬管理的重要目标就是实现对人的激励。因此，薪酬管理要考虑员工个人的相关因素，最大限度地发挥薪酬功能。

1. 岗位性质　岗位性质决定了员工薪酬的水平和形式。不同性质的工作岗位，员工付出劳动的多少、劳动强度的大小、责任的高低，以及工作条件的好坏等均存在差别。这些因素决定了在不同工作岗位上的员工所获取的报酬也应当有差异。如在组织中，管理人员、技术人员、销售人员、生产人员之间往往会采取不同的薪酬形式；在组织各单位中，正式人员与临时人员之间的薪酬往往也存在很大差别。

2. 员工职务高低　职务的高低与员工权力和责任的大小紧密相连。职务越高，权力越大，所承担的责任也越大，因此获取的报酬相应较高。相反，职位越低，承担的责任也就小，薪酬也应相对较低。

3. 技能水平　员工的知识经验和技能水平对薪酬也有一定影响。无论什么组织，每个员工的学历、工作经验、技能水平等均不同，其工作效率和效果也存在差异；同时员工的学历和技能水平也会影响组织的整体效益。因此，在确定员工薪酬时，应考虑员工投入的人力资本差异、学历差异、技能差异等因素。

4. 员工的绩效表现　员工的绩效表现是决定其激励薪酬的重要基础。组织中，激励薪酬往往与员工的绩效联系在一起，具有正相关性。总的来说，员工绩效越好，其激励薪酬就越高。目前，许多组织倾向选择以绩效为导向的薪酬体系，将员工的薪酬与工作业绩挂钩，以便更好地调动员工的工作积极性。

5. 员工的工作年限　在薪酬管理中，必须把员工的工作年限作为一个重要因素加以考虑。工作年限主要有工龄和司龄两种表现形式。工龄指员工参加工作以来整个的工作时间，司龄指员工在本组织中的工作时间。工龄的影响主要基于人力资源管理中的"进化论"，就是说通过社会的"自然选择"，工作时间越长的人就越适合工作（不适合的人，由于优胜劣汰的作用会被淘汰）。司龄的影响主要源于组织社会化理论，就是说员工在组织中的时间越长，对组织和职位的了解就越深刻，在其他条件一定时，绩效就会越好。

工作年限会对员工的薪酬水平产生一定的影响。一般来说，工龄和司龄越长的员工，薪酬的水平相对也会高一些，在技能薪酬体系下，这种影响更加明显。

五、薪酬管理的原则

薪酬管理原则是组织在薪酬管理活动中必须遵循的基本行为准则。薪酬管理应遵循公平性原则、合法性原则、竞争性原则、激励性原则、经济性原则和及时性原则。

（一）公平性原则

公平性原则是薪酬管理的基本原则。公平性是薪酬制度设计首要考虑的因素，因为员工对薪酬的公平感将直接影响他们的工作积极性。薪酬的公平可以分为三个层次。

1. 外部公平　外部公平指同一行业或同一地区或同等规模的不同组织中类似职位的薪酬应基本相同。

2. 内部公平　内部公平指组织内相同职位（或者价值相当的职位）上的员工所获得的薪酬应大体相当。

3. 个人公平　个人公平指组织中不同职务的员工所获得的薪酬与其对组织所做贡献的比值应大致相当。

公平性原则源于亚当斯的公平理论。公平是激励的基础，离开了公平会带来员工的不满。之所以一些国有企业问题百出，一个重要的原因就是没有解决好公平问题。

（二）合法性原则

合法性原则是指组织薪酬管理必须符合国家法律法规和政策的相关规定，这是薪酬管理的前提。因为遵守国家的法律和政策是薪酬管理最基本的要求，特别是国家相关强制性的规定。比如，国家有关最低薪酬水平的规定、有关职工加班的薪资支付问题的规定、有关社会保障的规定等，都是组织在薪酬管理中必须遵守的。

（三）竞争性原则

竞争性原则是指组织的薪酬标准不能低于劳动力市场的平均水平，必须确保组织的薪酬水平与类似行业、类似组织的薪酬水平相比时具有一定的竞争力。因为只有具有竞争力的薪酬，才能保证组织能在人才市场上招聘到优秀的人才，也才能留住现有的优秀员工。

（四）激励性原则

激发员工工作热情是薪酬管理的重要功能。激励性原则是指在薪酬结构的选择、薪酬水平、薪酬级差、增薪幅度的确立等方面必须要有激励性。也就是说，要根据员工能力和贡献的大小适度拉开收入差距，让能力强、贡献大者获得较高的薪酬，体现出薪酬的激励效果，从而充分调动员的工作热情。

（五）经济性原则

经济性原则是指组织支付薪酬时应当在自己可承受的范围内进行，虽然高水平的薪酬可以吸引和激励员工，但是薪酬毕竟是一项重大的开支，因此，薪酬管理必须要考虑组织的承受能力，避免超出承受能力的薪酬水平给组织带来过重的负担。有效的薪酬管理应在竞争性和经济性之间找到恰当的平衡。

（六）及时性原则

及时性原则一方面是指要及时付给员工薪酬，因为薪酬是员工生存发展的基础，如果不能及时兑现员工薪酬必然会影响到员工的生活，进而影响到员工的工作热情；另一方面是指薪酬管理必须根据外界环境的变化及时做出动态调整，使薪酬管理始终保持动态的适应性。

案例链接

为何不断闹事

某制药公司由于发展受阻，员工积极性不高，于是决定对技术人员和中层管理人员实行额外津贴制度，以激励骨干人员。标准为：一定级别的管理干部享受一定的津贴，技术人员按照20%的比例享受一定的津贴。此政策宣布后，立刻在公司技术人员中掀起轩然大波。技术人员纷纷表示不满，并矛头直指公司领导，表示若不能享受津贴，就让获得津贴的人干活。经过一段时间后，公司不得不调整对技术人员的津贴政策：按助工、工程师和高级工程师三个档次发放津贴。于是，公司的津贴激励制度变成了人人有份的大锅饭制度。钱花了，却收不到预期效果，反而引发一连串的麻烦。

该公司的一线生产为连续性生产，有大量倒班工人。他们知道此事后，都认为干部和工程师都涨工资了，他们的工资不涨，这不公平。于是他们决定推选一些不上班的工人向公司某领导集中反映意见，连续几个上午，公司总部办公楼被工人团团围住，要求增加津贴。一段时间后，公司宣布增加倒班工人津贴。

此事才平，又起一事。公司经过政府有关部门批准，决定在市内购买数千套期房作为福利房分售给职工。此事办得极为迅速，约半个月就与房地产开发商签订了合同，并交了订金。然后按照公司拟订的条件，展开了分售房行动。数千户工龄较长、职务较高的员工获得了高值商品房。这时，一部分居住于市内的员工也要获得此优惠房，便联合起来闹房。又是采用与前一次相同的手段，同样的如愿以偿。一系列的事件使人们形成了印象：不管有理无理，只要找公司闹，终会得到满足。

公司还会有麻烦。

［资料来源：http：//bbs. hr163. net viewthread. php？ tid = 98697］

【问题】

1. 本案例集中反映了人力资源管理中的哪一项管理活动？

2. 你认为公司所遇到的闹事麻烦的原因是什么？

3. 结合本案例，你认为薪酬体系至少应包括哪些部分？薪酬管理应坚持哪些原则？

第二节　薪酬制度与基本薪酬管理

薪酬制度是指组织所选择的薪酬模式及其实施的制度保障体系。薪酬制度是薪酬管理的基础和保障，在管理中具有十分重要的地位。不同的组织因具有不同的战略目标和不同的生产内容，面临不同的环境状况，所以具有不同的薪酬制度。

一、薪酬制度设计的基本要求

薪酬制度是影响员工积极性的关键因素，决定组织的成败，因此必须科学、合理设计薪酬制度，使其与组织发展战略相符，并产生最大激励作用。良好的薪酬制度应满足以下基本要求。

（一）体现保障、激励和调节职能

良好的薪酬制度必须具备保障、激励和调节三大职能。保障是指薪酬制度能够保障员工最基本的生活和发展需要，能够实现人力资源的再生产。激励是指薪酬制度能够激发员工的工作热情、积极性、主动性和创造性，使组织具有活力。调节是指薪酬制度能够有效调节人际关系，实现内在资源和谐与动态化的有效配置。

（二）体现劳动力的三种形态

马克思把劳动力分为潜在劳动、流动劳动和凝固劳动三种形态。潜在劳动是指劳动者劳动的可能性，具体表现的是劳动者的劳动能力。由于劳动者的劳动能力影响劳动效率和劳动成果，所以尽管它不宜作为价值分配的依据，但必须考虑它的作用和影响。流动劳动是员工在工作岗位上已经付出的劳动，其作为价值分配的依据具有局限性，但是劳动付出是员工创造价值的基本途径和前提条件，必须考虑它的必要性。凝固劳动是劳动后的成果，它是劳动价值衡量的最好方式。良好的薪酬制度必须让这三种劳动形态均有一定程度的体现。

（三）体现岗位的差别

不同的工作岗位，技能状况、责任大小、工作强度、工作条件，以及工作环境等均存在较大差异。因此，良好的薪酬制度必须因岗位的差别而有差异。薪酬结构、薪酬水平、支付形式等均应与岗位性质一致，反映出岗位特点。

（四）建立劳动力市场的决定机制

薪酬制度设计必须考虑劳动力市场状况，按照市场供给状况设计薪酬制度，使薪酬制度受市场机制的调节，从而实现人力资源的优化配置，并降低人力资源管理成本。

（五）确立合理的薪酬水平

薪酬水平的高低影响组织吸引人、留住人和激励人等各项功能的实现。从形式上看，薪酬水平越高，组织就越能吸引人、留住人和激励人，但是薪酬水平的提高又会增加组织的经营成本，所以合理的薪酬制度应是在考虑组织支付能力的基础上最有效地吸引员工和激励员工，在综合考虑内外因素的影响基础上合理确定薪资水平。

（六）确立科学、合理的薪酬结构

薪酬结构是指薪酬的各种构成及比例。薪酬结构影响到对人员的激励，因此必须根据企业发展战略的客观要求，结合经营内容和管理模式，优化整体薪酬结构，并且根据各岗位的特点，合理确定不同岗位的薪酬结构。

二、薪酬制度的评价

不同的组织有不同的薪酬制度，不同薪酬制度适应不同的组织。没有万能普适的薪酬制度，只有当薪酬制度符合组织发展需要、得到员工的认可和认同的时候，薪酬制度才能发挥最好的作用。评价薪酬制度的标准有员工感知度、员工认同度和员工满足度三个方面。

（一）员工感知度

员工感知度是指员工对本组织薪酬政策、薪酬结构、薪酬分配方式等薪酬制度相关内容能够全面认知和了解，并能根据了解的内容合理选择自身的工作行为和模式，提高工作绩效。对薪酬制度的全面了解和感知是薪酬制度发挥作用的基本前提，感知度是衡量薪酬制度好坏的一个基本标准。

（二）员工认同度

员工认同度是指员工对组织薪酬制度的认可和支持程度。员工对本组织薪酬制度认同度越高，自觉遵守制度、按制度有效开展工作的主动性就越强，薪酬制度的执行力和有效性也就越高。员工认同度是衡量薪酬制度好坏的重要标准。

（三）员工满足度

员工满足度是指薪酬制度实施后给员工带来的满足程度。员工进入组织的直接目的是为了获取各种收益，满足自我需要。只有在满足员工基本需要的前提下，才可能对员工产生激励，从而提高员工的绩效水平。员工满足度是衡量薪酬制度的根本标准。

三、常见的薪酬制度

组织可选择的薪酬制度很多，常见的薪酬制度有以下几种。

（一）以绩效为导向的薪酬制度

以绩效为导向的薪酬制度的特点是员工的薪酬主要根据近期的工作绩效决定，薪酬随工作绩效的不同而不断变化，而不是处于同一职务（岗位）或同一技能等级的员工都能拿到相同的报酬。计件制工资、佣金制、效益工资等均属于这种薪酬制度。

以绩效为导向的薪酬制度的优点是激励效果好,能最大限度地激发员工的工作热情,提升绩效水平。但是这种薪酬制度也存在明显缺陷:首先,它会使员工只注重眼前利益,不注重长期发展,因而没有学习新知识、新技能的动力。在知识经济时代,这是制约组织持续发展的最大障碍。其次,以绩效为导向的薪酬制度往往会导致员工只重视个人绩效,而忽略团队的价值,不利于组织整体绩效的提升。

以绩效为导向的薪酬体系适用于任务饱满、有超额工作的必要;绩效能够自我控制,员工能够通过主观努力改变绩效状况;制度完善,制订有明确绩效标准,绩效便于测评等的组织。

(二)以能力为导向的薪酬制度

以能力为导向的薪酬制度的特点是员工薪酬主要根据员工所具备的技能、工作能力与潜能确定。在这种薪酬制度下,与技能、学历、资历相联的薪酬占主要部分,职能工资、能力资格工资、技术等级工资都属于这种薪酬制度。以能力为导向的薪酬制度的优点是能较好地激发员工的学习热情,主动提高自身的专业技术水平、提升工作能力,因而有利于员工的职业发展。它的不足之处在于忽略了工作绩效与能力发挥程度的关系,有能力未必有好绩效;同时,以能力为导向的薪酬制度不是以绩效确定薪酬水平,因此薪酬成本通常较高。

以能力为导向的薪酬体系适用于范围较窄,主要是技术复杂程度高、劳动熟练程度差别大的组织;或者是处于艰难时期,急需提升核心竞争力的组织。

案例链接

应该选择怎样的工资制度

S是一家西部大型国有生物制药企业,人员规模1000余人。随着全球生物医药的快速发展,企业销售规模迅速增长,2013年该企业销售收入达30亿左右,成为行业内领先品牌。然而,在风光的销售业绩背后,企业内部的管理问题凸显,其中最突出的就是薪酬问题。该企业目前有几种适用于不同类型岗位的工资制度。

1. 职能部门采取的是以岗位工资为主导的工资制度,即每月发放的工资中,岗位工资约占80%,绩效工资占20%左右。

2. 技术部门实行的是组合工资制,由基本工资、岗位工资和项目奖金三部分构成。

3. 车间工人采用的是计件加奖金的工资制度。

随着企业的发展,高学历、高素质的员工越来越多;随着生物医药的快速发展和国际化进程的加快,企业对产品研发、市场销售人员,以及一线生产人员的操作技能和专业能力要求越来越高。于是分管人力资源管理工作的副总经理开始关注工资制度的改革问题,并考虑在企业推行技能工资制度的可能性,试图通过构建技能和能力工资制度,调动员工提升个人能力素质的主动性,从而促进学习型组织的建立。

【问题】

结合本案例,谈谈企业推行技能工资制应当注意哪些问题?

（三）以工作为导向的薪酬制度

以工作为导向的薪酬体系的特点是员工的薪酬主要根据其担任的职务（或岗位）的重要程度，以及任职要求的高低和工作环境对员工的影响决定，员工的薪酬随职务或岗位的变化而变化。岗位工资、职务工资等薪酬模式属于这种薪酬体系。以工作为导向的薪酬体系有利于激发员工的工作热情和责任心。缺点是无法反映在同一职务（或岗位）上的员工因技术、能力和责任心不同而引起的绩效差别。

以工作为导向的薪酬体系适用于各工作之间权、责、利都有明确规定的组织。

（四）组合薪酬制度

组合薪酬制度的特点是综合考虑了各种薪酬要素，根据员工绩效、技术、学历、资历、职务（岗位）、司龄、工龄等共同确定薪酬量。这种薪酬制度使员工在各个方面的劳动付出都能获得与之对应的报酬，员工只要在某一方面比别人出色都能在薪酬上反映出来。岗位效益工资、岗位技能工资、薪点工资等薪酬模式具有组合薪酬体系的特点。

组合薪酬制度的优点在于全面考虑了员工对组织的投入，体现了公平原则和激励原则。在实际的薪酬管理中，单纯采用以绩效为导向的薪酬体系，或者单纯采用以能力为导向，或者以工作为导向的薪酬体系的情况并不多见，组织总是把几种体系结合起来，以扬长避短。

组合薪酬体系可以运用于各种类型的组织。

（五）新型薪酬制度

以上 4 种薪酬体系属于传统型薪酬制度，随着管理科学和实践的发展，又出现了新的适合组织可持续发展的薪酬制度。现在越来越多的组织为了更好地激励高级管理人员和核心骨干人员，建立了短期激励与长期激励相结合的薪酬制度。这种薪酬制度除了有固定薪酬部分和效益工资、业绩工资、奖金等短期激励薪酬部分外，还有股票期权、股票增值权、虚拟股票、分红等长期激励薪酬。通常情况是高级管理人员和核心骨干人员的薪酬体系中的长期激励比重较大，中级管理人员、业务骨干的长期激励薪酬所占比例相对较小；普通员工的固定薪酬比例较高（图 7 - 1）。

图 7 - 1 新型薪酬制度下不同员工薪酬构成比例示意图

知识链接

整体薪酬制度

整体薪酬又称为自助餐式的薪酬方案，是在公司和雇员充分沟通的基础上确定雇员的薪酬形式。埃德·劳勒认为："整体薪酬不仅仅是指经营盈利分享，工资以技能为基础和雇员的参与，而是通过薪酬和福利（即现金和非现金手段），帮助建立一种公司与雇员之间的伙伴关系，将公司的经济效益与各位员工直接挂钩。"它主要的特点是多样性、定制化和动态性，最本质的理念是从雇主为核心转变为雇员为中心，雇员从一个薪水的接收人转变为薪水的客户。作为客户，有选择的权利。由于雇员的需求是多样的、动态的，所以雇员的报酬也应该突破单一的现金形式。特鲁普曼将薪酬细分为 5 大类 10 种成分，并以薪酬等式的形式表现出来。

$$TC = (BP + AP + IP) + (WP + PP) + (OA + OG) + (PI + QL) + X$$

式中：

TC = 整体薪酬

BP = 基本工资

AP = 附加工资，定期的收入，如加班工资等一次性报酬

IP = 间接工资，福利

WP = 工作用品补贴，由企业补贴的资源，诸如工作服、办公用品等

PP = 额外津贴，购买企业产品的优惠折扣

OA = 晋升机会，企业内的提拔机会

OG = 发展机会，企业提供的所有与工作相关的学习和深造机会，包括在职在外培训和学费赞助

PI = 心理收入，雇员从工作本身和公司中得到的精神上的满足

QL = 生活质量，反映生活中其他方面的重要因素（如上下班便利措施、弹性的工作时间、孩子看护等）

X = 私人因素，个人的独特需求（如我能带狗一起来上班吗）

由于不同的雇员对薪酬体系有着不同的认识和需求，一刀切的激励机制不能产生最佳的效果，最好的方式是与顾客市场上的情形一样，实行雇员薪酬方案定制化，根据雇员不同的需求来安排以上 10 种薪酬成分的比重，一个员工对应一个薪酬组合（体系）。

整体薪酬体系定制化的薪酬方案不仅满足了员工的差异化需求，也降低了公司在员工身上的投资成本，提高了投资效率。

[资料来源：http：//www.chinahrd.net/zhi_sk/jt_page.asp? articleid = 104692]

四、基本薪酬管理

基本薪酬是薪酬体系中最基础的部分，也是最重要的部分。对于大多数员工来说，这也是他们所获得的报酬中最主要的部分，是他们生存和发展必要保障。因此，基本薪酬管理在薪酬管理中占有相当重要的地位。基本薪酬管理通常要考虑四个因素：一是内部公平性；二是外部公平性；三是组织可支付性；四是激励性。

实践中，基本薪酬的设计通常按照一定步骤实施：第一是制订薪酬政策，第二是岗位分析和工作评价，第三是进行薪酬调查，第四是确定薪酬结构、薪酬等级和薪酬幅度，最后是运行和调整。具体程序见图 7 - 2。

图 7 - 2　基本薪酬设计的程序

（一）制订基本的薪酬政策

设计良好的基本薪酬，首先要明确组织薪酬管理目标，提出组织的薪酬策略和基本原则，制订恰当的薪酬政策，以指导薪酬管理的具体实践。薪酬政策作为组织基本薪酬设计的纲领性文件应明确规定以下几点。

1. 对人性的认识，对员工总体价值的认识，对管理骨干及高级管理人才、专业技术人才和营销人才的价值进行正确估计。

2. 明确组织的基本薪酬制度和基本分配原则。

3. 明确薪酬分配的具体政策与策略，如基本薪酬拉开差距的尺度标准，工资、奖金、福利的分配依据，以及比例标准等。

（二）工作评价

工作评价是指借助一定的方法，确定组织内部各职位工作相对价值大小的活动过程。工作评价的目的是衡量组织内部每一职位工作的价值，并建立各职位间价值的相对关系。工作评价是对组织内各个层次和职别的岗位的相对价值做出客观评价，并按照各个岗位价值的大小由高至低进行排列，形成职位的等级系列，为确定不同职位薪酬量奠定基础。

（三）薪酬调查

薪酬调查是指收集同地区或同行业其他组织的薪酬信息，从而确定市场平均薪酬水平的过程。工作评价的结果确定了组织内部各个岗位价位的相对大小，解决了内部公平性的问题，但是单凭这一结果还不能确保外在的公平性，不能确定各个岗位具体的薪酬水平，需要通过薪酬调查了解行业薪酬状况，然后结合工作评价和组织自身的薪酬策略，确定各岗位具体的薪酬水平。

薪酬调查的方法与一般的调查研究类似，主要是利用问卷调查和访谈等形式收集资料，然后进行分析研究。

（四）基本薪酬结构设计

基本薪酬结构设计是指在一个组织结构中，确定各岗位的相对价值及其支付基本薪酬之间某种对应关系过程。在薪酬管理实践中，通常用薪酬结构线反映薪酬结构状况，即将组织内各个职务的相对价值与其对应的薪酬之间的关系用两维的直角坐标系直观地表现出来，形成薪酬结构线。薪酬结构线为分析和控制组织的基本薪酬结构提供了清晰、直观的工具。

薪酬结构设计是组织薪酬政策与管理者价值观的集中体现，也反映出职位对组织的重要程度，以及各职位人力资源的供应状况等。薪酬结构无所谓优劣，只能说某种结构是否适合于某种组织。在实践中，组织可以根据自身的薪酬政策、职务系列的性质、职位的价值、人力资源供求状况、组织环境等采用不同的基本薪酬结构，从而建立不同的薪酬结构线。

（五）设定薪酬等级和幅度

1. 薪酬等级的设置　薪酬结构描绘了各岗位价值及其对应的基本薪酬关系，理论上讲，薪酬结构设计完毕，各项工作的基本薪酬水平也就确立，薪酬设计工作也就结束。但是这种做法很不现实，因为组织岗位一般较多，对每一个岗位都设计一个薪酬标准很难操作。所以在实际管理中，通常需要建立薪酬等级，即将相对价值相近的各工作合并成一组，统一规定一个职位，每个职位设立一个相应的薪酬范围，为一个薪酬等级。这样组织就可以组合成若干个薪酬等级，形成一个薪酬等级系列，并确定组织内各个等级的具体薪酬范围。

2. 确定薪酬幅度　由于每个等级都有不同的工作，同一等级上的员工能力、绩效、工作年限也有差异，为了管理方便，实现公平，确定等级后还必须对每一个等级确定一个明确范围，即薪酬幅度。薪酬幅度反映的是一个薪酬等级中最高薪酬水平与最低薪酬水平间的差距。薪酬幅度的确定，为同一薪酬等级中的不同岗位、不同员工基本薪酬的确定奠定了基础。

（六）基本薪酬调整

基本薪酬的调整主要从两个层面进行：一是整体性的调整；二是员工个体性的调整。整体性的调整是指组织按照统一的政策方针对内部所有员工的基本薪酬都进行调整，即所谓的"普调"。基于整体层面的基本薪酬调整与员工个人没有直接关系，其原因多由外在环境或组织政策的改变而引起，如社会的物价水平发生变化、市场的平均薪酬水平发生改变、组织的经济效益发生变化、组织薪酬策略的调整等。个体性的基本薪酬调整是指针对某个具体员工进行的基本薪酬调整，调整的原因大多由员工个人引起。如员工职位等级或技能等级的变化、工作绩效的好坏变化、工作的年限增加等都会引起员工基本薪酬的变化。

基本薪酬的调整是薪酬管理中一项常规工作。作为人力资源管理者，应该经常注意外界环境，以及员工的各种变化，随时对基本薪酬进行调整，保证薪酬的动态适应性。

知识链接

宽带薪酬设计

随着市场竞争的加剧，一种新型的薪酬管理模式——宽带薪酬设计正逐渐被导入企业。

所谓宽带薪酬设计是指企业对多个薪酬等级，以及薪酬变动范围进行重新组合，将原来十几个甚至二三十个薪酬等级压缩成几个级别，同时将每一个薪酬级别所对应的薪酬浮动范围拉大，形成一种新的薪酬管理系统和操作流程。在这种薪酬体系设计中，员工不是沿着公司中唯一的薪酬等级层次垂直往上走。相反，他们在自己职业生涯的大部分或者所有时间里可能都只是处于同一个薪酬宽带之中，他们在企业中流动是横向的，随着能力的提高，他们将承担新的责任，只要在原有的岗位上不断改善自己的绩效，就能获得更高的薪酬。即使被安排到低层次的岗位上工作，也一样有机会获得较高的薪酬。

宽带薪酬始于 20 世纪 90 年代，是作为一种与企业组织扁平化、流程再造等新的管理战略与理念相配套的新型薪酬结构而出现的一种新的薪酬设计方式。它打破了传统薪酬结构所维护和强化的等级观念，能较好地引导员工重视个人技能的增长和能力的提高，有利于员工职位轮换，培育其在组织中跨职能成长的能力。

[资料来源：http：//www. jrj. com. cn/NewsRead/Detail. asp？NewsID = 185073]

第三节　激励薪酬管理

激励薪酬是指以员工、团队额外贡献或组织的绩效、效益为依据而支付给员工个人的变动性薪酬。与基本薪酬相比，激励薪酬具有较大的变动性，同时又与绩效紧密相连，因此，它比基本薪酬更具有激励性。激励薪酬可分为个体激励薪酬和群体激励薪酬两大类。

一、个体激励薪酬

个体激励薪酬是指以员工个人的工作表现、工作业绩或其他额外贡献为基础而支付的变动性报酬，这种支付方式有助于员工不断提高自己工作热情，改进方法，提高效率，进而提升自己的绩效水平。个体激励薪酬对员工会产生很大的激励作用，但是由于它支付的基础是个人，因此不利于团队的相互合作。个体激励薪酬主要有以下几种形式。

（一）计件制

计件制是根据员工产出的多少来确定其报酬的薪酬管理方式，这是最常见的一种传统型激励薪酬形式。常用计件制包括简单计件制、梅里克多级计件制和泰罗的差别计件制。

1. 简单计件制　简单计件制是根据员工生产合格产品数量的多少和事先确定的工资率支付相应薪酬的报酬确定方式。其计算公式为：

应得薪酬 = 完成合格产品件数 × 每件产品工资率

简单计件制最大的优势在于容易为员工理解和接受，直接将报酬与工作效率相结合，可激励员工勤奋工作。

2. 梅里克多级计件制　这种计件制将员工按效率分为三个以上的等级，随着等级变化，工资率递增，效率中等和低等的员工获得合理的报酬，高效率的员工则会得到额外的奖励。

其计算公式为：

$EL = N \times RL$　　　　　　　在标准 85% 以下时

$EM = N \times RM$　　　　　　　在标准 85% ~ 100% 时

$EH = N \times RH$　　　　　　　在标准 100% 以上时

其中 RL、RM、RH 表示低、中、高三个等级的工资率，依次递增 10%；N 代表完成的工作件数或数量；EH、EM、EL 分别表示高、中、低三个等级员工的收入。

3. 泰罗的差别计件制   差别计件制是在事先制订标准产量的基础上，根据员工完成标准的情况差别地给予计件工资。其公式为：

E = N × RL   当完成量在标准产量的100%以下时

E = N × RH   RH = 1.5RL   当完成量在标准产量的100%以上时

其中，E 代表收入，N 代表完成的工作件数或数量，RL 代表低工资率，RH 代表高工资率，高工资率通常为低工资率的1.5倍。

梅里克和泰勒的计件制的特点在于用科学方法对工作加以衡量，高工资率要高于单纯计件制中的标准工资率，对高效率的员工有奖励作用，对低效率员工改进工作也有一定的刺激作用。

（二）绩效制

绩效制又称工时制，它是以时间尺度来计算员工激励薪酬的一种方式。主要方式有标准工时制、哈尔西五五奖金制和罗恩制。

1. 标准工时制   这种制度以节省工作时间的多少计算应得的激励薪酬，当员工的生产标准要求确定后，按照节约时间的百分比给予不同比例的激励薪酬。

2. 哈尔西五五奖金制   此方法的特点是员工和公司共同分享成本节约额，通常实行五五分账。若员工在低于标准时间内完成工作，可以获得的奖金是其节约工时工资的一半。

E = 1/2 （S - T）R

其中，E 代表激励薪酬，R 代表标准工资率，S 代表标准工作时间，T 代表实际完成时间。

3. 罗恩制   罗恩制的激励薪酬水平不固定，根据节约时间占标准工作时间的百分比而定。计算公式是：

$$E = T \times R + \frac{S - T}{S} \times R$$

其中，E 代表收入，R 代表标准工资率，S 代表标准工作时间，T 代表实际完成时间。根据这种方法所计算出的激励薪酬，比例可以随着节约时间的增多而提高，但平均每超额完成一个标准工时的资金额会递减，即节省工时越多。员工的奖金水平低于工作超额的幅度，不仅避免了过度高额奖金的发出，而且也使低效率员工能支取计时的薪金。

（三）佣金制

佣金常用于销售部门，销售人员的薪酬相当部分是其销售产品赚得的佣金。佣金制的具体形式有以下几种。

1. 单纯佣金制   计算公式如下：

薪酬 = 每件产品单价 × 提成比率 × 销售件数

对销售人员而言，单纯佣金制是一种风险较大而且挑战性极强的制度。

2. 混合佣金制   这种激励薪酬是在保证员工最低工资的基础上，根据员工销售业绩给予相应的激励薪酬。这种方式使销售人员具有安全感，同时又有激励性。计算公式为：

薪酬 = 底薪 + 销出产品数 × 单价 × 提成比率

总体薪酬中除去底薪部分即为激励薪酬。

3. 超额佣金制   这种薪酬制度规定了销售人员的最低工作任务，在完成最低任务量后才可以获得佣金。计算公式为：

激励薪酬 = 销出产品数 × 单价 × 提成比率 − 定额产品数 × 单价 × 提成比率

= （销售产品数 − 定额产品数） × 单价 × 提成比率

在佣金制中提成比率可以是固定的，也可以是累进的，即销量越大，提成比率越高；比率也可以递减，即销量越大，比率越低。提成比例的确定应顾及产品性质、顾客、地区特性、计单大小、毛利量、业务状况的变动等情况。

佣金制的优点：富有激励作用，容易控制销售成本等。缺点：有市场波动的情况下销售人员的收入欠稳定，会增加管理难度。

（四）绩效性激励薪酬

绩效性激励薪酬是指根据员工的绩效考核结果来支付相应的激励薪酬，由于有的工作（如管理、服务职位等）结果很难量化，不太适合上述的几种方法，因此就要借助绩效考核的结果来支付激励薪酬。绩效性激励薪酬有绩效调薪和绩效奖金两种主要形式。

1. 绩效调薪 绩效调薪是指根据员工的绩效考核结果对其薪酬进行调整，调薪的周期一般按年来进行，而且调薪的比例根据绩效考核结果的不同也应当有所区别，绩效考核结果越好，调薪的比例相应地就越高（表7−2）。

表7−2 绩效调薪举例（%）

绩效考核等级	A	B	C	D	E	F
等级说明	非常优秀	优秀	良好	合格	未达标	有很大差距
绩效调薪幅度	8	4	2	0	−1	−3

进行绩效调薪时要注意两个问题：一是调薪不仅包括增加薪酬，而且包括减少薪酬，这样才会更有激励性；二是调薪要在该职位或该员工所处的薪酬等级所对应的薪酬幅度内进行。也就是说，员工基本薪酬增长或减少不能超出该薪酬等级的最大值或最小值。

2. 绩效奖金 绩效奖金是指根据员工的绩效考核结果而给予的一次性现金奖励的方式。与绩效调薪不同的是：对于绩效不良者一般不进行罚款，且奖金的数量也不受基本薪酬的限制。

个体激励薪酬在现代组织被广泛应用，并发挥了很大的激励作用，但这种常见的激励薪酬制度也可能产生消极影响，表7−3概括了个体激励薪酬的优点与不足。在选择激励薪酬方式时可做参考。

表7−3 个体激励薪酬的优点与不足

优点	不足
1. 在提高生产率、降低生产成本和增加员工工资报酬方面能有实际作用	1. 可能会在追求产出最大化的员工和关注日渐下滑的产品质量的管理人员之间出现更大的冲突
2. 与一般的群体付酬相比，要求员工维持一个合理的产量水平只需较少的直接监督	2. 引进新技术的尝试可能会受到部分员工的抵制，因为他们很在意新技术对产量标准的影响
3. 在大多数情况下，如果能科学制订工作标准，就能更加精确地估算劳动成本，从而有助于成本与预算的控制	3. 对于提高产品标准的忧虑会削弱员工提出生产方法革新建议的积极性，不利于整体绩效的提升
4. 便于管理，直接有效，能产生较大激励作用	4. 可能会加剧员工之间、员工与管理人员之间互不信任、互不合作的态势

案例链接

一个民营医药企业的困惑

A企业是一个民营医药企业，七年前企业处于初创期，老板在员工工作取得一定成效的时候，就会给员工发放一笔上千元的奖金（大部分企业通用的激励方式）。那时候，奖金对员工产生了较大激励，大大地调动了员工的积极性，企业蒸蒸日上，很快就发展成为在国内有一定影响力的上市公司。公司因此认为高激励薪酬就可以充分调动员工的积极性了，于是，随着公司绩效的不断提高，公司给员工的奖励也逐步提升。但是近年来公司却发现，这样的激励方式正逐渐失去作用，员工在领取奖金的时候反应非常平淡，就像领自己的薪水一样自然，并且在随后的工作中也没人会为这上千元的奖金表现得特别努力。同时，公司还发现员工的抱怨也比以前有所增加，员工们认为公司不重视他们的需求，给不了他们想要的东西。

于是员工离职，尤其是优秀人才的跳槽现象开始增多，这给企业造成了巨大的损失。

[资料来源：http：//www. chinahrd. net/zhi_ sk/jt_ page. asp？ articleid＝104692]

二、群体激励薪酬

群体激励薪酬是指以团队或组织的整体绩效为依据来支付的可变薪酬。群体激励薪酬的优势在于它可以使员工更加关心团队和组织的整体绩效，增进团队的合作，从而更有利于整体绩效的提高。在知识经济时代，竞争日趋激烈，团队工作方式日益重要，群体激励也越来越受到重视。

（一）收益分享计划

收益分享计划是企业提供的一种员工分享因生产率提高、成本节约和质量提高等而带来收益的绩效奖励模式，主要有斯坎伦计划和拉克计划两种形式。

1. 斯坎伦计划　斯坎伦计划是20世纪20年代中期由美国约瑟夫·斯坎伦提出的一个劳资合作计划，是将节约成本的一定比例作为奖金发放给员工，鼓励员工共同努力以降低成本，使劳资双方均可以获得利益。其计算公式为：

激励薪酬＝节约成本×75%

　　　＝（标准工资成本－实际工资成本）×75%

　　　＝（商品产值×工资成本占商品产值百分比－实际工资成本）×75%

其中，工资成本占商品产值的百分比由过去的统计资料得出。

2. 拉克计划　拉克计划由经济学家艾伦·拉克（Allen Rucker）于1933年提出。拉克计划与斯坎伦计划相似，区别在于它所关注的不仅仅是劳动成本的节约，而是整个生产成本的节约。拉克计划采用价值增值方式计算企业的劳动生产率。企业的价值增值等于企业的销售额减去购买原材料和其他各种供给、服务的成本。企业可以用价值增值与雇佣成本的比例衡量企业的劳动生产率，这一比率被称为拉克比率。企业利用当期的拉克比率与基期或者预期的拉克比率进行比较，如果当期的拉克比率高于基期或预期的拉克比率，就代表该企业的劳动生产率获得提高，企业会将生产率提高部分带来的收益在企业和生产团队的员工之间进行分享。

收益分享部分计算公式：

收益分享总额 = （当期的拉克比率 − 基期的拉克比率或者预期的拉克比率）× 当期的雇佣成本

拉克比率 = ［销售额 − （购买原材料成本 + 供给成本 + 服务成本）］/雇佣成本

（二）利润分享计划

利润分享计划是指对代表组织绩效的某种指标（通常是利润指标）进行衡量，并以衡量的结果为依据对员工支付薪酬。利润分享计划有两个潜在的优势：一是将员工的薪酬与组织的绩效联系在一起，以促使员工从组织角度思考问题，增强了员工的责任感；二是利润分享计划所支付的报酬不计入基本薪酬，这样有助于灵活调整薪酬水平，组织可在经营良好时支付较高的薪酬，在经营困难时支付较低的薪酬。

利润分享计划一般有 3 种实现形式。

（1）现金现付制　现金现付制通常将所实现的利润按预定部分分给员工，将激励薪酬与工作表现直接挂钩，即时支付，即时奖励。

（2）递延滚存制　递延滚存制是将利润中发给员工应得的部分转入该员工的账户，留待将来支付。这种形式通常与组织的养老金计划结合在一起使用。有些组织为了减少员工的流动率，还规定如果员工的服务期限没有达到规定的年限将无权得到或不能全部得到这部分薪酬。

（3）现付与递延结合制　即以现金即时支付一部分应得的激励薪酬，余下部分转入员工账户，留待将来支付，这既保证了对员工有现实的激励作用，又为员工日后，尤其是退休以后的生活提供了一定的保障。

（三）股权、期权激励

股权、期权激励多用于对公司高级管理者或核心人员的长期激励，出发点是使受激励的人和组织形成一个利益共同体，减少股份公司的代理成本，并聚集一批优秀人才，实现组织的持续、快速、稳定发展。有的组织对全体员工实行股权激励，但根据员工职位高低不同给予的股权激励程度有所差异。

在实践中，股权激励通常有 5 种形式。

1. 限制性股票　限制性股票是专门为了某一特定计划而设计的激励机制。如公司为了激励高管人员将更多的时间精力投入到某个或某些长期战略目标中，会预期该战略目标实现后公司的股票价格应当上涨到某一目标价位，然后将限制性股票无偿赠予高管人员。只有当股票市价达到或超过目标价格时，他们才可以出售限制性股票并从中受益，但在限制期内不得随意出售。如果这期间内辞职或被开除，股票会被没收。

2. 股票期权　股票期权是指公司给被授予者，即股票期权受权人按约定价格（行权价）和数量在授权以后的约定时间购买股票的权利。股票期权通常不能在授予后立即行权，公司高管须在一定时期以后，一次性全部或逐步获得执行的权利，这段等待的时期就是"获权期"，也叫"等待期"。

按期权的行权价与授予日市场价格的关系，股票期权可分为平价期权（行权价等于股票市场价）、折价期权（行权价低于股票市场价）和溢价期权（行权价高于股票市场价）3 种。股票期权不可转让但可继承。

3. 虚拟股票或股票增值权　公司给予高管一定数量的虚拟股票，对于这些股票，高管没有所有权，但是与普通股东一样享受股票价格升值带来的收益，以及享有分红的权利。

股票增值权是指公司给予高管的一种权利。公司高管可以获得规定时间内规定数额股票股价上升所带来的收益，但是对这些股票没有所有权。

虚拟股票和股票增值权都是在不授予公司高管股票的情况下，将公司高管的部分收益与公司股价上升联系起来，两者的区别在于虚拟股票可以享受分红而股票增值权不能。

4. 业绩股票　业绩股票是指股票的授予数额与个人绩效挂钩，其运作机理相当于限制性股票。公司通常确定一个股票授予的目标数额，最终得到的数额随公司或个人达到、超出或未能达到的业绩目标而变。最终得到的收益取决于挣得的股票数额和股票价格。

业绩股票通常与延期支付计划联系得较为紧密，很多公司采用两种方式相结合实现对员工的激励。例如，根据业绩确定高管的货币或股票激励数量，这些货币或股票又同时纳入延期计划，在既定的期限后予以支付，保证了激励的持久性。

5. 员工持股计划　为了激励全体员工或者业务骨干，很多组织推出了涉及面广的员工持股计划，即公司内部员工出资认购部分股权，或者根据员工的绩效、工作年限授予员工一定的股权，委托给员工持股管理委员会作为社团法人托管运作，集中管理，员工按股分红。员工持股计划作为一种现代的组织管理手段，对于提升组织的凝聚力、提升员工的劳动积极性等有着重要意义，因此，受到越来越多的现代组织的青睐。

由于团队工作方式的兴起，基于集体的激励方式也日趋流行，并得以不断地创新。集体激励薪酬的目的在于鼓励合作，实现组织的持续发展，这一点上比基于个人层面的激励薪酬更为成功，但集体激励薪酬也有一些不足（表7-4）。

表7-4　群体激励薪酬的优点与不足

优点	不足
1. 比个人计划更易于进行绩效的综合测评	1. 难以在团队内部进行二次分配
2. 能促进团队成员的合作行为	2. 视线变得模糊，即员工更加难以发现他们的绩效最终
3. 能够增加成员对决策过程的参与，提高决策的有效性	如何影响他们的报酬
和执行力	3. 可能会出现"搭便车"的现象，从而挫伤高贡献率员
4. 方法选择得当，可实现持久激励	工的工作积极性
5. 有利于增强组织整体效益	4. 有些方式的稳定性较低，会增加员工的薪酬风险

三、激励薪酬设计的程序

激励薪酬制度的设计与实施可遵循以下步骤。

1. 了解组织薪酬策略，制订激励薪酬政策。

2. 确定激励薪酬总额。激励薪酬总额一般根据组织的年利润确定，通常从利润中提留出一定比例。

3. 在激励薪酬总额确定后，要制订激励薪酬计划，对总额进行合理分配。

4. 选择激励薪酬的实施方式。进行分配之前先明确激励薪酬是以整个组织为基础，还是以一个业务为单元（如一个部门或子公司）或工作团队，或是以个人绩效为基础；同时还要明确激励薪酬的运行方式，如使用股权、期权激励，还是绩效激励或是多种方式的混合使用。

5. 试行激励薪酬计划。

6. 进行有效沟通。激励薪酬计划实施后，要注意与员工进行沟通，了解员工态度，减少不满情绪，增强激励效果。

7. 激励薪酬的调整。

四、激励薪酬设计的艺术

激励薪酬是激励工作热情、提升业绩的重要手段，如果激励薪酬设计不当，常常会达不到好的激励效果，有时甚至会使员工不满，因此必须对之加以科学的设计。激励薪酬设计应考虑以下几方面。

1. 激励薪酬必须体现激励性　在设计激励薪酬时，相对于基本薪酬数量不能太少，否则会失去激励意义。激励层次要拉开一定的差距，以达到鼓励先进、鞭策后进的目的。激励薪酬要与员工绩效和贡献等相联系，重点是激励那些对组织做出较大贡献的员工，而不是根据职位的高低设计激励薪酬，否则会导致员工不满而影响工作热情。

2. 注意杜绝激励薪酬的平均主义　即人人皆有、人人相同的状况，同时也要杜绝激励薪酬福利化、工资化，即月月有、月月相同的状况。

3. 注意有效运用群体激励薪酬　团队激励薪酬在鼓励合作、加强团队协作、提升组织整体绩效方面比基于个体的激励薪酬更为有效。在全球化的大背景下，组织面临的竞争越来越激烈，且所处的环境也变得复杂多变。因此，团队对组织的发展具有越来越重要的意义。加强团队激励会更好地提升组织整体绩效，推动组织快速发展。

4. 注意长期激励薪酬、中期激励薪酬和短期激励薪酬合理配置　组织的可持续发展源于员工持久的工作热情和持久的创造力，因此对员工的激励也是一个持久的过程。在设计激励薪酬时，应充分考虑长期、中期和短期激励薪酬的合理配置，实现激励功能的持续性。

5. 合理选择激励薪酬的方式　激励薪酬的方式有多种，组织在选择激励方式时应该考虑组织的性质、经营特点，以及激励对象（员工）的个性特征和需求等，尽可能采用最有效的激励方式，实现以最小的激励薪酬投入达到最大的激励效果。

知识链接

隐性激励——润物于无声

通常情况下，企业会将物质激励考虑得较为周全，基本薪酬、奖金、福利、旅游、休假等一应俱全，但是对员工的精神激励却重视不够。不少企业工资高、福利好，但员工仍对企业抱怨连连。究其原因，还是缺少精神激励。企业没有精神激励，员工就会感觉缺乏情感寄托，工作没有前途，无法产生归属感。

精神激励属于内在的附加报酬，它是基于工作任务本身但不能直接获得的报酬，属于隐性酬劳。精神激励可分为职业性奖励和社会性奖励。职业性奖励又可以细分为职业安全、自我发展、和谐工作环境和人际关系、晋升机会等。社会性奖励由地位象征、表扬肯定、荣誉、成就感等构成。物质激励虽然能显著提高效果，但持续时间不长，处理不好还可能适得其反。内在的精神激励虽然过程较长，但一经使用，不仅可以提高效果，更主要的是能够持久。精神激励作为一种内在、无形的激励，通过向员工授权、对他们工作绩效的认可，提供学习和培训机会，替员工制订职业生涯规划等多种形式，不但可以避免上述弊端，还能在调动员工积极性、主动性和创造性方面产生远比物质奖励更积极、深远、广泛的影响。

美国俄亥俄州有一家钢铁和民用蒸馏公司的子公司一度经营不善。总公司派丹尼尔担任子公司的总经理后，企业面貌发生了巨大转变。原来，丹尼尔在工厂里到处贴上标语："请把你的笑容分给周围的每一个人。"他还把工厂的厂徽改成一张笑脸。平时，丹尼尔总是春风满面，笑着跟工人打招呼，笑着向工人征求意见。全厂2000名工人，他都能叫出名字来。在他的笑容感染下，员工的工作热情大大提高。仅仅三年，工厂没有增加任何投资，生产效率却提高了30%。实践证明，企业只有不断增加员工精神上的"满意度"，才能更有效地激发员工的潜能，提高员工对企业的忠诚度。企业既要重视员工薪酬这种有形的物质激励，更要重视精神激励这种"隐形薪酬"，注重员工的成长、组织认同等精神层面的需求。尤其是高素质的员工，他们更重视精神层面的职业认同。因此，精神激励在其职业生涯中不可或缺。

［资料来源：http：//www.bosshr.com/shownews 45123.html 有删节］

第四节　福利管理

一、福利的概念与特点

（一）福利的概念

福利又称小额优惠，是薪酬系统的重要组成部分。福利的概念有广义和狭义之分。广义的福利是指由政府和单位为员工所提供的工资收入以外的文化、教育、卫生、社会保障等方面的物质利益和精神服务。狭义的福利是指员工的生活福利或劳动福利，主要是单位为了满足劳动者的生活需要，或丰富员工精神生活等在基本薪酬之外向员工本人及家庭所提供的物质和精神上的利益和服务。它通常被认为是组织支付给员工的间接薪酬，是员工基本薪酬的补充和延续。薪酬管理所研究的福利主要指狭义福利。

（二）福利的特点

与基本薪酬相比，福利具有五个方面的特点。

1. 福利的目的主要是方便和丰富组织员工的物质、文化生活，解决员工的后顾之忧，提升员工的生活质量。

2. 福利具有平均主义色彩。福利的分配通常与绩效、职位等无关，多采用平均分配的方式，人人有份。

3. 福利发放通常以实物或相关形式出现，时间上多采用延期支付。这与基本薪酬的发放方式相反。

4. 福利具有高稳定性。也就是说，福利一旦确立，很难取消。

5. 福利具有高刚性。很多福利项目是国家法律、法规和政策明确规定的，组织必须为员工提供。

二、福利的作用

随着社会经济水平的不断发展，福利在薪酬体系中所占的比例越来越大。以美国为例，20世纪中后期，组织用于职工福利的花费不到直接薪酬的5%。目前，很多组织用于职工福利的开支已超出了直接薪酬花费的44%。组织之所以加大职工薪酬体系中福利的比重，是因为福利对组织的发展起着间接的推动作用。福利的作用主要表现在五个方面。

(一) 吸引和留住优秀人才

福利具有典型的保健性质。组织以福利的形式，解决了员工的后顾之忧，员工就能安心本职工作。在现实中，组织为了更好地吸引人才，一项重要的措施就是提高员工的福利待遇。因为组织为每个员工所发的基本薪酬毕竟是有限的，员工的基本薪酬也受市场条件和薪酬等级的限制，因此，为了更好地吸引和留住优秀人才，各单位最好的方式就是通过各种福利形式提高员工的生活待遇，以使单位更具有凝聚力，从而吸引并留住优秀人才。

(二) 激发员工的工作热情

福利的形式灵活多样，能够满足员工不同的需要，同时还能丰富员工的物质文化生活，激发职工的主人翁精神，使其自觉为本单位的发展尽心尽职。

(三) 树立良好的社会形象

良好的福利可以为组织赢得好的声誉，比如关心人、社会责任感强、效益优等，从而对外树立起良好的社会形象，为组织的发展创造一个好的环境。

(四) 使薪酬支出更为合理

组织为员工提供的福利条件，不仅能为员工带来实惠，而且也使单位的薪酬支付更为合理。例如，单位整体为职工购买保险的费用，就比职工个人购买保险的费用要少。此外，由单位提供的某些福利在税收上也享有优惠政策，职工不必增加额外的税费，就能达到合理避税的目的。

(五) 促进公平

福利倾向于平均主义，可以缩小高层与员工的差距，给员工以公平感。

这些作用整合起来的现实意义就是增强了组织的凝聚力和竞争力，从而间接地推动了组织的发展。

三、福利的种类

在不同的组织中，福利的内容各不相同，存在着非常大的差异。一般来说，组织的福利项目大致可分为两大类：一是国家法定福利；二是组织的自主福利。

(一) 国家法定福利

这是由国家相关的法律和法规规定必须为员工提供的福利，这种福利具有强制性，任何组织都必须执行。法定福利主要包括以下几项内容。

1. 法定的社会保障费用　法定的社会保障费用包括基本养老保险、基本医疗保险、失业保险、住房公积金等，组织必须依法按照员工工资的一定比例为员工缴纳保险费和住房公积金。例如，《失业保险条例》第六条规定："城镇组织、事业单位按照本单位工资总额的 2% 为员工缴纳失业保险费。"

2. 公休假日　目前实行的是每周休息两天的制度。

3. 法定休假日　法定休假日是指员工在法定的节日要享受休假。我国目前的法定节日包括元旦、春节、清明节、劳动节、端午节、国庆节、中秋节，以及法律、法规规定的其他休假节日。

4. 带薪休假　员工工作满规定的时间后，可以带薪休假一定的时间。如《职工带薪年休假条例》规定："职工累计工作已满 1 年不满 10 年的，年休假 5 天；已满 10 年不满 20 年的，年休假 10 天；已满 20 年的，年休假 15 天。"

（二）组织自主福利

自主福利是组织为了方便或丰富员工生活而自主向员工提供的福利。自主福利不具有任何强制性，具体的项目也没有一定的标准，组织可以根据自身的情况灵活决定。目前，组织的自主福利种类繁多，概括起来大致有六类。

1. 货币类福利　包括各种津贴、补贴，如加班津贴、作业津贴、住房补贴、物价补贴、交通补贴、教育培训费补贴等。

2. 实物类福利　即组织为方便或丰富员工生活而为员工提供的各种日常生活用品、赠品等，如节日礼物，发给员工保健品、劳保设施，以及其他生活物资。

3. 服务类福利　即组织为员工及其家属提供的各种服务，如各种咨询、健康体检、通勤车、工作餐、优化生活、工作环境等。

4. 文化娱乐类福利　即组织为了丰富员工精神文化生活而提供的各种福利，如旅行、举办各种娱乐活动等。

5. 能力提升类福利　这是一种新型福利，主要包括对员工职业生涯进行规划、有计划培训员工、开设讲座等。

6. 保险类福利　即组织为员工购买的各种商业保险。组织除了给员工提供各种法定保险外，通常为调动员工积极性、解决员工后顾之忧等，还要为员工提供一些必要的商业保险，如财产保险、意外伤害险等。

四、影响福利管理的因素

随着社会的发展，员工的需求呈现出多样化，组织为员工提供的福利也趋向于多样化，如何有效实施福利管理是值得人力资源管理者认真研究的问题。组织有效的福利管理必须要考虑到影响福利的因素。

（一）外在因素

1. 劳动力市场的标准　与基本薪酬制度一样，组织在制订福利制度时，应参考劳动力市场调查的资料，从而决定组织的福利水平是超过、等于或低于竞争对手的水平。常用的参考资料包括行业内组织提供的福利范围、成本和受惠员工的比例等；常用的比较指标包括福利费用总成本、平均员工福利成本和福利费用在整个薪酬中百分比等。

2. 政府法规　组织在制订福利计划时，必须遵守组织所在地的政府规定，如政府关于劳动保险、法定假期、产假、反歧视条例等，以免触犯法律、法规，引起法律诉讼。

3. 社会发展趋势　组织在为员工提供福利时必须考虑社会发展趋势，给员工提供的服务和实物应符合时代发展，否则就达不到应有的效果。

（二）内在因素

1. 组织的竞争策略　不同的竞争策略，需要有不同的福利制度相配合。如组织在成长初期致力于开创，应尽量降低固定的员工福利，应该以直接的方法，如组织股票认购计划、奖励出色员工等鼓励员工投身创业。

2. 组织文化　不同的文化背景会产生不同的福利管理方式。组织如果注重关怀和照顾员工，就会为员工提供优厚的福利。相反，组织如注重业务，便会为了绩效而调整福利制度。事实上，大多数组织会在关怀员工与业务发展间取一个平衡点，并采用合适的福利制度。

3. 员工的需要　应因人而异，因年龄、学历、收入和家庭状况而有所不同。一般来说，收入低的员工喜欢薪酬多于福利，收入高的员工更关心福利；年轻的员工比较喜欢带薪休假、旅游等，年长的员工则较关心退休福利。因此，福利制度的设计应考虑组织员工需要，做到有针对性。

五、福利管理的程序

为了保证福利管理顺利进行并收到良好效果，在实践中通常按以下的步骤实施福利管理（图 7 - 3）。

图 7 - 3　福利管理的程序

（一）福利调查

福利调查是福利管理的第一阶段。为了使提供的福利能够真正满足员工的需要，必须先进行福利需求调查。过去我国大多数组织都忽视了这一点，盲目地向员工提供各种福利。虽然也支出了大笔费用，但是效果并不理想。进行福利调查时，既可以由组织提供一个备选"菜单"，员工从中进行选择，也可以直接收集员工的意见。

福利调查分为内部调查和外部调查两部分。内部福利调查是了解员工的需求问题，外部福利调查是了解市场总体的福利水平。

（二）福利规划

福利调查结束后，就要进行福利的规划。组织先根据内外部调查的结果和组织自身的情况，确定需要提供的福利项目。然后，对福利成本做出预算，包括福利的总费用、各个福利的成本，以及每个员工的福利成本等。最后，制订详细的福利实施计划，如福利产品购买时间、购买程序、保管措施、发放等。

（三）福利实施

这一阶段是按照制订好的福利实施计划，向员工提供具体的福利。在实施中要兼顾原则性和灵活性，如果没有特殊情况，一定要严格按照制订的计划实施，以控制好福利成本的开支。如果遇到特殊情况，要根据情况灵活处理，并对计划做出适当的调整，以保证福利提供的效果。

（四）沟通反馈

实施阶段结束以后，要进行追踪调查，与员工进行有效沟通，以发现调查、规划和实施阶段存在的问题，从而不断完善福利管理，提高福利管理质量。

六、有效的福利管理

有效的福利管理需注意以下问题。

（一）严格控制成本，提高福利的服务效率

随着健康医疗、养老金和其他福利成本的迅速增加，福利开支已成为组织一项重要的人工成本，一些单位的福利支出已增加到直接薪酬部分的40%以上，所以组织必须对用于福利中的成本进行控制。通过完善服务、改变流程、健全制度、减少浪费、提高效率等方式，在保证质量的前提下尽可能地降低福利成本。

（二）根据员工需要和组织特点提供多样化的福利项目

处在不同年龄和生活情境的职工具有不同的需要，所以福利设计时应当根据组织特点，尽可能考虑不同职工的需求，通过多样化的福利项目为职工的生活和工作提供解决方案，尽可能为职工提供各种方便，解决不同职工的后顾之忧，满足不同员工的需求。这样可以在不增加薪酬总成本的情况下，提高员工对福利的满意度和对组织的满意度。

（三）注意发挥福利的激励作用

福利倾向于平均主义，对个人的激励较弱，这是福利的不足之处。在福利设计时，要有意识地将福利与部分绩效挂钩，以保证福利功能发挥的同时，增加对员工的激励，进一步提升员工的归属感和工作热情。

（四）进行福利的沟通

员工之间，以及上下级之间的沟通对成功的福利管理很重要。在制订和推行福利计划时，必须与员工进行有效交流，向员工说明其享有的福利包括什么、各项福利的现实价值与意义等，同时告诉员工如何使用这些福利，以保证这些福利有效发挥作用，实现组织目标。在福利实施后也应进行有效沟通，以便发现问题，改进措施。福利沟通不仅仅是针对员工，也针对福利的其他享有者，如员工的配偶和家属等。

七、福利管理的发展趋势

从20世纪90年代开始，福利管理出现了新趋势，主要表现为弹性福利的兴起，以及福利货币化和福利管理社会化趋势。

（一）弹性福利

弹性福利也叫自助式福利，是由员工自行选择福利项目的福利管理模式。弹性并不意味着员工可以完全自由地进行选择，有一些项目还是必选项，如法定的社会保险。从目前的实践来看，发达国家的组织实行的弹性福利主要有5种类型。

1. 选择型弹性福利　选择型弹性福利是在原有固定福利的基础上，提供几种项目不等、程度不同的福利组合供员工选择。这些福利组合的价值，有些比原有固定福利高，有些比原有固定福利低。如果员工选择了比原有固定福利价值低的组合，就会得到其中的差额，但必须对

所得的差额纳税；如果员工选择了价值较高的福利组合，就要扣除一部分基本薪酬作为补偿。

2. 核心加选择型弹性福利　核心加选择型弹性福利是由核心福利项目和选择福利项目组成的福利计划。核心福利是所有员工都享有的基本福利，不能随意选择；选择福利包括所有可以自由选择的项目，并附有购买价格。每个员工都有一个福利限额，如果总值超过了所拥有的限额，差额就要折为现金由员工支付。福利限额一般是未实施弹性福利时所享有的福利水平。

3. 附加型弹性福利　附加型弹性福利是在已有的福利计划之外，再提供一些福利项目或提高已有的福利水平，由员工选择。例如，原来的福利计划包括住房津贴、交通补助、免费午餐等，实行附加型弹性福利后，可以在执行上述福利的基础上，额外提供附加福利，如补充的养老保险等。

4. 弹性支用账户　弹性支用账户是员工每年可以从其税前收入中拨出一定数额的款项作为自己的"支用账户"，并以此账户选购各种福利项目的福利计划。由于拨入该账户的金额不必缴纳所得税，因此对员工具有吸引力。为了保证"专款专用"，一般都规定账户中的金额如果本年度没有用完，不能在来年使用，也不能以现金形式发放，而且已经确定的认购福利款项不得挪作他用。

5. 福利"套餐"　福利"套餐"是由组织提供的多种固定的福利项目组合，员工只能自由地选择其中某种福利组合，而不能自己进行组合。

弹性福利模式的发展，解决了传统的固定福利模式所存在的问题，可以更好地满足员工的不同需要，从而提高了福利的激励效果。此外，这种模式也减轻了人力资源管理人员的工作量。但是弹性福利模式也存在一定的问题，例如，员工可能只顾眼前利益或者考虑不周，从而选择了不实用的福利项目；由于福利项目不统一，减少了购买的规模效应，相应又增加了管理的成本。

（二）福利管理社会化

福利管理社会化是指组织将福利委托给社会的一些专门机构进行管理。这种福利管理的优点是：有利于组织的人力资源管理部门从福利管理的琐碎事务中摆脱出来，能够集中精力进行附加值较高的活动。其次，可以使福利管理更加专业化，有利于节约成本（因为受委托机构是专门从事这项工作的）。福利管理社会化存在的不足是：由于外部机构对组织的状况可能不太了解，因此组织需要与其进行大量的沟通，否则提供的福利就会失去针对性。

（三）福利管理货币化

福利管理货币化是指组织将本应提供给员工的福利折合成货币，以货币的形式发放给员工。这种方式的优点是可以大大降低福利管理的复杂程度，减轻组织的管理负担；不足在于以货币形式发放福利改变了福利原有的性质，从而会削弱福利应有的作用。

第五节　医药薪酬福利管理

医药薪酬管理主要包括医药企业薪酬管理和医院薪酬管理两大体系。医药企业和医院在人员构成、运行机制、管理目标、制度体系、价值标准等方面均存在较大差距，因此在薪酬管理方面也存在一定差别。我国医院多属于事业单位，薪酬管理具有较强的政策性，且各医院薪酬管理模式大同小异。本教材主要针对医药企业的薪酬管理。

一、医药企业薪酬管理的形式

医药企业是自主经营、自负盈亏的独立法人，在薪酬管理方面具有较强的自主性和灵活性。不同的医药企业根据自身生产经营的特点采用不同的薪酬模式，具有较大差异性。

（一）医药企业高层管理人员的薪酬管理

高层管理人员主要是指医药企业董事会主要成员、职业经理人、财务总监、市场总监、公共事务总监等管理人员，他们是决策者、领导者、指挥者，是医药企业发展的带头人。高层管理者的能力及其发挥状况直接决定着医药企业经营成败。因此，医药企业应高度重视高层管理者的薪酬设计。医药企业高层管理者薪酬的主要构成为：

总收入 = 基本工资 + 风险收入 + 股权、期权收入 + 职位消费 + 附加福利 + 特别待遇

1. 基本工资　基本工资可以为医药企业高层管理人员提供一个稳定的收入来源，使个人不必承担过多的风险。一般来说，高层管理者的基本工资由企业基本薪酬制度加以确定，与职位等级呈正相关。基本工资相对稳定，并随工作年限增长，但增长幅度不大。

2. 风险收入　风险收入是与医药企业经营业绩直接挂钩的变动收入，它使得医药企业经营者及其高层管理人员的切身利益与投资者的近期利益联系更加紧密，同时也克服了经营管理者吃大锅饭的问题。

风险收入 = 净利润 × （X%）×考核指标实得分/100，式中 X% 表示利润的分成比例。

3. 股权、期权收入　对上市医药公司而言，主要靠股票期权计划来实施，即给付高层管理人员一定的股票作为报酬。对于非上市医药公司，则通过设计类似的诸如虚拟股权计划或综合福利基金等激励高层管理者。

4. 职位消费　职位消费包括经营管理者与职位有关的各种福利、办公费、交通费、招待费、培训费、信息费、带薪度假和经营者以公干名义进行的其他消费等费用。

5. 附加福利　医药高层管理者可以享受除一般员工都享有的诸如医疗福利之外的福利。如获得低息或免息贷款、额外商业人寿保险、定期体检等。

6. 特别待遇　为了体现医药高层管理者的地位，医药企业会提供给高层管理人员一些"特权"性质的福利，如弹性工作、俱乐部会员、经理部会员、经理餐厅、头等舱旅行等。

医药企业高层管理人员的薪酬构成具有较大的灵活性。不同医药企业高管的薪酬构成会根据自身情况有所增减。

医药企业高层管理薪酬的另一种形式是年薪制，它是以年度为单位支付给医药经营管理者报酬的一种分配制度。医药企业经营管理者年薪通常由基本年薪和风险年薪两部分组成。基本年薪由经营管理者能力和责任状况确定，风险年薪与绩效目标及其完成情况有关。年薪制的具体过程是：先确定年薪标准，通常根据工作任务和相关绩效定额确定；然后约定每月支付标准。在年薪制中，医药企业管理人员每月只获取部分薪酬（基本年薪）作为生活等日常开支，其余薪酬作为风险年薪在年终根据完成绩效或实现目标状况一次性支付。

（二）医药企业专业技术人员的薪酬管理

专业技术人员是指医药企业中具有专门知识或有专业技术职称，并在相关岗位上从事产品研发、市场策划、财务分析、经济活动研究、人力资源开发、法律咨询工作的专业人员。他们

主要从事脑力工作，在医药企业发展中起着支柱作用。这部分人员包括工程师、经济师、会计师、人力资源师、法律顾问等。医药企业专业技术人员的薪酬多实行以能力为导向的薪酬制度，薪酬构成主要以能力为基础。为了更好地激励专业技术人员的工作积极性，现代医药企业建立了更为完善的薪酬体系，专业技术人员薪酬包含了更为广泛的内容。医药企业专业技术人员薪酬主要构成为：

总收入 = 基本薪酬 + 岗位津贴 + 项目工资 + 特殊贡献奖励 + 技术股份 + 业绩奖金 + 福利与补贴

1. 基本薪酬　根据医药技术人员的受教育程度、职称、岗位、科研能力等确定，它不是专业技术人员收入的主要来源，只是用于保障其日常生活。基本薪酬包括基本工资和岗位工资，基本工资因不同专业技术等级而异，岗位工资与工作岗位等级相对应。

2. 岗位津贴　岗位津贴是按照岗位等级设计的一种基本薪酬外的补充报酬，各企业均按照自身运行状况设计岗位津贴标准，按岗位等级发放，各个岗位的津贴有一定的浮动范围。

3. 项目工资　项目工资主要根据专业技术人员参与项目开发难度、进度等，由企业和研发人员共同商议决定。医药企业对专业技术人员实施项目进行考核，根据完成情况确定计提比例，项目完成情况不同计提比例也不同，项目工资也因此存在差异。项目工资等于项目总收益乘以计提比例。

4. 特别贡献奖励　特别贡献奖励是医药企业为做出突出贡献的技术人员所设计的专门报酬，主要是针对专业技术人员形成重大研究成果等而给予的一种一次性激励报酬。

5. 技术股份　医药企业将技术人员研发成果折合成一定股份，所有权归研发人员，研发人员以技术参股企业，并获得分红。技术股份不同于普通股份，不可转让，研究开发人员在非正常情况下离开企业时，他所拥有的这部分股权将自动转给企业。

6. 业绩奖金　业绩奖金不同于特别贡献奖励，而是针对专业技术人员绩效完成状况，或者医药企业经营整体效益而给予员工的一种绩效性或效益性奖励。

7. 福利与补贴　福利与补贴是医药企业根据专业技术人员工作特点而支付的一种补充报酬，包括各种生活福利、科研津贴、各种特殊津贴等。

（三）医药企业营销人员的薪酬管理

医药一般销售人员的薪酬基本上实行的是基本工资加提成的管理模式。基本工资根据工作岗位等级确定，但是差距不大；提成工资主要根据销售人员的年或月销售总收入，按一定比例提成并以此作为销售人员的绩效薪酬。通常一般销售人员的基本薪酬都较少，只能基本满足日常生活开支，而提成部分占较大比例。医药销售人员的薪酬以结果为导向，具有较大的激励性。

医药企业销售部经理及销售高管通常实行年薪加提成的薪酬方式。年薪以管理销售片区责任大小和需要完成年销售任务确定；提成以超额完成年销售任务为基础，按一定比例进行提成。医药销售管理人员所得到的提成收入不能只作为个人的额外收益，往往与自身所管理的销售团队共享，这样可以激发团队的力量。

由于销售人员具有较大的流动性，监督管理困难，为了防止医药销售人员搭便车、搞兼职，同时又能有效留住并激励医药销售人员，一些企业设计了指标工资制，其主要构成为：

总工资 = 指标工资 + 奖金 + 福利 + 业务费用

1. 指标工资　指标工资是根据销售预期制订的工资标准。医药企业根据企业总体目标，结合销售人员的能力状况，与销售人员共同制订预期工作目标，并根据目标确定指标工资基数。指标工资只有在完成预期目标任务后才能全额获取，预期目标未完成，年终按约定标准扣回。

2. 奖金　奖金是指对完成规定的任务或销售额度以后，超额完成销售任务部分的提成奖励。奖金上不封顶，能最大限度地激发医药销售人员的潜力，为企业创造利润。

3. 业务费用　业务费用是用于支持医药销售人员进行市场调查、争取客户、打开市场、开展公关和营销活动等方面的费用。业务费用通常控制在一个合理的范围，其数量多少与医药销售人员的业务量、市场范围、产品营销方式、销售额等直接关联。

4. 福利　医药销售人员的福利更多地考虑其工作性质，具有多样性。

（四）医药企业生产员工的薪酬管理

传统的医药企业生产员工薪酬主要包括岗位工资、技能工资和奖金三大部分。只要是同一级别员工，岗位工资和奖金系数基本相同，并且奖金所占比例较低。技能工资基本由员工工龄的长短决定。这实际上成了另一种形式的大锅饭，不利于充分调动员工的积极性，尤其是不利于调动重要生产岗位上有知识、有技能人员的工作积极性。一些医药企业对生产员工实行计件制。但是由于医药企业现代化程度越来越高，分工变得模糊，特别是知识型和技术型生产人员越来越多，所以计件制的应用范围越来越窄。

目前，很多医药企业进行了工资改革，建立了岗位绩效工资制度。生产员工薪酬由基础工资（固定部分约占40%）和绩效工资（浮动部分约占60%）两部分构成。基础工资由员工工作岗位决定，企业内岗位划分为多个档次，最高岗位的工资可以是最低岗位的3~5倍，全员实行竞争上岗。绩效工资是岗位工资×30%×（效益系数＋管理考核系数）构成。新的绩效薪酬更有利于调动生产员工的主动性，有利于管理，也有利于医药企业整体绩效的提高。

（五）医药企业职能人员的薪酬管理

医药企业职能人员主要包括不负主要责任的管理人员、一般行政人员和各类服务人员。这部分人员的工作量不易量化，也不需要太多的创造性，只要能按时完成岗位内的责任就不会对企业的生产经营活动和盈利水平产生太大影响，所以医药企业对这部分员工多采用稳定的薪酬管理模式。其构成为：

总收入＝基本工资＋奖金＋福利

二、医药薪酬管理的发展趋势

随着全球化进程加剧，医药企业竞争越来越激烈。毫无疑问，建立全面的、科学的薪酬管理体系，对于医药企业在知识经济时代培育核心竞争能力和竞争优势、获得企业的可持续发展具有重要意义。不断调整和完善薪酬制度，是当前医药企业面临的一项紧迫任务。与传统薪酬管理相比，医药薪酬管理出现了新的发展趋势。

（一）完全薪酬制度

员工获取的报酬不仅仅是指纯粹货币形式的报酬，还包括非货币性的内在报酬，也就是精神方面的激励。比如，优越的工作条件、良好的工作氛围、培训机会、晋升机会等。传统薪酬管理更多地注重外在报酬，强调金钱和物资的激励作用。随着社会的发展，医药企业中知识型员工越来越多，这些员工有较好的自我成就感和归属感，工作中除了对物质的追求外，还渴望获得地位、荣誉和尊重。医药企业为了有效激励员工，将更多的内在报酬要素融入薪酬体系，实现内在报酬与外在报酬的有机组合，称之为"完全薪酬"。随着社会的发展，完全薪酬制度在医药企业中得到广泛重视，特别是在知识型员工中应用尤为广泛。

（二）宽带型薪酬制度

宽带型薪酬结构是对传统等级制度的垂直型薪酬结构的一种改进或替代。它是指对多个薪酬等级，以及薪酬变动范围进行重新组合，从而变成只有相对较少的薪酬等级和相应较宽的薪酬变动范围。与传统薪酬结构设计相比，宽带薪酬具有其优点。

1. 减少了工作之间的等级差别，打破了传统薪酬结构的等级制，有利于医药企业提高效率，以及创造学习型的企业文化，有助于医药企业保持自身组织结构的灵活性和适应外部环境的能力。

2. 有利于增强员工的创造性，促进其全面发展，抑制一些员工仅为获取高一等级的工资而努力工作的倾向，引导员工将注意力从职位晋升或薪酬等级晋升转移到个人发展和能力的提升。

3. 有利于提高工作绩效。宽带型薪酬结构能将薪酬与员工的能力和绩效紧密结合，更为灵活地对员工进行激励，使管理者对有稳定突出业绩表现的员工拥有较大的加薪影响力，从而给予绩效优秀者以较大的薪酬上升空间。

4. 有利于职位轮换，培育组织的跨职能成长和开发。

（三）薪酬设计差异化

为了使薪酬管理针对性更强和更为有效，同时考虑到激励和成本，医药企业薪酬设计差异化越来越明显。医药企业薪酬设计差异化表现在两个方面。

1. 薪酬构成差异化　传统管理模式下那种单一的、僵死的薪酬构成已经不再适应现代医药企业的发展需要，取而代之的是多元化、多层次、灵活的薪酬构成。

2. 特殊员工薪酬设计专门化　即针对特定员工进行单独薪酬设计。例如，营销人员在企业中作用大、专业人员的排他性比较强、临时工身份特殊，在设计这些人员的薪酬时不宜采取与其他部门人员相同的薪酬体系。医药企业在统一的薪酬体系外，还要制订这些人员特定的薪酬制度。

薪酬设计差异化既有利于降低医药企业薪酬总成本，也有利于激发不同岗位员工的工作积极性，特别是一些重要或者特殊岗位，实行差异化薪酬设计显得十分必要。

（四）员工激励长期化，薪酬股权化

长期的员工激励计划日益受到关注。长期激励的薪酬计划是相对短期激励计划而言的，它是指医药企业通过一些政策和措施引导员工在一个比较长的时期内自觉地关心企业的利益，而不是只关心一时一事，目的是为了留住关键的人才和技术，稳定员工队伍。薪酬股权化是激励长期化的有效形式，是医药企业薪酬管理的一个明显趋势。

（五）重视团队薪酬

以团队为基础开展项目，强调团队内协作的工作方式正越来越流行。与之相适应，针对团队设计专门的激励方案和薪酬计划，其激励效果比简单的个体激励效果更好。团队激励计划尤其适合人数较少、强调协作的医药研发企业。

三、医药员工的福利管理

医药员工福利管理呈现多元化、丰富化的趋势。对医药企业而言，福利内容越来越多，管理日趋灵活，福利形式也表现出多样化，很多医药企业还以货币的形式出现。目前，医药企业提供的福利主要有生活保障及各类补贴、素质拓展与职业培训、额外保险及保障、旅游等。在福利形式上既有固定福利，也有套餐式福利；既有自主选择福利，也有货币化的福利等。随着竞争的加剧，福利在医药企业管理中的地位和作用日益凸显，未来的医药企业提供给员工的福利将更加丰富，形式也会更加多样化。

本章小结

薪酬包括基本薪酬、间接薪酬和激励薪酬。薪酬管理包括确定薪酬战略、确定适合组织发展的薪酬模式、日常薪酬管理、薪酬评价与调整等。有效的薪酬管理对吸引和保留优秀员工、实现对员工的激励、实现资源的合理配置、实现组织的高效益、塑造组织良好文化等都有重要作用。薪酬管理必须考虑企业内部、外部，以及员工个人方面的影响因素，同时遵循公平性、合法性、竞争性、及时性、激励性、经济性等原则。

薪酬制度设计的基本要求是体现保障、激励和调节职能，体现劳动力的三种形态，体现岗位的差别，建立劳动力市场的决定机制，合理的薪资水平，确立科学、合理的薪酬结构。员工感知度、员工认同度、员工满足度是衡量薪酬制度的三个标准。常见的薪酬制度包括以绩效为导向的薪酬制度、以能力为导向的薪酬制度、以工作为导向的薪酬制度和组合薪酬制度4种。基本薪酬的设计程序是制定薪酬策略、岗位分析和工作评价、进行薪酬调查、确定薪酬结构、确定薪酬等级、确定薪酬幅度，最后是运行和调整。

组织可以选择的激励薪酬形式一般分为个体激励薪酬和群体激励薪酬两大类。组织在选择激励薪酬形式时，应首先考虑以何种方式进行，同时要考虑其他因素。如激励薪酬应体现出激励力度、激励薪酬必须杜绝平均主义、激励薪酬的设计应以绩效为基础、注重长中短期激励相结合、个体激励与群体激励相结合等。

福利是基本薪酬的补充和延续，它在薪酬体系中占有重要地位，对组织的发展有着间接的推动作用。福利可分为国家法定福利和企业自主福利。福利管理包括福利调查、福利规划、福利实施和沟通反馈四个阶段。目前福利管理出现了一些新趋势，如弹性福利、福利管理社会化、福利货币化等。

医药薪酬管理主要包括医药企业薪酬管理和医院薪酬管理两大体系。医药企业薪酬管理包括医药企业高层管理人员的薪酬管理、医药企业专业技术人员的薪酬管理、医药企业营销人员的薪酬管理、企业一般员工的薪酬管理和医药企业职能人员的薪酬管理。

【推荐网站或资料】

1. 乔治·米尔科维奇，杰里·纽曼，巴里·格哈特著·成得礼译. 薪酬管理. 11 版. 北京：中国人民大学出版社，2014.

2. 闫轶卿. 薪酬管理从入门到精通. 北京：清华大学出版社，2015.

3. 薪酬网 . https：//www.xinchou.com

【思考】

1. 薪酬管理应遵循哪些基本原则？

2. 简述影响薪酬管理的因素。

3. 简述基本薪酬管理的程序和内容。

4. 如何认识激励薪酬的设计艺术？

5. 如何实施有效的福利管理？

6. 医药企业薪酬管理有何新趋势？

7. 薪酬制度设计的基本要求有哪些？

8. 评价薪酬制度的标准有哪些？

9. 如何理解报酬与薪酬？

【案例分析】

A 公司薪酬管理存在的问题

通过一番努力，小张终于应聘上向往已久的保健品 A 公司。小张觉得这个工作来之不易，其销售才能也能得到充分发挥，因此工作得特别努力，每天都拜访好几家新客户，甚至每天回家以后都要花大量时间在报纸上收集客户信息。一个月过去了，小张的工作状态越来越差，做事越来越打不起精神，在 A 公司工作了近两个月之后，小张向公司提出了辞职申请。由于公司人才流失严重，严重影响了公司的业绩。为了招聘到优秀的人才，公司花费了大量的精力和金钱。小张是本次招聘的新员工中的佼佼者，在公司的表现也很突出，为什么刚刚开始上手就要提出辞职呢？人力资源部经理一改以往的习惯做法，决心尽最大努力留住小张。在与小张的深谈中，经理了解到了小张辞职的原因，同时，也意识到了公司管理中所存在的严重问题。

原来，小张在进公司之前了解到，在 A 公司，无论是新业务员，还是老业务员，底薪和提成都一视同仁，提成比率均为销售额的 5％。与其他几家公司相比，A 公司的薪酬制度还是比较有竞争优势的，并且比较公平。小张的销售能力出类拔萃，A 公司的品牌颇有影响，因此，小张相信自己能够干得很开心，获得高报酬。但慢慢地小张发现，尽管自己每天不停地打电话、跑客户，但是销售业绩在公司的业绩公告栏上还是远远地落在两位老业务员后面。第一个月工资发下来，老员工比小张多出十几倍，小张很难受，也很苦恼。本来，新员工的业绩低一些纯属正常，没什么大惊小怪，可是仔细观察下来发现，原来公司的两部客户咨询电话都放在两位老员工的办公桌上，有客户咨询电话都被两位老员工据为己有。由于 A 公司自身有许多广告，因此客户咨询电话非常多。老员工只要坐在办公室，守住电话，便可以掌握大量的新的优质客户，而像小张这一批新进员工则只有自己开发新客户。小张愤愤地说：客户资源是公司的，现在都被两位老员工据为己有，我们新员工即使再努力，业绩与每天坐在办公室的老员工们相比，还是相去甚远，只有另谋生路了。公司也知道这样做不公平，曾经计划过采取措施改变这种状况，但是由于两位老员工掌握了公司的主要客户，公司的销售主要靠他们，并且公司的几个大客户也都是他们以前开发的，与他们的私人关系很好，如果公司调整销售制度，担心两名老员工会跳槽。对此公司也很头疼。但是这种状况不改变，公司就不可能留住新人。

［资料来源：http：//space. goiee. com/html/86/40086 - 24594. html］

【讨论】

1. A 公司的薪酬管理存在什么问题？

2. 应该如何改进？

第八章　员工激励

学习目标

1. 掌握激励的含义；员工激励方式。

2. 熟悉激励理论；医药企业激励机制设计的一般方法。

3. 了解激励的功能；医药企业激励机制设计的基本原则。

【导入案例】

正大天晴药业集团股份有限公司人事政策节选

正大天晴药业集团是集科研、生产和销售为一体的创新型医药集团企业，是国内最大的肝健康药物研发和生产基地之一，为国家重点高新技术企业、国家"火炬计划"连云港新医药产业基地重点骨干企业，2014年位列中国医药工业百强企业榜第20位，在江苏省医药行业中位列第二。2015年，肝病用药在国内医院市场占有率21.9%，连续多年稳居行业第一。

正大天晴始终将科技创新作为企业发展的重要战略，是国内创新药物研究投入最多的药企之一。未来发展中，正大天晴药业将继续强化核心竞争力的打造，建立健全科学、高效的研发体系，使公司的研发水平始终与国际前沿接轨，将企业发展为科研实力位居全国医药企业前五强、综合实力全国前十强的大型医药集团；并启动国际化战略，把企业打造成为科技型、以制药为核心的国际化公司。

以下内容节选自正大天晴药业集团股份有限公司人事政策。

1. 人才　有事实证明，能够把一项工作持续地做好的人我们即称其为合格的员工；能够把一项工作做得比别人好，我们称其为人才，哪怕是简单的工作；创造性地或超预期地完成一项工作的员工，我们称其为优秀人才。

2. 适者用其才　我们相信，人和人之间除了人格上的平等之外，在个性特质、职业性向，以及其具备的知识技能等方面存在差异，组织内不同的业务领域和工作岗位需要不同类型的人才去担当，让员工做他最适合的工作是我们的基本用人理念。

3. 言者有其途　"开放"是我们的核心文化特征之一，只有开放的胸怀和开放的人文及工作环境才能吸纳人才，也才能获取来自不同途径的有益信息。不管你的岗位和职级如何，只要是着眼于组织的进步和发展，无论你的想法和建议是否成熟和正确，你都可以用恰当的方式去表达，组织管理者的大门是永远开放的。

4. 劳者厚其酬　奖励优秀和鼓励创新是我们一贯的用人理念，也是我们组织内部员工激励机制的思想基础，多劳多得是我们的基本价值取向。在薪酬和绩效评估管理体系的设计上，我们摒弃"人均富"的思想，让干得多而又干得好、用创新性思维和方法解决问题或提高效率的员工获得超乎寻常回报。

［资料来源：正大天晴药业集团股份有限公司官方网站 http：//www. cttq. com/zh – cn/rlzy/pxxx］

【思考】

1. 该公司的激励对象是什么样的人？
2. 该公司的激励政策依据的是哪些激励理论？
3. 该公司的激励政策体现了哪些原则？
4. 该公司的激励政策采用了什么方法？

第一节　概　述

激励理论是组织心理学、组织行为学的重要成果。这一理论的提出、发展及其在人力资源管理实践中的应用，丰富了人力资源管理的内容，推动人力资源管理实践走上了更高阶段，成为人力资源管理的重要理论基础。

一、激励的含义

激励是指激发人的行为动机的心理过程，即通过各种客观因素的刺激，引发和增强人的行为的内在驱动力，使人达到一种兴奋的状态，从而把外部的刺激内化为个人的自觉行动。从狭义上讲，激励就是促进行为的手段。

激励是通过满足人的某种需求期望而实现的。一定的刺激作用于具有某种需求期望的个人，引起实际反应，从而达到提高努力强度的作用。因此，以调动人的积极性为主旨的激励就成为人力资源开发与管理的基本途径和重要手段。

二、激励的功能

激励作为调动员工积极性的重要手段，其功能主要有发掘人的潜能、提高工作效率、提高人力资源的质量和弥补物质管理资源的不足。

1. 发掘人的潜能　美国哈佛大学教授威廉·詹姆士（William James）研究发现，在缺乏科学、有效激励的情况下，人的潜能只能发挥出 20% ~30% ，科学、有效的激励机制能够让员工把另外 70% ~80% 的潜能也发挥出来。可见，人的潜能是一个储量巨大的"人力资源库"，而激励正是发掘人的潜力的重要途径。

2. 提高工作效率　管理原理揭示，人的工作效率和工作绩效是他能力和积极性的乘积。激励正是充分调动人的积极性，发挥人的主动性、创造性的主要手段。人力资源开发与管理不仅要培养和发掘"挟泰山以超北海"的能力，更要解决"为长者折枝"的工作意愿和工作积极性问题，提高工作的效率。

3. 提高人力资源的质量　提高人力资源质量的途径主要是教育和培训，保证教育和培训取得积极效果的一个关键条件和重要前提就是提高教育和培训对象的学习积极性和刻苦钻研精神。激励水平的提高和激励手段的巧妙运用，对提高人力资源的质量具有特别重要的意义。

4. 弥补物质资源管理的不足　组织的物质资源总存在某种程度的不足，而提高激励水平，调动人的积极性，扩大人力资源开发与管理发展的规模和速度，则可以弥补物质条件的不足和困难，并达到提高人力资源质量的预期效果。

三、激励理论

长期以来，许多心理学家和管理学家从不同的角度研究人的激励问题，提出了各种各样的激励理论。

（一）早期激励理论

早期激励理论，主要回答影响人的行为的因素，以及这些因素的特征和性质等问题。这一类激励理论主要有需要层次理论、双因素理论、ERG 理论和成就需要理论等。

1. 需要层次理论 需要层次理论是美国心理学家马斯洛于 1943 年在其《人的动机理论》一书中提出的，是提出最早、影响最大的一种激励理论。他把人的需要由低到高依次归纳为生理需要、安全需要、社交需要、尊重需要和自我实现需要。

马斯洛认为，五种需要之间存在着如下的关系。

第一，人的需要一般按照由低层次到高层次的顺序发展，只有在低层次的需要得到满足以后，才会追求高一层次的需要。

第二，同一时期内，可能同时存在几种需要，但总有一种需要占主导、支配的地位，这种需要称为优势需要。人的行为主要受优势需要的支配。

第三，任何一种满足了的低层次需要并不因为高层次需要的发展而消失，只是其对行为的影响比重减轻，不再是行为的主要激励力量而已。

第四，在所有需要中，只有未满足的需要才有激励作用，已满足的需要只能提供满意感。

马斯洛的需要层次理论把人类的需要归纳为五大类，概括了人类需要的基本内容及其相互关系，具有相当的普遍性。从人的需要着手研究人的行为和激励问题是符合心理规律的，把人的需要分为不同层次，并由低级向高级发展也是符合客观生活实际的，它抓住了对人进行管理的关键。

2. 双因素理论 双因素理论是美国心理学家赫兹伯格（Herzberg）在 20 世纪 50 年代后期提出来的。他在大量调查研究的基础上，发现在对员工激励的问题上，有直接的因素和非直接的因素，因而提出了"保健因素 - 激励因素"，又叫双因素理论。

这一理论认为，激发动机的因素有两类，一类为保健因素，另一类为激励因素。

保健因素是指工作环境和条件因素，如组织的政策、行政管理、基层人员管理的质量、与主管人员的关系、工作的环境与条件、薪金、与同级的关系、个人生活、与下级的关系、安全十个方面。这一类因素如果缺少就会引起不满和消极情绪，如果改进则能预防和消除员工的不满，但不能使人满意，不能直接起激励作用。就像卫生保健对身体健康所起的作用一样，因而称这些因素为保健因素。

激励因素往往与工作本身的特点和工作内容有关，如工作成就、工作成绩得到承认、工作本身具有挑战性、责任感、个人得到成长、发展和提升六个方面。这类因素对员工能起到直接的激励效果。它们的改善，或者说这类需要的满足，往往能给员工以很大程度的激励，产生工作的满意感，有助于充分、有效、持久地调动他们的积极性。

双因素理论对管理实践有重要的借鉴意义。

首先，管理者在管理过程中，要对两类因素区别对待。只有注意具备必要的保健因素才能使员工不致产生不满情绪。但是不能只顾及保健因素，而应该在保健因素的基础上，运用激励因素去激发员工的工作热情，努力工作。

其次，这一理论提出了调动员工积极性的新途径——工作本身产生的激励因素。在这类因素基础上激发出的积极性对工作的推动会起着更本质、更自觉、更持久的作用，这给管理者调动员工的积极性以新的启示。

最后，这一理论可用来指导奖金的发放。管理学家强调，要使属于保健因素的奖金成为激励因素，必须使奖金与部门、个人的工作成绩挂钩，保持其"激励因素"的本质。否则，若不论工作绩效如何，平均发放奖金，就会使奖金变为"保健因素"，花再多的钱也起不到激励的作用。

3. ERG 理论　ERG 理论是美国耶鲁大学教授克雷顿·奥尔德弗（Clayton Alderfer）在对大量员工进行研究之后，对马斯洛需要层次理论进行了修正，在《生存、关系以及成长：人在组织环境发展中的需要》等著作中指出，人的需要分为三种，即生存（Existence）、相互关系（Relatedness）和成长（Growth）。由于这三个英语单词的字头分别是 E、R、G，所以叫 ERG 理论。此理论与马斯洛的需要层次理论对应关系见表 8 – 1。

表 8 – 1　ERG 理论与需要层次理论的对应关系

需要层次理论	ERG 理论
生理需要	生存需要
安全需要	
社交需要	关系需要
尊重需要	成长需要
自我实现需要	

生存需要是指维持生存的物质条件，这一类需要大体上与马斯洛需要层次中的生理需要和安全需要相对应。

相互关系需要是指人与人之间的相互关系、联系的需要。这一类需要类似于马斯洛需要层次中的社交需要。

成长需要是指一种要求得到提高和发展的内在欲望，表现在人不仅要求充分发挥个人潜能、有所作为和成就，而且还有开发新能力的需要。这一类需要可与马斯洛需要层次中的尊重需要和自我实现需要相对应。

奥尔德弗认为，各个层次的需要得到的满足越少，则这种需要越为人们所渴望；较低层的需要越是能够得到较多的满足，对较高层的需要就越渴望得到满足；如果较高层的需要一再遭受挫折、得不到满足，人们对满足较低层次需要的欲望就会加强。在此，既存在需要层次理论所描述的"满足 – 上升"趋势，也存在"挫折 – 倒退"趋势。

与马斯洛的需要层次理论相比，ERG 理论显得更为灵活，人们可以同时去追求各种层次的需要，而且在某些条件的限制下，各种需要之间可以进行灵活转化。因此，管理人员首先要了解员工有哪些需要是尚未满足的，或者有哪些需要是员工最想满足的，然后有针对性地采取措施，以促使员工积极工作。

4. 成就需要理论　成就需要理论又称三种需要理论。20 世纪 50 年代初，美国心理学家戴维·麦克利兰（David Mcclelland）在对企业家等高级人才的激励进行了广泛的研究之后，从另一角度提出了他的工作激励理论——成就需要理论。他认为，人在生存需要得到基本满足的前提下，最主要的需要有三种，即权力需要、亲和需要和成就需要。

权力需要是指影响和控制别人的一种欲望或驱力。麦克利兰认为，权力需要是决定管理者取得成功的最重要因素。许多研究表明，在一定的组织环境中，尤其在规模较大的组织机构中，领导人的权力欲是有效管理的必要条件。

亲和需要是指人们寻求他人的接纳和友谊的需要。员工的亲和需要对生产效率会产生间接的影响。在一个要求与人协作甚至密切配合的工作岗位上安排一位具有高度亲和需要的人，将会大大提高工作效率；而在一个相对独立的工作岗位上安排一位亲和需要较低的人，则可能更加合适。

成就需要是一个人追求卓越、争取成功的内驱力。麦克利兰认为，一个人成就需要的高低，直接影响着他的进步和发展。一个组织或国家拥有成就需要的人的多少，直接决定着其繁荣和兴旺程度。与马斯洛等研究需要的学者不同，麦克利兰明确指出成就需要不是先天的，而是后天的，可以通过教育和培训造就出具有高成就需要的人才。因而在管理实践中，管理者应为员工创造合适的工作环境，注重成就教育，强化成就动机，培养更多的高成就需要的人。

（二）现代激励理论

现代激励理论主要研究对人们行为起决定作用的某些关键因素，弄清它们之间的相互关系，并在此基础上预测或控制人的行为。这类理论主要有期望理论、目标理论、公平理论和强化理论等。

1. 期望理论　期望理论是美国心理学家弗鲁姆（V. H. Vroom）在 1964 年出版的《工作与激励》一书中提出的。它主要研究需要与目标之间的规律，着重分析使"激励因素"起到更大作用所必需的条件，而不同于内容型激励理论以优势需要或内部需要的满足来达到激励作用。

弗鲁姆认为，人的固定要求决定了他的行为。要调动一个人的积极性，应该从其所追求目标的价值或吸引力与其实现的可能性来考虑。也就是说，决定行为动机的因素有两个，即期望与效价。更确切地说，行为动机水平等于期望值和效价的乘积。用公式表示为：

动机水平 = 期望值 × 效价

所谓动机水平，也即激励程度，是指一个人工作积极性的高低和持久程度，它决定着人们在工作中会付出多大的努力。所谓期望值，也叫期望概率，是指一个人根据过去的经验判断自己能达到某种结果（目标）的可能性大小的预先估计。所谓效价，是指一个人对他所从事的工作或要达到的目标的价值进行的评价，也就是达到目标对于满足个人需要的价值。

上面的公式说明，如果一个人把目标的价值看得越大，估计能实现的概率越高，那么，激发的动机越强烈，积极性就越高。如果期望值和效价有一项为零，激励作用也将消失。因此，管理者既要考虑目标的效价，又要考虑期望值，而且两者都要高，才能有效激发员工的积极性。

后来一些行为科学家在弗鲁姆的期望理论中又加进了一个重要的变量，即所谓的媒介值，指工作绩效和所得报酬之间的关系，这样就构造出了人们的期望模型（图 8-1）。

可以看出，激励作用在一个组织中的发挥取决于三个关系：第一，个人努力与个人绩效之

图 8 – 1　期望理论的基本模式

间的关系；第二，个人绩效与组织奖励之间的关系；第三，组织奖励与个人目标之间的关系。员工只有在认为经过个人的努力可以取得一定的绩效，所取得的绩效会得到组织的奖励，同时组织的奖励能够满足自己的需要时，才会有努力工作的动机，这三个关系中的任何一个减弱，都会影响到整个激励的效果。

2. 目标理论　最早是由美国马里兰大学心理学教授洛克（E. A. Locke）于 1968 年提出来的。他和他的同事通过大量的实验研究和现场试验发现，大多数激励因素，如奖励、工作评价与反馈、期望、压力等，都是通过目标来影响工作动机的，目标是引起行为的最直接动机。因此，重视并尽可能设置合适的目标是激励动机的重要过程。

洛克提出了目标理论的基本模式（图 8 – 2）。

图 8 – 2　目标理论的基本模式

这一模式表明，绩效即目标的效果，主要由目标的难度和目标的明确性组成。目标难度是指目标要具有挑战性，必须经过努力才能实现。目标的明确性是指目标能被精确观察和测量的程度。洛克他们经过大量的研究表明，从激励的效果或工作行为的结果来看，有目标的任务比没有目标的任务要好；有具体目标的任务要比空泛的、抽象的目标的任务要好；难度较大但又能经过努力达到、能被执行者接受的目标要比没有困难、能轻易达到的任务要好。也就是说，合适的目标，即具体的、难度较大的而又为员工所接受的目标所具有的激励作用最大。

目标管理理论告诉我们，由于目标是人类行为最直接的调节或决定因素，管理者就要善于利用目标来调整和控制人的行为。在人力资源管理中，按照目标理论的要求，在制订员工的绩效目标时要注意以下几个问题：一是目标必须要具体、明确；二是目标要有一定的难度，通俗地说就是让员工"跳一跳就可以摘到桃子"；三是制订目标时要让员工一起参与，使员工能够认同和接受这一目标。

3. 公平理论　公平理论是美国心理学家亚当斯（J. S. Adams）于 20 世纪 60 年代提出的。它是在比较中探讨个人做出的贡献与所取得的报酬之间的比值是否平衡的理论，主要研究利益分配（特别是工资报酬分配）的合理性、公平性对员工积极性的影响。

公平理论认为，人的工作态度和积极性不仅受其所得的绝对报酬的影响，而且还受其所得的相对报酬的影响。也就是说，人们不仅关心个人努力所得报酬量的绝对值，而且还关心自己的报酬量与别人报酬量之间的关系，即报酬的相对值。人们一方面把自己现在付出的劳动和所得的报酬进行历史的比较（纵向比较），另一方面，还把自己付出劳动和所得的报酬与他人付出的劳动和所得的报酬进行社会比较（横向比较）。只有当发现比例相当时，就会认为公平，心情才会舒畅。如果发现比例不当时，就会认为不公平，内心就会产生不满。可用下式表示：

$$(O/I)_A \longleftrightarrow (O/I)_B$$

式中，O（outcome）代表报酬，包括内在报酬和外在报酬，如工资、奖金、提升、赏识等；I（input）代表投入，如工作的数量和质量、技术水平、努力程度、时间、精力等；A代表自己；B代表参照系，一般是与自己大致相当的同事、同行、邻居、朋友等，也可以是过去的自己。在通常情况下，人们使用横向的比较，比较的结果会有三种情况：

$(O/I)_A = (O/I)_B$；$(O/I)_A > (O/I)_B$；$(O/I)_A < (O/I)_B$。

当 $(O/I)_A = (O/I)_B$ 时，人们会觉得报酬是公平的，他会保持原有的工作投入；当 $(O/I)_A > (O/I)_B$ 或 $(O/I)_A < (O/I)_B$ 时，人们往往会感到不平衡，就会产生紧张情绪，并采取多种方法来消除这种不平衡，寻求自己所感觉的公平和合理。通常人们会采取如下6种方式来消除不公平感。

（1）改变投入　人们可以选择对组织增加或减少投入的方式来达到平衡。例如，在 $(O/I)_A > (O/I)_B$ 时增加投入，在 $(O/I)_A < (O/I)_B$ 时减少投入。

（2）改变报酬　由于人们一般不会主动要求降低报酬，因而报酬的改变主要是正向的，即通过增加报酬来达到平衡，例如在 $(O/I)_A < (O/I)_B$ 时要求组织给予自己更多的报酬。

（3）改变对自己投入和报酬的知觉　在实际报酬和投入没有发生变化的情况下，人们可以通过改变对这些要素的知觉来达到比较的平衡。如认为我们的贡献并不那么高，而回报则并不那么低。

（4）改变对他人投入或报酬的看法　例如，如果我们认为奖励不足，那是因为比较对象的工作时间比我们原来认为的更长。

（5）改变参照系　人们通过改变比较的对象来减轻原有比较所产生的不公平感。

（6）选择离开　也就是换个完全不同的环境。

公平理论提出了社会生活和管理实践中的一个重要现象，即人们总是要把自己的努力与所得的报酬同他人进行比较，以求综合平衡。如果经过比较后认为不公平，自己付出的比他人多，而得到的报酬比他人少，内心就会产生不平衡，自尊心会受到挫伤，从而产生不满情绪，进而影响积极性的发挥。所以作为管理者，就要重视研究公平问题，分析不公平产生的原因，针对不同的原因，要采取不同的方法和措施加以解决。

4. 强化理论　强化理论是美国哈佛大学教授斯金纳（B. F. Skinner）提出的。1938年，斯金纳发表了《有机体的行为》一书，在巴甫洛夫条件反射理论的基础上，提出了一种新的激励理论，即强化理论。他特别重视环境对行为的影响作用，认为人的行为只是对外部环境刺激所做的反应，是受外部环境刺激所调节和控制的，改变刺激就能改变行为。按照强化理论，只要控制行为的后果（奖惩），就可以达到控制和改变人的行为的目的。所以，管理者通过各种强化手段，就能有效地激发员工的积极性。

斯金纳认为，对行为进行改变可以通过4种方法实现。

（1）正强化　正强化是指对人的某种行为给予肯定和奖赏，以使其重复这种行为。正强化的形式多种多样，如表扬、赞赏、晋升、提级、授予名誉、授予责任和权力等。

（2）负强化　负强化是指预先告知人们某种不符合要求的行为可能引起的后果，从而使人们为了避免不良的后果而不出现这种不符合要求的行为。负强化与正强化的目的是一样的，只不过两者采取的手段是不同的。

（3）惩罚 惩罚是指当某种不符合要求的行为发生后，给予相应的处罚和惩戒，以这种刺激表示对这种行为的否定，从而减少或阻止这种行为在以后的出现。

（4）衰减 衰减是指撤销对原来可以接受的行为的强化，由于一段时间内连续的不强化，使该行为逐渐降低了重复发生的频率，甚至最终消失。

强化理论对提高管理水平有着重要的意义。如果说引起行为靠的是对动机的诱发和激励，那么，保持和巩固某种行为或者改造和取消某种行为就要靠强化。对人的某种行为，适时给予正强化，使行为者感到自己的行为为组织和社会所承认，从而受到鼓舞，产生或增强兴趣，自觉愉快地进入下一个阶段。而对某种行为，适时给予负强化，使行为者反省该行为，自觉调整、改造该行为，朝着组织和社会所期望的方向去行动。

第二节 医药企业激励机制设计

一、医药企业激励机制设计的基本原则

员工激励是组织管理的重要领域，也是较难掌握的管理课题之一，是一门管理科学，因而有其规律和方法可寻。医药企业要想取得良好的员工激励实效，建立健全有效的激励机制，通过系统的制度来实现员工与企业的良性互动，就应该遵循以下基本原则。

（一）兼容性

哈维茨创立的机制设计理论中激励兼容是指在市场经济中，每个理性经济人都会有自利的一面，其个人行为会按自利的规则行为行动；如果能有一种制度安排，使行为人追求个人利益的行为，正好与组织实现集体价值最大化的目标相吻合，这一制度安排，就是激励兼容。其内涵简单概括就是在管理者在实施激励活动时，应在满足被激励者需求的同时，使被激励者按照管理者的意图实施行动。大量经济事件表明，组织采用激励兼容原则，能够有效地解决个人利益与集体利益之间的矛盾冲突，使个人的行为方式和结果符合集体价值最大化的目标。对于医药组织而言，贯彻激励兼容原则，可以让每个员工在为组织多做贡献中成就自己的事业，即个人价值与集体价值的两个目标函数实现一致化。

（二）针对性

管理者应根据员工的实际情况和个性特征，考虑员工的实际需求，进行有针对性的激励，而不应凡事一刀切，不管员工是否真正需要。针对性激励原则主要体现在激励方式的灵活性、激励内容的多样性和激励个体的差异性上。医药组织实行按需激励，不仅体现了对员工的关怀，还说明了医药组织管理的科学有效性。

1. 每个组织应根据自身的特点和条件，建立适合自己组织的激励机制 一把钥匙开一把锁，组织千千万，情况各不同，激励的方式多种多样，只有适合本组织背景和特色的方式才是好的方式。组织应根据各自具体情况，制订和实施不同的激励机制。可以运用参与激励，可以采用培训激励，可以使用目标激励，也可以几种激励同时并举，综合运用、形成综合效能，激发员工的积极性和创造性，使组织得到进一步的发展。

2. 充分考虑员工个体差异，实行差别激励 组织不仅要根据不同的类型和特点制订符合

自己组织的激励制度，而且在制订和具体实施激励机制时一定要考虑到组织员工的个体差异。例如，女性员工相对而言对报酬更为看重，男性员工更注重组织和自身的发展；20～30岁的员工自主意识比较强，"跳槽"现象较为严重；31～45岁的员工比较安于现状，相对而言比较稳定；学历较高的员工一般更注重自我价值的实现，更看重精神方面的满足；学历相对较低的员工则更注重基本需求的满足；管理人员和普通员工的需求也有不同，因此组织在制订和实施激励机制时一定要考虑到员工的个体差异，这样才能收到最大的激励效果。

（三）公平性

保证激励的公平性，就是要求组织在实施激励方法的时候应遵循社会的公平规范或是组织成员普遍接受的公平规范。具体而言就是机会均等、标准统一、过程公正。

每一项工作或者制度，参与设计和充分理解的人越多，成功实施的机会就越大，所以让每一位员工产生参与感，进而使他们产生责任心和归属感，集体的向心力和凝聚力就会得到增强。管理者在采取激励措施时，尤其是在考核时，要按照事先公布的考评标准和方法对待所有组织员工，做到一视同仁，不搞特殊，既不能小功重奖，也不能大过轻罚，要奖罚适度，让每名员工在对报酬与贡献进行比较时觉得公平，感到满意。

（四）及时性

激励只有及时进行，才能收到良好效果。如果员工表现出值得奖励的行为，组织希望他能够继续维持同样的努力，重复同样的表现，就应该尽快给予激励。如果组织错过了激励的时机，当员工快要遗忘了这次成绩时才给予激励，将会大大减弱激励的强化效果。惩罚也是如此，组织应该对员工的过失进行及时惩罚，否则的话，惩罚的效果将会被大大削弱。

（五）明确性

激励的理由要明确。激励员工，一定要把激励的理由讲清楚，要让员工知道他是因为做了什么事情而受到奖励或惩罚，以及奖励和惩罚的标准是什么，赏与功相匹配，罚与罪相对应，只有这样的奖励才能起到应有的激励作用。

二、医药企业激励机制设计的一般方法

（一）目标激励法

目标激励法又称目标管理法，是指组织与员工通过商议为员工设置适当的目标，激发员工的动机，从而达到调动员工工作积极性的目的，它强调的是参与式的目标设置。目标在心理学上被称为"诱因"，是指能够满足人们需要的外在物。目标本身就是一种激励因素，它对人们的行为动力具有直接的激发作用。同时，目标的完成也能够使员工产生成就感，满足他们自我实现的需要。当每个员工的目标被强烈和迫切地激发时，他们就会热切关注组织的发展，工作责任感就会直线上升，也就不用他人监督也能自觉地把工作搞好。

针对不同的员工个体，有效的目标激励法在实施的过程中需要解决五个问题：①目标的难度要适中。②目标设置要具体，可量化、可衡量。③目标设置要员工参与。④目标完成时间要明确。⑤目标完成过程中要有客观、及时的绩效反馈。通过医药企业的真诚辅助，以及员工自身的努力，目标激励将发挥有效的指引作用。

（二）奖惩激励法

奖惩激励法包括奖励和惩罚两种方法。

1. 奖励 奖励是一种积极强化的手段，它通过满足员工各种物质需要和精神需要，使他们产生荣誉感，从而强化反应，提高重复行为的可能性。现代管理中的奖励形式灵活多样，主要有现金或现金替代品、表扬、灵活的福利制度和员工持股计划等。无论哪一种奖励方法，在运用的时候都应该以公开的方式进行，只有这样，奖励才不但能达到激励个人的目的，还能够起到激励其他人的效果。

2. 惩罚 惩罚是指对组织员工的某种行为给予否定、制止和惩罚，使之弱化和消失，朝着有利于个体需要满足和组织目标实现的方向发展。换言之，对组织员工采用处罚方式，如批评、降级、罚款、降薪、淘汰等，使之不快或带有压力和损失，以达到杀一儆百、惩恶扬善的效果，减少员工负面行为，降低其发生的频率。惩罚的方式主要有3种，一是物质惩罚，主要有降低薪酬、罚款等；二是精神惩罚，如口头批评、书面通报批评等；三是处分，如降低职务、由关键重要岗位调整到一般岗位或辞退等。惩罚激励的各种措施要使用得当，讲求方式方法，尤其要尊重员工的人格，一般性质的错误，可以采取不公开的原则，以避免失去激励的效果。

激励的实质就是调动员工的积极性，更多地用来培养员工正确的行为。也就是说，激励过程中，应该奖励为主，惩罚为辅。

（三）尊重激励法

人无论是富有还是贫穷，人格都是平等的。互相尊重是人的品格体现与需要。所谓以人为本，归根到底就是尊重和相信人的积极性和创造性，尊重人的尊严和价值。

组织发展和成功的关键在于如何看待人。组织只有给予员工充分的尊重，才能够换回员工对组织的尊重，进而形成员工对组织的承诺，产生献身精神。组织领导与组织员工之间的相互尊重是一种强大的精神力量，它有助于组织和谐氛围的营造，有助于组织团队精神和凝聚力的形成。

尊重激励法形式多种多样，其中最重要的就是信息共享。当组织和员工进行信息分享时，员工往往会感到自己受到莫大尊重，会认为组织真正把自己当成自己人，自己成为了组织的一分子，从而产生强烈的责任感，进而产生巨大的激励作用。

（四）培训激励法

随着企业的快速发展，医药企业对员工综合素质的要求和员工自身能力提高的渴望日益增强。培训激励是提高人力资本含量和工作绩效的有效途径，对医药企业和员工个人而言都是双赢的举措。工作绩效取决于工作积极性、工作能力和工作条件三个关键因素。前两个因素都可以通过培训得以提高，而且员工个人人力资本含量的提高，不仅会使其自身价值增加，对企业的贡献或提供的价值也会增加。医药企业应该积极加以引导，建立一种信息、知识共享的文化氛围，促进员工之间的相互沟通，提高员工对学习需要的满足感，从而形成激励。

（五）组织文化激励法

组织文化是指一个组织在长时间内形成的区别于其他组织的共同价值观、精神、行为准则，以及其在规章制度、行为方式、物质设施中的外在表现。组织文化能够使员工认识到组织的特点和优点，认识到自己工作的意义，认同本组织的行为，从而产生热爱本组织的荣誉感和自豪感，激发出巨大的工作热情。

组织文化激励主要包括价值观激励和榜样激励。

1. 价值观激励 科学的价值观使人们有崇高的信仰、理想和追求，它是人们整个精神的基石和支柱。杰出组织共同的价值取向是树立崇高的目标，建立共识和追求卓越，增强组织的凝聚力，培养员工奋发向上的精神，从而起到激励作用。

2. 榜样激励　社会学习理论认为，人们总是受到具有吸引力、自己认为重要的榜样的影响。许多组织中都流传着各种故事，例如，组织创始人的奋斗历程、创业者的艰辛等。这些故事中的人物对员工都能够起到榜样激励的作用。领导者在日常生活中同样也具有榜样激励作用，优秀领导者通过良好的行为和品德对员工能够起到榜样作用，激发他们的动机，调动他们的工作热情。

案例链接

丽珠医药集团股份有限公司员工奖励政策

丽珠医药集团股份有限公司（以下简称丽珠医药集团）是集医药研发、生产、销售为一体的综合性企业集团，创建于1985年1月，注册资本为3.9亿元。丽珠医药集团系中国医药50强、国家技术创新示范企业。2014年完成了B股转H股，系行业第一家。2016年，丽珠医药集团整体搬迁至金湾区丽珠工业园。丽珠工业园占地42.7万 m^2，总投资约20亿元人民币，是按美国FDA和欧盟标准建造的国际一流的现代化制药生产基地。

丽珠医药集团的员工奖励政策规定：

1. 有下列情况，公司将予以奖励

（1）为公司创造显著经济效益。

（2）为公司挽回重大经济损失。

（3）为公司取得重大社会荣誉。

（4）工作业绩突出或管理成效显著。

（5）培养和举荐人才。

2. 奖项设置　丽珠医药集团对员工的奖励按贡献的大小、范畴分为总裁嘉奖令、通报表扬、杰出/优秀员工奖、项目优胜奖、技术进步奖、合理化建议奖、重点项目奖励及其他专项奖励等。以上奖项有的定期评选，有的报集团领导审批同意后即时表彰。

3. 奖励方式　奖励方式多样，包括发文表彰、颁发荣誉证书、调薪、发放奖金、外出培训、旅游等。

［资料来源：丽珠医药集团股份有限公司官方网站 http：//www.livzon.com.cn/job/job_info_439.html］

第三节　医药企业员工激励方式

21世纪是一个崭新的时代，人作为一种最活跃的生产要素，历来是医药企业最重要的资源，人力资本成为增强医药企业核心竞争力的重要引擎。谁争取到了最有利的人才资源，谁就将在激烈的市场竞争中取得胜利。医药企业依据现代激励理论，对于不同类别的人采取不同的激励方式，激发其潜能，使有才能的员工能在企业安心工作，并乐于工作。

一、销售人员的激励方式

一般来说，我国医药企业几乎都是以销售为经营核心的，销售人员的业绩作为最关键的因素直接影响医药企业的整体运营效益，甚至决定了企业的生存发展。在激烈的市场竞争环境推动下，越来越多的医药企业意识到了激励对于销售人员带来的巨大作用，纷纷通过制订和不断更新有效的激励机制，来促进销售效率与绩效，进而使企业一步步发展壮大。

（一）高弹性的佣金激励

对于销售人员来说，薪酬是最重要的激励方式。销售工作本身就带有艰巨性，加之销售人员的社会地位、受尊重程度不高，所以薪酬的激励务必放在首要的位置。医药企业在薪酬设置上大多采用基本工资＋提成的佣金激励模式，其中基本工资可以保障员工生活的基本需要。由于新员工业务技能生疏，企业在这个适应期应适当提高基本工资，促使新员工安心展开工作。随着经验的增加，医药企业适当提高提成比例，使销售人员可以得到较多的奖金，从而吸引高绩效的销售人员，满足老员工做好客户关系维护的需要。

（二）晋升激励

菲利普·科特勒教授提出："销售代表似乎更喜欢满足自己内在的需要，因此加薪和升职是最好的办法，而不是赞扬和安全。"医药企业有必要根据业绩和服务年限等因素，对销售人员进行分门别类，划出不同的等级。这些职位不能成为虚职，必须与企业相应的待遇结合起来。比如是否拥有个人办公室、办公室装潢程度、是否拥有停车位、是否拥有带薪休假机会、能否参加公司高级会议、职位等级工资是否增长、是否拥有一定的决策权和管理权等。只有职位与待遇充分匹配，职位才具有激励的动力，销售人员才会不断追求业绩的高效增长，以寻求个人价值的最大化。

（三）缓压激励

医药企业的销售人员在工作中不可避免地会受到来自环境、组织及个人的各种压力。随着工作时间的增加，销售人员的精神状态会高度紧张，心理健康会不断受到侵害。因此，医药企业有义务帮助销售人员解除销售工作对其精神及心理的伤害，需要注重人情味和感情投入，给予这些人才家庭式的情感抚慰。医药企业可以通过设置现实可行的目标、进行工作再设计、强化正式组织沟通、团队建设，以及提供身心健康方案等进行有效的压力管理，减轻销售人员过重的工作压力和心理负担，拉近企业与销售人员之间的距离，增强企业的凝聚力。

知识链接

EAP（员工帮助计划）

EAP（Employee Assistance Program EAP）即员工帮助计划，是组织为员工提供的系统的、长期的援助与福利项目；通过专业人员对员工进行诊断和建议，提供专业指导、培训和咨询，帮助员工及其家庭成员解决心理和行为问题，进而提高绩效，改善组织气氛和管理。

在世界500强中，有90%以上的企业建立了EAP。美国有将近1/4的企业员工享受 EAP 服务。经过几十年发展，EAP 的服务模式和内容有工作压力、心理健康、灾难事件、职业生涯困扰、婚姻家庭问题、健康生活方式、法律纠纷、理财问题、减肥和饮食紊乱等，全方位帮助员工解决个人问题。

EAP 服务通过帮助员工缓解工作压力、改善工作情绪、提高工作积极性、增强员工自信心、有效处理同事/客户关系、迅速适应新的环境、克服不良嗜好等，使企业在节省招聘费用、节约培训开支、减少错误解聘、提高组织公众形象、改善组织气氛、提高员工士气、改进生产管理等方面获得很大收益。

[资料来源：EAP（员工帮助计划）百度百科 http://baike.baidu.com/link]

（四）弹性工作制激励

所谓弹性工作制是指在确保完成工作任务的前提下，员工可以有更多的可以供自己自由支配的时间和更大的工作灵活性，而不必再像过去那样每天 8 小时必须待在办公室里。弹性工作制的具体形式包括弹性工作时间计划、弹性工作地点计划、工作分担计划、弹性年工作计划等。

弹性工作时间安排是一种以核心工作时间为中心而设计的弹性日工作时间计划，员工在完成规定的工作任务或固定的工作时间长度的前提下，可以自行选择每天开始工作的时间，以及结束工作的时间。弹性工作地点计划允许甚至鼓励员工在家里或离家很近的附属办公室里完成自己的工作。现代通信技术的发展，使得工作家庭化成为现实，人们纷纷从工厂和办公室走出来，家庭再次成为人们工作的场所。许多居家工作者声称，他们在家里花 25 个小时可以完成在办公室花 40 个小时才能完成的工作。员工们可以完全按照自己安排的时间和进度来工作。实行虚拟办公室计划也会给企业带来许多挑战，包括团队精神的缺乏、企业认同与归属感淡化、员工管理不易等。

二、研发人员的激励方式

医药研发人员是典型的知识型群体，具备知识型人才激励的一般特征，如重视个人成长与发展、业务（技术）成就、有挑战性和成就感的工作等。除此之外，医药企业对于研发人员的激励还应该考虑行业特点和医药研发工作的特殊性。

（一）高基本薪酬

与其他行业研发活动不同，医药研发周期相对较长，一项新药从最初化合物的发现到产业化并成功推向市场，研发周期多在 10 年以上，通常 12～18 年才能真正看到研发工作的成效。医药研发人员的工作成效不能立竿见影，很多时候还可能没有结果，难以在短时间内予以衡量。因此，医药企业应对研发人才进行长期的、全过程的激励，对于研发人员的薪酬应着眼于对外具有竞争性，以高基本薪酬来保证研发人员踏实开展研发工作。

（二）科研项目激励

医药研发是一项系统而复杂的工作，涉及化学、药学、临床等多学科知识，因此多以团队方式开展工作。面向科目繁多的团队工作内容，通过科研项目组成科研小组，可以实现知识共享，将知识转化为价值。在研发成果不确定的情况下，在长达十余年的研发周期内，科研项目激励采用合理的团队激励方式，能够确定各类工作的重要程度和工作绩效，对科研人员的整体素质和科研水平的提高具有促进作用，也能激励科研人员刻苦钻研，学以致用，最大程度地发挥其积极性和创造性。

（三）股权激励

利用产权利益纽带关系实行高学历人员科技股和管理期权股，通过股权建立企业和优秀员工双赢的利益共同体，使优秀员工迅速获得各种发展机会和价值分配。通过事业机会和多元价值分配体系，把员工和企业简单的契约关系变成长期的盟友关系，即把企业和个人的利益关系融为一体，形成共同的价值趋向，共同发展。

知识链接

LY 医药集团股票期权

LY 医药集团有限公司于 1992 年创建，经过 10 年的滚动发展，固定资产已达 4 亿元，职工近 2000 人。LY 医药集团利用产权利益纽带关系实行高学历人员科技股和管理期权股，通过股权建立企业和优秀员工双赢的利益共同体，使优秀员工迅速获得各种发展机会和价值分配。通过事业机会和多元价值分配体系，把员工和企业简单的契约关系变成长期的盟友关系，形成共同的价值趋向，共同发展。

1. 主要内容及效果　对于博士、硕士实行赠股，博士 10 万，硕士 5 万，管理人员根据职位高低实行不同额度的期权股，所有赠股和期权股 5 年后才归个人所有。股权激励模式对于高层次人才具有一定的吸引作用，在近几年的实践过程中共吸引了 12 名博士（包括博士后及留学人员）。

2. 分析　根据激励相容理论，YL 医药集团对中高层管理者实施了股票期权，对科技人员实施股票期权赠股。股票期权是一种根据特定的契约条件，以股票期权的行权价格购买本公司的股票，这个购买过程称为行权。在行权以前，股票期权持有者没有任何源自股票期权的收益；行权之后，股票期权的收益为行权价与行权日市场价的差价乘以股票期权可以购买的股票量。由此可见，股票期权的实质是利用股票升值的可能性进行激励。由于企业目前没有上市，从股票收益中获取的可见收益较小，在激励员工更加努力工作方面缺乏及时有效的激励作用。但由于企业处于发展成长阶段，未来的收益具有竞争力，现今在降低员工离职率及适应公司现金流不足方面具有一定的价值。

［资料来源：刘卿敏 . LY 医药公司员工激励研究 . 南京理工大学，2004］

（四）工作环境激励

提供自主的工作环境有利于鼓励研发人员开展创新活动。工作环境良好才能使大批创新型人才长期工作下去。医药企业应给研发人员提供硬环境和软环境。硬环境包括办公条件，如办公设备、通信设备等，生活环境如住房、福利、保险等，以使研发人员在工作和生活上更方便、更舒心，从而更有效地为企业工作。软环境建设是营造一个积极向上、相对宽松和谐的环境和氛围，搭建一个能拥有愉悦心情和能够尽量施展才华的舞台，让研发人员在为企业做出贡献的同时，有一种为社会做贡献的成就感和崇高感。

（五）荣誉激励

荣誉是满足人们自尊需要、激发人们奋力进取的重要手段。荣誉激励成本低，但效果很好。科研人员是高学历、经验丰富的人才，他们重视工作成就与工作内容，因此每完成一个科研项目的阶段任务，医药企业给予适当表彰，可使他们的科研成绩能够被全员关注，满足其荣誉需求。

三、管理人员的激励方式

（一）内部提拔激励

医药企业应建立内部晋升制度，对各级管理人员实行公开选拔，通过答辩、评比选出候选人，择优录用。内部提拔激励能激发人的潜能和创造力的发挥，对年轻的管理人员有很好的激励和导向作用。

（二）年薪激励

年薪制的激励方式，目前主要适用于医药企业的中、高层管理人员，主要根据企业效益和职工平均收入水平确定。每年年终考核兑现，能够综合体现管理人员的工作业绩。年薪制的激励职能主要产生于按劳分配原则。它表现在激发管理人员的劳动积极性和创造性上，它强调管理人员在医药企业中的特殊地位和突出作用，切实将经营者收益与其经营成果挂钩，并从分配上拉开档次，使收入真正反映差别。

案例链接

SW 公司办事处主任激励现状

SW 公司由 HS 集团投资设立，注册资本 5000 万元人民币，属于资本和人才双密集型的高科技企业且通过了国家 GMP 认证，主要从事现代生物医药的生产。

SW 公司有办事处主任 6 名，均为公司资深销售人员，对公司产品及市场情况非常熟悉；办事处主任固定收入根据工作业绩综合评判，实施不同等级的薪酬制度。办事处主任定级按照上年度办事处总销售额分档确定（表 8 - 2）。

表 8 - 2　办事处主任固定工资定级分配表

办事处销售额（X）	X < 200 万	200 万 ≤ X < 250 万	250 万 ≤ X < 300 万	300 万 ≤ X < 360 万	360 万 ≤ X < 420 万	420 万 < X
办事处主任固定工资定级	9 级	10 级	11 级	12 级	13 级	14 级

［资料来源：张晓龙. SW 公司医药销售人员激励机制改进研究. 电子科技大学，2014］

（三）授权激励

授权激励是对下属的一种信任。被授权者会认识到上司对自己的信赖，会大大激发工作的创造性、主动性。授权激励能够提高员工的自觉性和工作热情，易形成激励－努力－绩效提高－满意－再激励的良性循环。允许员工制订自己认为是最好的工作方法，而不是进行详尽的监督和指导，甚至强制规定处理的方法。另一方面，为其创新活动提供其所需要的资源。应该注意避免过分强调自主所带来的负面效应，即员工自我迁就现象的发生。权力很敏感，授权和分权的同时，应加强控制，权责匹配，向员工授予更多的权力能增进医药企业与员工的沟通。医药企业可根据员工的偏好而改变其工作环境，使员工感到受重视，从而增强其对企业的献身精神，减少其流动性。

（四）内在薪酬

内在薪酬，即非财务性薪酬，更多的是工作环境方面的条件，其效用的大小，从某种程度上说，取决于个人的感觉。对于高层次需求居于主导地位的知识型员工而言，非财务性薪酬可能具有更大的激励作用。

四、生产人员的激励方式

（一）计件（奖励）工资制

多劳多得，按工作量多少计算工资。例如：

直线型：所得工资 = 合格品生产数量 × 单件工资率

递增型：所得工资 = 合格品生产数量 × 单件工资率1（定额以下）

　　　　所得工资 = 合格品生产数量 × 单件工资率2（定额以上）

主要适用于医药企业从事操作工作的生产人员。计件制是一种最常用的激励性付酬制度，它便于计算，易于为生产人员理解，计量原则公平，报酬与业绩挂钩，激励效果良好。

（二）计时工资制

按实际工作时间计算工资，工作时间包含正常工时和加班工时。

标准工时以下：所得工资 = 实际工时 × 小时工资率

标准工时以上：所得工资 = 实际工时 × 小时工资率 + 奖金系数 × 超时数 × 小时工资率

其中，奖金系数在 0～1 间变动，反映不同的计酬策略。

这种工资制的优点是不易产生员工间成绩争议，产品质量比较有保障。缺点是不易激发工作主动性，会出现出工不出力现象，增加监督成本。适合范围是不易计件的、脑力型的任务和作业工作。

（三）工作内容丰富化

这个概念是西方20世纪40年代提出的，其理论基础是赫茨伯格的"双因素"激励理论，一般定义为"改善个人工作的激励因素，特别是获取成就、赏识、责任、进步、成长的机会"。工作内容丰富化主要是医药企业从生产人员的工作反馈等方面加以改善，使其更多地体验到工作的意义和肩负的责任，并能及时了解自己的工作效果，从而促使其在更大程度上主动地改善工作态度，提高工作质量。

本章小结

激励是指激发人的行为动机的心理过程，从狭义上讲，激励是促进行为的手段。激励理论可分为早期激励理论和现代激励理论。早期激励理论主要回答影响人的行为的因素，以及这些因素的特征和性质等问题。早期激励理论主要有需要层次理论、双因素理论、ERG 理论和成就需要理论。现代激励理论主要研究对人们行为起决定作用的某些关键因素，弄清它们之间的相互关系，并在此基础上预测或控制人的行为。现代激励理论主要有期望理论、目标理论、公平理论和强化理论等。各种类型的激励理论进一步丰富了人力资源管理的内容，推动了人力资源管理实践走上更高的阶段，成为人力资源管理激励机制设计的重要理论依据。

医药企业要想取得良好的员工激励实效，在设计有关激励机制时应遵循兼容性、针对性、公平性、及时性和明确性等基本原则，采用的方法有目标激励法、奖惩激励法、尊重激励法、培训激励法、组织文化激励法。

建立健全有效的激励机制，还需针对不同的激励对象和类别，灵活运用某一种或多种激励方式。医药企业销售人员主要适用于高弹性的佣金激励、晋升激励、缓压激励和弹性工作制激励；研发人员主要适用于高基本薪酬、科研项目激励、股权激励、工作环境激励和荣誉激励；管理人员主要适用于内部提拔激励、年薪激励和授权激励；生产人员主要适用于计件（奖励）工资制、计时工资制和工作内容丰富化。

【推荐网站】

1. 中华人民共和国人力资源和社会保障部官网 http：//www. mohrss. gov. cn

2. 中国人力资源网 http：//www. hr. com. cn

3. 中国人力资源开发网 http：//www. chinahrd. net

【思考题】

1. 激励的含义是什么？作为调动员工积极性的一种手段，激励主要有哪些功能？

2. 有人说，"金钱是最有效的激励因素。只要多给钱，就可以调动职工的积极性"。运用有关激励理论对此话进行评论。

3. 简述医药企业激励机制设计的基本原则。

4. 医药企业销售人员的主要激励方式有哪些？

【案例分析】

扬子江药业集团医药研发团队"分步式"激励方案设计

扬子江药业集团（以下简称扬子江药业）创建于 1971 年，是科技部命名的全国首批创新型企业。扬子江药业十分重视新药研发工作，在成立初期就建立了自己的药品研发团队——扬子江药物研究院。2006 年该研究院被科技部认定为国家级企业创新研发中心。研究院下设化学药、制剂、分析 3 个研究所和 1 个信息注册部，目前拥有专职研发人员 400 余人，高级研发顾问 15 人，高层次领军人才 30 人，其中博士学历 50 余人，硕士学历 160 人，具备自主从事创新化学药、生物药、现代中药及药物新制剂的研发能力。近 5 年扬子江药业的研发投入每年都在 12 亿元以上，尤其是 2013 年，研发投入为 19.25 亿元，2014 年研发投入 22.5 亿元，处于同行业领先水平。扬子江药业现有各类在研药物近 200 种，其中一类创新药近 20 种。针对如此大量的研发工作和众多的研发人才，扬子江药业亦感到激励的难点所在，并一直探索不同方式的研发人才激励方案。

"分步式"激励是扬子江药业中高层管理者在实践中不断思考和尝试，最终出台的能够适应医药研发活动"长周期、高风险、高投入"等特性的研发人才激励方案。实践证明，"分步式"激励方案运行良好，普遍提高了研发人才的工作满意度和积极性，研发人才流失率大大降低，财务绩效显著提高。近 5 年扬子江药业的销售收入均在 250 亿元以上，并呈现出强劲的增长态势，2013 年达到 385 亿元，2014 年为 450 亿元。扬子江药业作为民营医药企业的龙头一直稳居中国医药企业 10 强之位，离不开其高效的研发团队及创新产品。

一、扬子江药业 "分步式" 激励方案设计

扬子江药业对研发人员实行 "分步式" 激励，与其他医药企业对研发人员仅针对研发阶段的工作发放奖金的体制不同。扬子江药业将研发成果分为研发和销售两个阶段，分别进行激励。通常企业的思维是研发人员的工作成效主要在药品研发阶段体现，当新药研发成功、上市销售后就与研发人员没有直接关系了。扬子江药业为了鼓励研发人员研发出更多市场需要的新药，一方面针对研发工作的成果进行奖励，另一方面根据新药成功上市后的销售业绩对研发人员计提奖金。研发人员的奖金包括研发奖和销售奖两大块，这在医药行业是一个创新。

1. 研发奖　研发人员从立项开始，项目通过前期的分析研究、风险评估等获得立项即可获得相应奖励（表 8-3）。

表 8-3　立项奖励标准（单位：元）

类别	生产批件 （含临床研究）	临床批件 （含待批临床）	临床前研究
独家	3000	2000	1000
首仿、抢仿	2000	1000	500
其他	1000	500	300

立项后项目组进入新药研发工作，根据工作的难度和新药的类型，扬子江药业制订了相关奖励标准（表 8-4）。由于既开展化学药研发也开展中成药研发，故将各类药根据研发的难度和市场价值进行分类，如化学药 1 类，中成药 1、2、3、4 类属于同一级别。如果是自主研发，并且独家获得同品种批件则奖励 200 万元。如果合作研发则奖励 40 万元。以此类推，化学药第 6 类和中成药第 9 类奖励最低，自主研发奖励 8 万元，合作研发奖励 5 万元。

表 8-4　研发奖分类明细

药品类别	同品种批件数		奖金额（万元）	
			自主研发	合作
化学药 1 类，中成药 1、2、3、4 类	独家		200	40
	抢仿		80	30
	其他		50	20
化学药 2 类，中成药 5 类	独家		80	25
	抢仿		50	20
	其他		30	15
化学药 3、4、5 类	独家		40	25
	首仿	上市	30	20
		立项	20	15
	其他		15	10
中成药 6、7、8 类	独家		20	12
	其他		10	8
化学药 6 类，中成药 9 类			8	5

在奖励总额控制的基础上，扬子江药业将整个新药研发工作分为5个具有里程碑意义的阶段性工作进行奖励的兑付。当项目完成了前期配比试验、制备工艺、制剂工艺、药理研究、毒理研究、质量标准等非临床研究环节，报SFDA申报临床受理可获得项目总奖金额20%的奖励；报临床受理后通过Ⅰ期、Ⅱ期、Ⅲ期临床，获临床批件又可获得项目总奖金额10%的奖励；报SFDA申报生产受理可获得项目总奖金额20%的奖励；获生产批件可获得项目总奖金额10%的奖励；交付生产能获得余下40%的奖励（表8-5）。由此实现对新药研发全过程的管理和激励。

表8-5 新药研发的"分步式"激励方案

序号	奖金发放阶段	比例（%）
1	报SFDA申报临床受理	20
2	获临床批件	10
3	报SFDA申报生产受理	20
4	获生产批件	10
5	交付生产（指能连续三批投产成功）	40

2. 销售奖 新药研发成功并上市销售后，并非意味着对研发人员的奖励结束。为了鼓励研发人员研发出适应市场需求的新药，研发人员同样能够获得药品上市后的销售奖。

产品上市后，第1年销售超过1000万、第2年销售超过2000万的能够获得相关奖励，创新1类品种和中成药5类品种在上市后提取5年的销售奖，首仿（抢仿）、改剂型品种提取3年的销售奖，其他品种提取两年的销售奖。提取比例见表8-6。单个品种销售奖的提取总额每年最多为50万元。销售奖的设置是对研发人员研究工作的认可，同时对研发人员亦是一种激励，引导其面向市场需求开发新的药品，而不是纯粹的实验室研究。

表8-6 销售奖提取比例（%）

时间	第1年	第2年	第3年	第4、5年
按销售毛利计	2.5	2	1.5	1

二、扬子江药业"分步式"激励方案的实施

1. 团队奖金的分配 扬子江药业研发人员的"分步式"激励方案全部以团队为奖励单位，根据团队的工作业绩进行奖金分配，这有利于发扬团队内部的协作精神，避免因个人激励导致员工之间的激烈竞争。团队奖金的分配对"分步式"激励机制的运行起到十分重要的作用，不仅关系到分配的公平性，亦关系到全体团队成员积极性的调动。因此，扬子江药业对团队奖金的分配进行了精心策划。

参与项目研发奖分配人员为课题组及其他人员，分配比例为课题组：其他人员为70%：30%。其他人员包括临床组、报批组、分析组及其他相关参与人员，其他人员在密切配合课题组，保质、保量、按时地完成各项工作的条件下，其分配比例原则为17%：3%：3%：7%。其他人员的奖金由课题组牵头结算、分配，经研究所所长审核后，报分管负责人审批。项目负责人的奖金为课题组成员奖金平均值的2~4倍，具体倍数由课题组提出，研究所审批。

临床的补充申请批件奖按课题组、临床组和报批组，分别占30%、60%、10%的比例进行

奖金分配（表8-7）。

表8-7　课题组内部奖金分配比例

序号	奖金发放人员		比例（%）
1	项目负责人		15
2	制剂研究		28
3	原料研究		37
4	标准研究	制剂	10
		原料	10

　　该分配方案的实施避免了团队成员相互扯皮现象，保证了激励机制的运行。

　　2. 研发项目的进度和质量考核　激励方案的实施与合理的考核制度是分不开的。扬子江药业制订了科学、合理的研发工作考核制度，保证了激励方案有据可依，同时很好地控制了整个研发活动各阶段任务的执行结果。

　　产品在批准立项后半个月内，研究所要结合立项会的要求制订产品今后的研究方案和计划（包括药学研究、报批及临床计划），并将总体研发计划分解到每1年，制订年度的研发计划。该计划作为目标管理的依据，之后的研发活动严格按照该计划进行过程控制和绩效考核。具体规定：①未按规定时间提交研发方案及计划的，每延迟1个月扣阶段性奖金的5%。②各阶段研究进度比计划进度或约定进度每延迟1个月扣阶段性奖金的5%（因其他部门原因造成的延期，需提供证明材料）。③研究流程中上一阶段进度延迟，要及时调整后面阶段的进度，并报领导批准。此外，研发质量最低应达到SFDA颁发的新药研发技术指导原则要求及相关法规的要求。

　　考核结果的运用：

　　（1）发现做临床补充申请超过1次的，每多1次扣阶段性奖金的10%。

　　（2）项目因技术原因被退审的，项目研发奖全部扣除。

　　（3）获批工艺不能生产出合格产品的，项目研发奖全部扣除。

　　（4）获批品种质量标准不可行（包括原辅料、中间体及成品质量标准），项目研发奖全部扣除。

　　扬子江药业在考核方面的严格性和可操作性保证了研发工作的效率。

　　3. 奖金结算流程　研发奖的结算由各研究所根据新药研发的“分步式”激励方案，以及项目研究计划，在完成阶段性工作后，向研究院办公室提出项目研发奖申请，由人力资源部复核，最后报公司分管副总审批，由财务部门结算。销售奖的结算由各研究院根据财务部出具的项目销售数据，提出结算申请，由人力资源部复核，报公司分管副总审批，由财务部门结算。流程如图8-3所示。

　　［资料来源：孙田江，肖璐.医药研发团队“分步式”激励方案设计——以扬子江药业集团为例.中国人力资源开发，2015（5）：75-78］

图 8 - 3 研发人员奖金结算流程

【讨论】

1. 你认为扬子江药业的激励方案设计依据的激励理论是什么?

2. 根据案例,归纳扬子江药业针对研发人员与销售人员分别运用了哪些激励方式?

3. 扬子江药业激励方案的应用难点有哪些? 你认为可以结合人力资源管理的哪些方面去探寻对策?

第九章　职业生涯管理

学习目标

1. 掌握职业生涯管理、职业生涯规划、职业生涯发展的概念；职业生涯管理理论的主要流派、代表人物及主要观点。

2. 熟悉职业生涯规划的内容、原则和流程。

3. 了解医药企业员工职业发展通道；各类员工职业特点；制订员工职业生涯成长计划。

【导入案例】

B 医药公司北京药厂核心员工职业发展规划的思考

B 医药公司是最为知名的世界 500 强企业之一。公司的总部位于德国的勒沃库森，在六大洲的 200 个地点建有 750 家生产厂；拥有 12 万名员工和 350 家分支机构，几乎遍布世界各国。高分子、医药保健、化工和农业是公司的四大支柱产业。公司的产品种类超过 1 万种，是德国最大的产业集团。B 医药公司北京药厂是从事医药制造的跨国集团在北京的药品生产基地之一。药厂随公司业务的扩大而不断扩建，人员也增长近两倍。根据 B 医药公司全球战略的需要，中国市场作为新兴和战略市场，发展的速度和态势迅猛。重点项目的投资和新产品的不断引入使得 B 医药公司的市场占有率不断提升，总销售额排名在国内的组织保持前四名的领先地位。

近几年，由于 B 医药公司北京药厂对核心员工职业生涯管理不够重视，导致企业核心员工遇到职业瓶颈时处于难以突破的无奈和无助境地。

一、"我的发展我做主"的价值观未真正形成

企业为员工营造的人力资源个人发展的价值观是"我的发展我做主"。调查问卷结果显示，B 医药公司北京药厂对核心员工职业生涯管理没有真正形成"我的发展我做主"的管理理念。这主要是因为近几年医药行业的竞争加强了，药品价格又持续走低，药厂只有提高自己的产量才能达到和支撑市场销售的增长，所以药厂大多数的时间花在了如何提高劳动生产率、如何降低生产物料成本和如何扩大再生产规模上面。公司改组后，由原来保持 7 年的 12 个部门的扁平式组织，缩减为只有 8 个职能部门的垂直型管理结构。公司在改组之前，人力资源作为药厂的职能部门之一，可以为药厂的员工量身定做更加符合药厂员工发展的计划，尤其是在核心员工的培养上，可以做到关注他们的成长需求、监督计划的实施等。改组后人力资源作为整合的平台，进行了集中化管理，与员工的距离加大了，员工的心理诉求和发展愿望的关注程度降低了，离职率提高。为此，又不得不忙于招聘和面试新员工，对新员工进行培训，使人力资源部门陷入不良循环当中。

二、职业生涯管理缺乏规划

1. 由于组织架构由扁平式改为垂直式，使得层级增加，管理复杂性加大，职业发展的时间加长。尤其是在人力资源制度上，没有将原有适用于扁平式结构的激励、评估和管理加以更新，使之适用于新的组织结构。组织的变革先于制度的变革，只会使得大量员工强迫自己适应新的变化，在新的组织中自我定位，并重新开始。企业改组后也不能及时帮助个人定制长期发展计划或改变原来的规划来适应新的变化。这对于有些核心员工来说，无法明确发展的方向。

2. 绩效评估体系普遍存在大众化和形式化，缺乏针对性与目标性，不能很好地服务于核心员工的职业生涯发展需要。通过研究发现，本企业的绩效考核机制不完善，对于员工的绩效考核更多地来源于本部门经理的一方直接评价，并没有具体的考核数据和明确的指标。绩效评估中主观判断的因素很高，缺乏科学性和公正性。做得好的员工没有得到激励，做得欠佳的员工也没有得到及时的指导。绩效评估没有真正体现药厂员工的绩效和能力的提高，未能把目标落到实处，不能够切实帮助药厂员工明确努力的方向和得到切实的改进。绩效考评不能只是限于一个结论，更要进行反馈的跟踪，使员工真正明确新的目标和正确的方向。

3. 核心员工的发展目标缺乏长期性。培养是个过程，尤其对核心员工的培养应是有目的和有步骤的持续进行，需要经历过程和时间的检验。如果只有短期的发展，只能是半途而废，走过场而已，对于培养对象也得不到应有的作用。所以核心员工的发展目标应是个循序渐进的、持续的、不断更新和完善的过程。

三、职业发展规划的执行力度不够

虽然意识到了核心员工职业发展和职业规划的重要性，但是企业在具体的职业通道设计和岗位设计时，没有真正深入药厂的管理层级或相关的部门，没有真实结合员工的具体需求，所以职业生涯规划往往流于形式或是过于理想化，执行力度大打折扣。如对于每年的核心员工个人的职业发展计划双向访谈；对于个人发展计划（IDP）的制订因为每年都要做，每年都是双方将去年的结果重新打印后签字即可，并没有利用这次机会回顾总结和展望。所以，对核心员工职业发展非常重要的 IDP 每次只是走过场而已。

［资料来源：李洋. B 医药公司北京药厂核心员工职业发展规划的研究. 硕士学位论文］

【思考】

1. 职业生涯管理的内涵是什么？

2. 如何完善 B 医药公司北京药厂核心员工职业发展通道的设计？

第一节 概 述

在现实生活中，每个人对自己未来的职业都会有一个或大或小的计划，只是很少有人想到职业的发展同样需要设计和管理。

一、职业生涯管理的基本概念

(一) 职业生涯管理的定义

职业生涯管理是企业人力资源管理的重要内容之一，是指组织和员工对企业及员工个人的职业生涯进行设计、规划、执行、评估、反馈和修正的综合性过程，是组织提供的用于帮助从事某类职业员工的行为过程。员工和组织通过共同努力与合作，使每个员工的生涯目标与组织发展目标一致，使员工和组织的发展相吻合。因此，职业生涯管理包括两方面：一是个人职业生涯管理，指个人主动进行的职业生涯管理；二是组织职业生涯管理，指由组织主动实施的职业生涯管理。

1. 个人职业生涯管理 从个人的角度看，职业生涯管理是一个人对自己所要从事的职业、要进入的组织、在职业发展上要达到的高度等做出规划和设计，并为实现自己的职业目标而积累知识、开发技能的过程。员工要尽可能多地了解组织的目标、经营理念，以及组织所能提供的发展、训练、升迁机会与晋升渠道等，也要全面了解自己的兴趣、能力、价值观来选择适合自身优点的职业，将自己的潜能转化为现实的价值，这就需要对自己的职业生涯做出规划和设计。因此，个人越来越看重职业生涯管理与发展机会。

2. 组织职业生涯管理 从组织的角度看，职业生涯管理是组织协助员工规划其生涯发展，并为员工提供必要的教育、训练、轮岗等发展机会，促进员工职业生涯的成功。同时组织还应该主动向员工提供各种信息，强化彼此之间的沟通与信任，使员工了解个人在组织中的发展方向，以提高员工的工作积极性和凝聚力。在当今人才竞争激烈的形势下，如果一个人的职业生涯规划在组织内不能实现，他就可能去寻找新的发展空间。因此，员工个人的发展不仅是个人的行为，也是组织的职责。组织要鼓励员工不断成长，使其能够争取发挥更大的潜能。这种趋势导致越来越多的组织更加关注员工个人的成长和发展空间。一套高效的职业生涯管理体系涉及组织与员工多个方面，是一个庞大的系统。一般的职业生涯管理发展过程如图9－1所示。

图9－1　职业生涯管理发展流程图

（二）职业生涯规划的定义

职业生涯规划是指个人与组织相结合，在对一个人职业生涯的主客观条件进行测定、分析、总结的基础上，对自己的兴趣、爱好、能力、特点进行综合分析与权衡，结合时代特点，根据自己的职业倾向，确定其最佳的职业奋斗目标，并为实现这一目标做出行之有效的安排。

（三）职业生涯发展的定义

职业生涯发展是指个体经过努力，遵循一定的路径，不断制订和实施新的职业目标，逐步实现其职业生涯目标的过程。员工职业生涯发展贯穿于员工职业生涯的全过程和组织发展的全过程。

二、职业生涯管理的特点

（一）职业生涯管理是一种动态性管理

职业生涯管理贯穿于员工职业发展和组织发展的全过程。每一个组织成员在职业生涯发展的不同阶段，其发展特征、发展任务及应注意的问题都是不同的。因此，对每一个发展阶段的管理也应有所不同。由于决定职业生涯的主客观条件会发生变化，组织成员的职业生涯规划和发展也会发生相应的变化。

（二）职业生涯管理是组织与员工双方的责任

在职业生涯管理过程中，员工个人和组织需要按照职业生涯管理的具体要求做好各项工作。无论是个人抑或组织都不能过分依赖对方，因为许多工作是对方不能替代的。

（三）职业生涯信息在职业生涯管理中具有重要意义

组织必须具备完备的信息管理系统，才能有效地进行职业生涯管理。在职业生涯管理中，员工个人需要了解和掌握有关组织各方面的信息，如组织的发展战略、经营理念、人力资源的供求情况、职位的空缺与晋升情况等。组织也需要全面掌握员工的情况，如员工的性格、兴趣、特长、价值观等。

三、职业生涯管理的意义

职业生涯管理的意义体现在个人和组织两个方面。

（一）个人职业生涯管理的意义

随着社会的发展，个人不断努力提升自己的职业素养和能力，不断达到自我实现的目的。在这个过程中，个人需要不断更新观念、改变个人的行为方式以适应岗位的需要，职业生涯管理对于个人而言具有越来越重要的作用。主要体现在三个方面。

1. 明确个人发展目标　职业生涯管理能够更加清晰地帮助员工认识自己，明确个人的职业发展目标，从而确定职业发展方向。

2. 处理好个人与家庭的关系　人生活在社会之中，不能脱离家庭生活，家庭成员的行为观念会直接影响个人的职业发展。有效的个人职业生涯管理能够平衡职业与家庭的关系，提高人们的生活质量。

3. 实现自我价值　实现自我价值是职业生涯成功的最高境界。个人职业生涯管理应满足个人当前的成长需要，在不断提升自我和超越自我的过程中实现自我价值。

（二）组织职业生涯管理的意义

对于组织而言，人才是最大的竞争优势。企业要想保持竞争优势，就要不断调动员工积极性，提高员工自身素质和业务技能，这些都需要通过组织职业生涯管理来实现。组织职业生涯管理的意义包括三个方面。

1. 优化人力资源配置 人力资源是组织发展的核心资源，组织的作用是给员工提供发展的机会和创立提升的空间，有针对性地进行管理并获得高效的人力资源产出，从而形成组织的核心竞争力，达到人 - 职匹配。

2. 调动员工积极性 组织职业生涯管理的目的是提高员工满意度。职业生涯管理有助于组织了解个人的需求和愿望，帮助员工进行职业生涯规划和管理，以确保组织与个人实现双赢的目标。

3. 加强企业文化建设 良好的企业文化会提升员工对于组织的忠诚度。职业生涯管理对于员工来讲是一种特殊的激励形式。管理好员工的职业生涯，可以保证员工队伍相对的稳定，也是企业文化建设的重点内容之一。

职业生涯管理的意义如图9-2所示。

图9-2 职业生涯管理的意义

四、职业生涯管理的内容

职业生涯管理的内容主要表现为个人和组织两个层面。二者相互关联，相互匹配，形成了职业生涯管理的内容体系。

（一）个人职业生涯管理的内容

1. 个人职业生涯规划 个人职业生涯规划的重点在于明确职业生涯目标和制订个人职业生涯策略。明确职业生涯目标有助于个人合理安排自己的学习、工作和生活，提高工作效率，减少盲目性和不确定性，更加有效地利用各种资源，谋求个人更好的发展。

2. 个人职业生涯开发 个人职业生涯开发是个人凭借自身努力并借助组织提供的各种资源，提高自身素质、改进工作方法等一系列不断努力的过程。通常包括参加培训、进修、自学、接受挑战等方式，不断提高个人能力，从而推动职业生涯的发展。

3. 个人职业生涯管理　个人职业生涯管理是伴随一生的管理。在职业发展的不同时期，个人根据具体的状况和条件适时的进行调整。由于主客观环境会不断发生变化，因此，不断根据环境和条件的变化进行调整是个人职业生涯管理的重要内容。

（二）组织职业生涯管理的内容

组织职业生涯管理代表了组织所进行的一种有机会的持续化的努力，包括组织职业生涯规划、组织职业生涯开发、职业生涯心理辅导与咨询等一系列组织职业生涯管理活动。

1. 组织职业生涯规划　组织职业生涯规划是为员工的职业生涯成功提供基本的载体和科学的指导，目的是帮助员工真正了解自己，为员工设计出合理、可行的职业生涯发展目标，在协助员工达到和实现个人目标的同时实现组织目标。

2. 组织职业生涯开发　组织职业生涯开发是指组织未来提高员工的职业知识、技能、态度和水平，进而提高员工的工作绩效，促进员工职业生涯发展而开展的有计划、有系统的教育训练活动。

3. 组织职业生涯管理　组织职业生涯管理包括压力管理、工作与家庭平衡和职业生涯心理辅导与咨询等。组织可以帮助员工收集有关职业发展信息，消除员工在工作中的疑虑与困惑，并尽可能帮助员工摆脱压力。工作与家庭平衡是提高工作满意度的重要方面。同时，借助心理辅导与咨询，帮助员工更好地把握职业发展方向，实现个人职业成长。

第二节　职业生涯管理理论

职业生涯管理的实践和研究，起源于欧美等西方国家工业化过程中人们对于择业求职等的现实需要。20世纪初，一些心理学者针对社会职业者的需要纷纷开展"职业咨询"或"职业指导"活动。职业生涯管理专家从不同角度进行探索，形成了各自的理论流派。

一、职业选择理论

（一）帕森斯的特质因素理论

帕森斯的特质因素理论又称帕森斯的人－职匹配理论。特质因素理论是最早的职业辅导理论，1909年美国波士顿大学教授弗兰克·帕森斯（Frank Parsons）在其《选择一个职业》的著作中提出了人与职业相匹配是职业选择的焦点的观点。他认为，个人都有自己独特的人格模式，每种人格模式的个人都有其相适应的职业类型。所谓"特质"，就是指个人的人格特征，包括能力倾向、兴趣、价值观和人格等，这些都可以通过心理测量工具加以评价。所谓"因素"，是指在工作上要取得成功所必须具备的条件或资格，可以通过对工作的分析而了解。

（二）霍兰德的职业性向理论

美国约翰·霍普金斯大学心理学教授约翰·L·霍兰德（John L. Holland）1971年提出了具有广泛社会影响的职业性向理论。霍兰德提出，兴趣是一种描述人格特质的方法，在职业选择过程中起着非常重要的作用。然而就职业选择来说，兴趣是人格中重要的部分，是匹配人与职业的依据。

霍兰德认为，人格可分为6种类型：实用型（realistic）、研究型（investigative）、艺术型（artistic）、社会型（social）、企业型（enterprising）和传统型（conventional）。

工作环境也有这6种类型。人们寻求与自己兴趣和能力相匹配的工作环境。兴趣与职业的匹配程度决定了个体的职业满意度、稳定性和成就感。

知识链接

霍兰德职业兴趣理论对于企业招募人才的价值分析

职业兴趣作为一种特殊的心理特点，由职业的多样性和复杂性反映出来。职业兴趣上的个体差异是相当大的，也是十分明显的。因为一方面现代社会职业划分得越来越细，社会活动的要求和规范越来越复杂，各种职业间的差异也越来越明显，所以对个体的吸引力和要求也就迥然不同；另一方面，个体自身的生理、心理、教育、社会经济地位、环境背景不同，决定其所选择的职业类型、所倾向于从事的活动类型和方式也就十分不同。不同职业的社会责任、满意度、工作特点、工作风格、考评机制各不相同。同时，这种差异决定着不同职业对于员工的职业兴趣有着特殊的要求。现代人力资源管理的基本原则是将合适的人放在合适的岗位上。人与职位的匹配应该包括两方面的内容：一是人的知识、能力、技能与岗位要求相匹配；更重要的是人的性格、兴趣与岗位相适应。因此，企业在招募新员工时，就非常有必要对申请在本企业工作的人员进行职业兴趣的测评，了解申请者的职业兴趣人格类型。通过测试，企业可以得知它所能提供的职业环境是否与申请者的职业兴趣类型相匹配。换句话说，企业可以考察到申请者是否适合在本企业的职业环境中工作。所以企业在招聘人才的过程中，如果能够坚持以霍兰德的职业兴趣理论为指导，不仅可以招聘到适合本企业的人才，还可以在招聘工作中减少盲目性，通过职业兴趣的测试，企业还可以给予新员工最适合的工作环境，以期最大限度地在工作中发挥他们的聪明才干。

［资料来源：http://blog.sina.com.cn/s/blog 5d 76065F010194nr.html 有删改］

（三）佛隆的择业动机理论

美国心理学家佛隆（victor. H. vroom）在1964年出版的《工作和激励》一书中提出了择业动机理论，解释了员工行为激发程度的期望影响个人的职业选择行为。择业动机取决于职业效价和职业概率，即择业动机（F）=职业效价（V）×职业概率（E）。其中，择业动机（F）是指积极性的激发程度，表明个体为达一定目标而努力的程度。职业效价（V）是指个体对一定目标重要性的主观评价。职业概率（E）也称期望值，是指个体实现目标可能性大小的估计，也就是目标实现的概率。

员工个体行为动机的强度取决于效价大小和期望值的高低。效价越大，期望值越高，员工行为动机越强烈。就是说，为达到一定目标，员工将付出极大努力。如果效价为零乃至负值，表明目标实现对个人毫无意义。在这种情况下，目标实现的可能性再大，个人也不会产生追逐目标的动机，不会为此付出任何积极性，付出任何的努力。如果目标实现的概率为零，那么无论目标实现意义多么重大，个人同样不会产生追求目标的动机。

二、职业发展阶段理论

（一）萨伯的职业生涯发展阶段理论

萨伯把职业生涯的发展看成是一个持续渐进的过程，一直伴随个人的一生。其主要理论观点是：一个人的职业生涯发展与个人在发展历程的各个阶段中所扮演的各种角色，如儿童、学生、休闲者、公民、工作者、夫妻、家长、父母和退休者密切相关。人在某一阶段对某角色投入得多，会导致这一角色的成功，同时也可能导致另一角色的失败。他称发展的各个阶段为生活广度，称个人扮演的角色为生活空间。生活广度和生活空间交汇成为生涯彩虹图，它描绘出了生涯发展阶段与角色彼此间交互影响、多重角色生涯发展的状况。1976 ~ 1979 年，萨伯除了原有的发展阶段理论外，又加入了角色理论，从而提出一个生活广度和生活空间的生涯发展观，并以生涯彩虹图表示此理论（图 9 - 3）。

图 9 - 3 生涯彩虹图

（二）格林豪斯的职业生涯发展理论

美国心理学博士格林豪斯（Greenhouse）的研究侧重于不同年龄段职业生涯所面临的主要任务，并以此为依据将职业生涯划分为职业准备阶段、进入组织阶段、职业生涯初期、职业生涯中期和职业生涯后期五个阶段。

1. 职业准备阶段　典型年龄段为 0 ~ 18 岁。主要任务是发展职业想象力，对职业进行评估和选择，接受必需的职业教育。

2. 进入组织阶段　18 ~ 25 岁为进入组织阶段。主要任务是在一个理想的组织中获得一份工作，在获取足量信息的基础上，尽量选择一种合适的、较为满意的职业。

3. 职业生涯初期　处于此期的典型年龄段为 25 ~ 40 岁。主要任务是学习职业技术，提高工作能力；了解和学习组织纪律和规范，逐步适应职业工作，适应和融入组织；为未来的职业成功做好准备。

4. 职业生涯中期　40 ~ 55 岁是职业生涯中期阶段。主要任务是对早期职业生涯重新评估，强化或改变自己的职业理想；选定职业，努力工作，有所成就。

5. 职业生涯后期　从55岁直至退休为职业生涯的后期。继续保持已有职业成就，维护尊严，准备引退是这一阶段的主要任务。

三、职业生涯管理理论

(一) 施恩的职业锚理论

职业锚理论是由美国著名职业指导专家埃德加·H·施恩（Edgar. H. Schein）教授领导的专门研究小组，对该学院毕业生的职业生涯进行研究后演绎而成的。职业锚实际是人们选择和发展自己的职业时所围绕的中心，是指当一个人不得不做出选择的时候，他无论如何都不会放弃职业中那种至关重要的东西或价值观，是自我意向的一个习得部分。

1978年，施恩教授提出，职业锚有5种类型：自主/独立型职业锚、创造/创业型职业锚、管理型职业锚、技术/职能型职业锚、安全/稳定型职业锚。后来人们逐渐发现了职业锚的研究价值，越来越多的人加入了研究行列。20世纪90年代又发现了3种类型的职业锚，即挑战型职业锚、生活型职业锚和服务/奉献型职业锚。于是职业锚的类型增加到8种（图9-4）。

图9-4　职业锚图表

(二) 克拉克的工作-家庭边界理论

1. 克拉克工作-家庭边界理论的内涵　克拉克认为，人们每天忙碌在工作和家庭两个范围之内，工作主要是因为提供了收入和成就感而使个体满足，家庭主要是因为亲密关系和个人快乐而使个体满足。成就的需要在工作中得到满足，爱的需要在家庭中得到满足。工作-家庭边界理论塑造了两个范围和它们的边界，指出当边界范围相似时，弱边界会促进工作-家庭间的平衡。当范围不同时，强边界会促进工作-家庭间的平衡。克拉克解释了频繁在工作和家庭中转移的边界跨越者和他们的工作与家庭之间的复杂作用，指出边界跨越者所在的范围内成员对其有较高的义务，比那些范围内对其义务较低的成员具有更高的工作-家庭平衡。

2. 克拉克工作-家庭边界理论中的两大因素及其作用　在边界跨越者与其工作-家庭平衡的关系上，克拉克指出，影响和认证是两个最主要的因素。影响主要指范围文化和价值内化，其中范围内主导者对员工的影响与员工的工作-家庭平衡有很大的相关性。有研究表明，在可以自治和有选择能力的工作上，工作的人表现出更多的满意和对家庭的调节能力。也就是说，个体在工作和家庭范围内拥有更多选择权时，工作和家庭之间的平衡更容易达到。认证是指个体能否在其工作和家庭的范围中找到其责任的意义，找到与其责任相联系的自我概念。当边界跨越者被一个范围认证之后，就会把范围责任内化为自我责任并努力工作，以求做出自己的贡献。工作－家庭边界理论构建了工作－家庭平衡的理论框架，既描述了工作－家庭冲突的原因，又基于原因提出了维持工作－家庭平衡的措施。

<h1 style="text-align:center">第三节　医药企业职业生涯规划</h1>

职业生涯规划是指企业和个人对职业历程的规划和职业发展的促进等一系列活动的总和。职业生涯规划的目的是帮助员工真正了解自己，在详细衡量内在与外在环境的优势和限制的基础上，为员工设计出合理的职业生涯发展目标，在协助员工达到和实现个人目标的同时也实现组织目标。企业应当对员工的职业生涯规划有一个长远而系统的考虑。

一、职业生涯规划的原则

随着经济的发展，医药行业作为一个新兴的产业面临着巨大的发展空间。企业在进行职业生涯规划设计时，不仅要寻求社会、企业与个人的利益结合点，还应当以发展的眼光看待职业生涯规划。企业在进行职业生涯规划设计时，应遵循以下原则。

（一）利益结合原则

利益结合原则即个人发展、企业发展和社会发展相结合的原则。在职业生涯规划设计时，要寻求社会、企业与个人利益结合点。

（二）公平公开原则

在职业生涯规划方面，医药企业应当公开透明提供各种信息、培训计划和任职机会等。职业生涯的规划，应当企业与员工共同制订并实施，以建立良好的相互信任关系。

（三）发展性原则

由于医药行业处在不断改革与发展中，医药企业的职位处于动态变化之中，因此，医药企业对于员工的职业规划也应做出动态调整，要从促进员工发展的理念出发，把岗位发展与各项工作结合起来，使员工和企业都能在职业生涯规划的实施中获益。

（四）全程性原则

全程性原则也称系统性原则。拟定职业生涯规划时必须考虑整个职业生涯发展历程，同时要将职业生涯规划的实施当成一个系统工程，并纳入企业的发展战略之中。

二、企业职业生涯规划的流程

企业职业生涯的规划，需要遵循一定的流程。

（一）对员工进行分析与定位

企业应帮助员工进行比较准确的自我评价，同时对员工所处的环境进行深层分析，根据员工自身的特点设计相应的职业发展方向和目标。这一阶段的主要工作是员工进行个人评估、组织对员工进行评估和环境分析三项。

（二）帮助员工确定职业生涯目标

职业生涯目标的设定是职业生涯规划的核心。企业在帮助员工确立职业生涯目标时，一方面要结合员工的绩效表现，另一方面还要观察员工工作以外的其他特点。通过内外的全面认识，使确立的职业生涯目标更加科学、合理。

（三）帮助员工制订职业生涯策略

职业生涯策略是指为了实现职业生涯目标而采取的各种行动和措施，一般都是具体的、可行性较强的。企业对员工的职业生涯大多进行分层次管理，确定企业未来的人员需要，为不同员工设计不同的职业发展通道。

（四）职业生涯规划的评估与修正

在人生的各个发展阶段，由于社会环境的变化和许多不确定因素，最初为员工制订的职业生涯规划与现实之间可能会存在一定偏差，经过一段时间后，企业还应通过评估与修正提高员工实现职业目标的可能性。

第四节　医药企业职业生涯管理

职业生涯管理是企业人力资源管理的重要内容，对于企业的长期发展和员工的稳定发展具有重要意义。医药企业员工的职业生涯管理重点是做好员工职业发展通道的设计、员工职位的选择、工作－家庭平衡计划的设计，以及实施职业生涯成长计划。

一、医药企业员工的职业发展通道

知识链接

职业发展通道的概念

职业发展通道是指一个员工的职业发展计划。对企业来说，可以让企业更加了解员工的潜能；对员工来说，可以让员工更加专注于自身未来的发展方向并为之努力。其要求员工、主管和人力资源部门共同参与制订。员工提出自身的兴趣与倾向，主管对员工的工作表现进行评估，人力资源部门负责评估员工未来的发展可能。

员工职业发展不仅取决于个人的追求与努力，还取决于医药企业的政策环境、制度环境与竞争环境等。医药企业应为员工的职业发展营造良好的环境氛围，为员工设计纵向发展与横向发展的职业通道（图9-5）。

图9-5　职业发展通道

医药企业的职业发展体系，既包括纵向的职务、职级晋升，也包括横向的跨序列移动、工作内容扩大化和工作轮换。通过纵向和横向发展，丰富员工职业发展的通路，使员工获得更多的发展机会，鼓励员工积极上进，努力工作，朝自己理想的职业目标发展，有效解决员工职业发展通道狭窄问题。

（一）医药企业员工职业生涯纵向发展通道

纵向发展通道包括职务晋升和职级晋升两个方面。员工可以根据个人发展意向和能力特点，选择不同的职务序列作为个人职业发展方向。组织有责任考虑员工的发展意愿，结合员工的能力特点和企业对人才的需求状况，帮助员工规划个人发展方向。

1. 职位调整　医药企业应鼓励员工努力工作，实行竞争上岗，择优录用，在上一级职位出现空缺时，工作勤奋、表现出色、能力出众的员工应获得优先晋升和发展的机会。

2. 同职务、职级调整　组织需根据员工的绩效考核结果，对员工的职务、职级和薪酬做相应调整，组织安排员工轮岗时，在轮岗期内职级一般不做变动。

（二）医药企业员工职业生涯横向发展通道

由于传统的晋升通道机会有限，为了满足更多员工发展的要求，企业员工可通过横向发展通道进行发展。横向发展通道包括职务序列调整、工作内容扩大化和工作轮换。绩效符合组织要求并积极要求上进的员工，有机会得到不同职责范围内的工作职务。职务的调整往往也伴随着责任的加大、工作任务的丰富化。

1. 工作序列调整　组织职业发展体系可以跨序列横向发展，企业应鼓励员工针对自己特长提出横向发展要求，特别鼓励员工向技术序列和职能序列发展。

2. 换岗和轮岗　换岗和轮岗是员工横向发展的通道，也是组织一项人才储备和人才培养制度。首先，这项制度可为员工提供更加灵活的发展机会，减少传统纵向通道的拥堵，有利于发掘员工的能力和对员工职业发展进行再定位，扩大和丰富工作内容，从而调动其积极性和主动性，获得职业成就。其次，换岗和轮岗可以迅速、强制性地丰富员工的工作经验，锻炼和培养复合型人才，为员工的纵向发展奠定扎实的基础。

横向职业发展通道设计作为职业生涯管理的主要组成部分，其实施有着深远的意义。从医药企业和员工的综合层面看，有利于企业发现某具体岗位所需要的员工，也有利于员工找到自己满意的岗位，通过不断比较、磨合和双向选择，实现员工与岗位匹配度的合理化，实现员工职业生涯管理的理想，最终实现"合适的员工在合适的岗位上"的人力资源管理目标。

二、医药企业员工的职业选择

职业选择是企业根据员工不同的性格特点和职业锚进行选择与人－职匹配。医药企业员工可以依据霍兰德职业性向理论进行选择（表9－1）。

表9－1　劳动者特征与职业类型对应表

类型	劳动者特征	职业类型
现实型	喜欢从事包含体力活动，并且需要一定技巧、力量和协调才能完成的职业	中药材的种植作业工人及管理员、生产工人、技术设备保障人员等
研究型	喜欢从事抽象思维能力强的职业，喜欢独立的和富有创造力的工作	企业研发人员、生物学家、药用植物学家、药物化学家等

类型	劳动者特征	职业类型
艺术型	喜欢从事以各种艺术形式的创造来表现自己才能的工作，具有特殊艺术才能和个性	企业广告管理人员、企业公关专家等
社会型	喜欢从事为他人服务的工作，寻求亲近的人际关系，比较看重社会义务和社会道德	医护人员、药品营销人员、药剂师、心理医生、药店工作者、采购员、市场管理员、精神病健康工作者等
企业型	喜欢从事组织和影响他人共同完成目标的工作，具有领导才能，喜欢竞争	医药企业的各种管理人员、企业家、律师等
事务型	喜欢从事有规律、较为固定的职业，喜欢按计划办事，习惯接受他人的指挥和领导	会计、各部门内部职员等

三、工作－家庭平衡计划

企业中的员工除了职业生活外还有家庭生活。家庭对员工本人有重要意义，会给职业生活带来许多影响。工作与家庭间的潜在冲突对职业生活的影响有时甚至超过个人发展目标对职业的影响。

工作－家庭平衡计划是指企业帮助员工认识和正确看待家庭与工作的关系，调和职业与家庭的矛盾，缓解由于工作－家庭关系失衡而给员工造成的压力。制订有效的工作－家庭平衡计划的主要措施，包括向员工提供家庭问题和压力排解的咨询服务、创造参观或联谊等机会促进家庭和工作的相互理解和认识、将部分福利扩展到员工家庭范围以分担员工家庭压力、把家庭因素列入考虑晋升或工作转换的制约条件中、设计适应家庭需要的弹性工作制以供选择等。

医药企业在进行工作－家庭平衡管理时，要提高对员工家庭需要的了解。一般来说，单身成人的主要问题是寻找配偶、决定是否组建家庭或买房等，员工会有较大的经济压力。婚后初期，适应两人生活，决定是否生育，这时做出家庭形式和财务要求的长期承诺就成了当务之急。子女出生后，员工在家庭中就要承担抚养和教育子女的重要责任，随之经济压力会逐步加大，通常会影响员工的精力分配。因此，企业要了解家庭与工作的关系并进行良好的引导，有效提高员工处理工作－家庭关系的能力，提高工作积极性。

四、职业生涯成长计划的实施

职业生涯成长计划是企业帮助员工设计和实现个人合理的职业生涯计划。企业应将所有员工的个人发展与企业的发展紧紧联系在一起，为员工设计一条经过努力可以达到个人目标的道路，使员工明白只有企业发展了，员工个人的目标才可以实现。这是一种极有效的人力资源开发方法。

员工对自己的一生都有良好的理想设计，这些设想有的可以实现，有的可能不会实现。当人在企业工作时，如果企业管理者能够为其进行设计，他就会有一种追求感。管理者在给员工进行具体设计时，要使其职业生涯计划建立在现实、合理的基础上，并通过必要的培训、职务设计和有计划的晋升或职务调整，为员工个人的职业生涯发展创造有利条件。

知识链接

个人职业发展档案（PPDF）

在发达国家的不少企业里都有 PPDF（Personal Performance Development File）的应用，PPDF 是指个人职业发展档案，这个文件看似简单，但对于组织的发展会起到非常大的作用。主要内容见表 9-2。

表 9-2 个人职业发展档案（PPDF）

个人情况	1. 个人简历：包括个人的生日、出生地、部门、职务、现住址等 2. 文化教育：初中以上的校名、地点、入学时间、主修专业、课题等。所修课程是否拿到学历，在学校负责过何种社会活动等 3. 学历情况：填入所有的学历、取得的时间、考试时间、课题及分数等 4. 曾接受过的培训：曾接受过何种与工作有关的培训（如在校、业余还是在职培训）、课题、形式、开始时间等 5. 工作经历：按顺序填写以前工作过的单位名称、工种、工作地点等 6. 有成果的工作经历：写上认为以前有成绩的工作是哪些，不要写现在的 7. 以前的行为管理论述：写出你对工作进行的评价，以及关于行为管理的事情 8. 评估小结：对档案里所列的情况进行自我评估
现在的行为	1. 现时工作情况：填写现在的工作岗位、岗位职责等 2. 现时行为管理文档：写上现在的行为管理文档记录，可以在这里加一些注释 3. 现时目标行为计划：设计一个目标，同时列出与此目标有关的专业、经历等。这个目标是有时限的，要考虑到成本、时间、质量和数量的记录。如果有问题，可以立刻与你的上司探讨解决 4. 如果你有了现时目标，它是什么 5. 怎样为每一个目标设定具体的期限，此处写出你与上司谈话的主要内容
未来的发展	1. 职业目标：在今后的 3~5 年里，你准备在单位里达到什么位置 2. 所需要的能力、知识：为了达到你的目标，你认为应该拥有哪些新的技术、技巧、能力和经验等 3. 发展行动计划：为了获得这些能力、知识等，你准备采用哪些方法和实际行动。其中哪一种是最好、最有效的，谁对执行这些行动负责，什么时间能完成 4. 发展行动日志：此处填写发展行动计划的具体活动安排，所选用的培训方法，如听课、自学、所需时间、开始的时间、取得的成果等。这不仅仅是为了自己，也是为了了解工作、了解行为。同时，你还要对照自己的行为和经验等，写上你从中学到了什么

本章小结

职业生涯管理是企业人力资源管理的重要内容之一，是指组织和员工对企业及员工个人的职业生涯进行设计、规划、执行、评估、反馈和修正的综合性过程，是组织提供的用于帮助从事某类职业员工的行为过程。职业生涯管理的内容主要表现为个人和组织两个层面。二者相互关联、相互匹配，形成了职业生涯管理的内容体系。

职业生涯管理专家从不同角度进行探索，形成了各自的理论流派，主要包括职业选择理论、职业发展阶段理论和职业生涯管理理论。其中职业选择理论的代表是帕森斯的特质因素理论、霍兰德的职业性向理论和佛隆的择业动机理论。职业发展阶段理论的代表是萨伯的职业生涯发展阶段理论和格林豪斯的职业生涯发展理论。职业生涯管理理论的代表是施恩的职业锚理论和克拉克的工作－家庭边界理论。

职业生涯规划是指企业和个人对职业历程的规划和职业发展的促进等一系列活动的总和。职业生涯规划的目的是帮助员工真正了解自己，在详细衡量内在与外在环境的优势和限制的基础上，为员工设计出合理的职业生涯发展目标，在协助员工达到和实现个人目标的同时也实现组织目标。企业职业生涯规划的原则包括利益结合原则、公平公开原则、发展性原则和全程性原则。

职业发展通道是指一个员工的职业发展计划。对企业来说，可以让企业更加了解员工的潜能；对员工来说，可以让员工更加专注于自身未来的发展方向并为之努力。其要求员工、主管和人力资源部门共同参与制订。员工提出自身的兴趣与倾向，主管对员工的工作表现进行评估，人力资源部门负责评估员工未来的发展可能。工作－家庭平衡计划是指企业帮助员工认识和正确看待家庭同工作间的关系，调和职业与家庭的矛盾，缓解由于工作－家庭关系失衡而给员工造成的压力。职业生涯成长计划是企业帮助员工设计和实现个人合理的职业生涯计划。

【推荐网站】

1. 现代人力资源管理网：http：//www. ehrdm. com
2. 中国人力资源开发网：http：//www. chinahrd. net

【思考题】

1. 职业生涯管理的意义有哪些？
2. 简述施恩职业锚理论的主要内容。
3. 简述帕森斯特质因素理论的主要内容及其在现实中的意义。
4. 医药企业员工的职业发展通道有哪些？联系实际，谈谈如何运用这些方法？
5. 以医药代表为例，简述其职业生涯发展规划。

【案例分析】

PX 生物制药有限公司的职业生涯发展计划

PX 生物制药有限公司于 1995 年成立，属科技部认定批准的国家重点高新技术企业，现有员工千余人，其中专业研发有两百余人。公司产品涉及肿瘤、骨科、妇科、肝胆科、神经科、消化科，产品以专利药或有特别保护的新药为主，以处方药为主，业务遍布全国各地。十多年来，公司秉承"专业技术服务于人类健康"的经营理念，专注于天然药物和药物新型制剂的研究、开发、生产和销售，公司的研发中心拥有一支具有开拓精神及高深学术背景的研究团队，积极开展产品技术的国际合作，在肿瘤、骨科等领域拥有多项研发专利。

PX 生物制药有限公司发展至今，经历过多次人员更替，其中行政管理部、业务部、人力资源部均有人员变动。但对于公司来说，关系到公司业绩的主要是研发部门，而研发部门的人员更替却是最严重的。公司研发部包括化学业务板块和生物业务板块，目前两大业务板块都面临人员不足的困境。

经过多次部门经理会议后，吴焕总经理认为需要制订合理的与绩效挂钩的员工个人职业生涯发展计划，以便弥补金钱激励的不足。经过长时间的考虑后，吴总经理决定先为公司研发人员制订职业发展计划。于是，他找到了公司人力资源部的赵欣佳部长，简要地说明了公司面临的问题，并提出要为公司研发人员制订职业生涯发展计划。接下来的担子就落在了人力资源部，部长赵欣佳面临着挑战。

首先，从已有的工作分析和组织结构着手，发现管理层越往上能够提供的岗位越有限，甚至有的岗位已超员。这样就使得靠以"晋升"为主的职业生涯规划来激励员工变得不切实际。更头痛的是，公司并没有清晰的岗位说明书，各个岗位的职责没有清楚的界定，尤其是研发型岗位，只规定了员工平时上班的基本工作要求，从事研发的人员只是机械地接受公司受理的项目。

其次，制订员工职业生涯规划，需要了解各个研发人员以往的工作业绩，可是在分析以往的绩效考核时，更是问题百出。对研发人员的绩效考核办法不能与这项工作的特点相吻合，难以反映员工的绩效水平，现有的绩效考核制度只能粗略地反映某员工参与了哪几个项目的研发及平时工作表现，而不能反映最重要的所从事的项目级别和取得的效果等。

最后，制订员工职业生涯规划还只是员工职业生涯管理的第一步，公司将面临更多问题，如针对不同员工的发展计划是否合适，有的研发人员可以走向管理岗位而有的研发人员更适合在技术性岗位上发展；一些必要的培训应该如何实施，员工能否适时地达到岗位对其的要求；员工职业生涯计划是否与公司的未来规划相一致；如果情况有变化，公司应采取什么措施积极应对等。

虽然面临许多问题，但是迫于研发人员流失的压力，公司还是要尽快制订针对几个关键部门员工的职业生涯发展计划，比如研发部门。人力资源部结合公司情况，为研发部门的员工制订了 H 型职业生涯发展路径。在公司内部为研发人员建立两条平行和平等的职业发展通道，一条是专业发展通道，走专业技术路线，通过研发人员在专业技术岗位上的经验和技能的提升，走专家道路；一条是管理发展通道，研发人员通过从事管理岗位，承担更多管理责任来实现职位晋升。

【思考】

公司制订了研发人员的职业生涯发展计划，你认为接下来的工作应如何开展？

第十章　劳动关系管理

学习目标

1. 掌握劳动关系、劳动争议的概念，劳动关系表现形式和基本内容；劳动合同的和类、法定条款、订立的原则及程序；劳动争议的范围及处理程序。

2. 熟悉劳动合同、集体合同的概念与特征；劳动关系的性质与类型；劳动争议处理的原则。

3. 了解集体合同的基本内容、订立原则及程序；劳动合同变更、解除及终止的概念及条件；劳动争议调解、仲裁及诉讼。

【导入案例】

怀孕女工悔约解除劳动关系案

结婚在后怀孕在先的女青年丽丽（化名），因反悔与公司解除劳动关系，申请劳动仲裁获得裁决恢复劳动关系，由上海某医药设备检测公司（以下简称医药检测公司）支付她各类经济损失一万余元。不服该仲裁的医药检测公司则向法院起诉，要求不恢复与丽丽的劳动关系，不支付其工资及社保费用。近日，上海静安法院判决：对丽丽要求与医药检测公司恢复劳动关系请求、支付拖欠工资及同期社保费均不予支持。

2007 年 12 月，从外地来沪打工的丽丽被该医药检测公司录用，双方签订为期 3 年的劳动合同，月工资 2300 元，每月 8 日发放上月工资。2008 年 8 月 27 日，丽丽填写了员工移交单，移交单注明离职形式为结构调整，进公司日期为 2007 年 12 月 10 日，离职日期为 2008 年 8 月 27 日。当日，医药检测公司发放了丽丽 2008 年 8 月工资及补偿金 3200 元。次日，公司又开具退工单。同年 11 月上旬，28 岁丽丽向静安区劳动仲裁委申请仲裁。该仲裁委于 12 月 15 日裁决：撤销医药检测公司退工决定，由该公司支付丽丽 2008 年 9～11 月的工资和社会保险费一万余元。

2009 年 1 月 16 日，医药检测公司因不服裁决向法院起诉称，公司与丽丽在 2008 年 8 月 27 日协商解除劳动关系，同日双方结清了工资及补偿金，次日又为丽丽办妥了退工手续。公司认为，事后获悉丽丽怀孕时未办理结婚手续，该行为"有伤风化"，且丽丽在工作期间有旷工、迟到行为，声称未婚先孕虽然不违反《劳动法》，但违反国家计划生育的规定，况且双方解约时公司并未预料到未婚的丽丽已怀孕。

法庭上，丽丽辩称公司是在知道自己怀孕后，解除双方间劳动合同的，属非法。自己怀孕后就及时与男友办理了结婚登记，怀孕生育行为属在法律许可的范围内，请求法院按仲裁委的裁决判决。

经法院审理查明，丽丽是在 2008 年 8 月 16 日确诊为怀孕的，又在同年 10 月 18 日登记结婚。但在 2008 年 8 月 27 日，医药检测公司与丽丽办理了工作移交，丽丽填写的移交单清楚反映了双方劳动关系解除情况和方式。公司还在非发薪日支付丽丽当月工资，丽丽亦领取了补偿金并工作至该日，次日公司又开具了退工证明。

[资料来源：法桥·互动. 法制文萃报. 2009 - 08 - 05（14）. 有修改]

【思考】

1. 法院会支持丽丽的诉讼请求吗？为什么？

2. 案例涉及人力资源管理的一项重要内容——劳动关系管理。

第一节　概　述

一、劳动关系的概念

劳动关系是一个内涵十分丰富的概念，有广义和狭义之分。广义的劳动关系是指人们在社会劳动过程中发生的一切关系，包括劳动力的使用关系、劳动管理关系、劳动服务关系等。狭义的劳动关系是指劳动者与用人单位之间在劳动过程中发生的关系，如工作条件、工作任务、工作时间、工作期限、劳动报酬、社会保险、劳动纪律、生活福利及其他权利和义务等。

劳动关系是社会生产劳动过程中生产资料与劳动者结合的具体表现形式。我国从 1995 年 1 月 1 日开始实施的《中华人民共和国劳动法》（以下简称《劳动法》）对劳动关系作了明确的界定。

《劳动法》中的劳动关系不是泛指一切在社会劳动中形成的所有劳动关系，而仅指劳动者与用人单位之间在劳动过程中发生的关系。

劳动关系在国外的人力资源管理研究中讨论很多，由于各国社会制度和历史文化传统等差异，对劳动关系的称谓不尽相同，分别表述为劳资关系、劳工关系、雇佣关系、劳使关系、产业关系、员工关系等。

二、劳资合作的主要模式

当前，劳资双方关系总体趋势是合作取代对抗，劳资合作的模式呈现出多种形式。劳资合作的主要目标是提高企业整体营运绩效，常见的劳资合作模式有员工分红入股计划、利润分享计划和劳资协商会议。

（一）员工分红入股计划

该模式包括分红、入股和分红入股 3 种方式。分红亦称利润分享，即分配红利的简称，是指企业提出一定比例的盈利，分配给该企业一般员工作为报酬或奖励。入股是股份制企业给予员工优惠的部分股权，使其成为股东。分红入股是将分红和入股制度结合起来，将一部分红利以股票形式给予员工，使员工既得红利又得股票。

（二）利润分享计划

利润分享计划（方案）是指企业为了鼓励员工参与企业管理，体现员工企业主人翁精神而依据员工所在的岗位价值、潜在贡献及历史贡献、工作业绩等而额外给予员工一部分公司利润的企业整体激励计划。其形式主要有现金分享和延期利润分享两种，它对生产效率的提升有显著的促进作用。

（三）劳资协商会议

劳资协商会议是企业中劳动方和资本方各自选派代表在平等的地位上就企业生产和分配进行协商的机构，是民主管理和参与式管理的重要形式。按照现代管理理论，民主管理和参与式管理可以使员工产生责任感，增加劳资双方的相互信任、理解和合作，有利于缓和劳资矛盾。

此外，还有全面质量管理、提高工作生活质量，以及员工福利组织等形式，都有利于促进劳资双方的良性合作。

三、劳动关系的性质

劳动关系的性质是指劳动关系双方当事人之间相互关系的实质或核心内容。在现代市场经济条件下，劳动关系具有下述性质和特征。

（一）平等性

这种平等性突出体现在双方权利、义务形式上的对等。一方面用人单位管理方与劳动者都是市场的主体，双方遵循自愿、平等、协商的原则订立劳动合同；另一方面，双方法律地位平等。

（二）隶属性

劳动者与用人单位缔结劳动关系后，劳动者虽然有权获得劳动报酬，但又必须履行自己的义务，接受用人单位的管理和监督，遵守用人单位的规章制度，在用人单位的管理下付出劳动，双方形成管理与被管理的隶属关系。

（三）经济利益性

劳动关系双方通过劳动者的劳动都可获得各自的利益。一方面，劳动者向用人单位让渡自己的劳动，获得劳动报酬和福利；另一方面用人单位获得财富的增值。这种经济利益是导致双方合作和冲突的根源。

四、劳动关系的表现形式

劳动关系的表现形式是冲突和合作，其基本表现形式是合作。

（一）冲突

冲突是劳动关系双方的目标、利益和期望出现很大分歧，甚至背道而驰时的表现形式。冲突发生以后，劳动者一方的表现往往有罢工、怠工、抵制几种。

（二）合作

合作是指在就业组织中，双方共同生产产品或服务，并在很大程度上遵守一套规章制度的行为。这些制度与规则既包括广义的国家法律，也包括双方共同订立的集体协议或劳动合同，甚至还包括一种非正式的心理契约形式规定的双方权利和义务。企业劳动关系合作的形式，主要包括工人参与管理、双方协议制度和集体谈判制度3种。其中，双方协议制度尤其是工人参与管理是合作的理想形式，集体谈判制度是合作的普遍形式。劳动关系合作可以给双方主体带来有益的后果，对于维护社会稳定和社会进步是非常重要的。

五、劳动关系的基本内容

劳动关系的内容是指主体双方依法享有的权利和承担的义务，即劳动者与用人单位之间在劳动时间、劳动报酬、安全卫生、劳动纪律、福利保险、教育培训、劳动环境等方面形成的关系。

（一）劳动者的权利和义务

我国《劳动法》规定，劳动者依法享有的权利包括劳动就业权、职业选择权、劳动报酬权、劳动保护权、休息休假权、社会保险权、职业培训权、劳动争议提请处理权等。其主要承担的义务有完成劳动任务、提高业务技能、执行劳动安全卫生规程、遵守劳动纪律、遵守职业道德、保守国家机密和商业秘密等。

（二）用人单位的权利和义务

1. 用人单位的主要权利 依法录用、调动和辞退员工；决定组织结构设置；任免组织的管理人员；制订工资、报酬和福利方案；依法奖惩员工。

2. 用人单位的主要义务 依法录用、分配、安排职工的工作；保障工会和职代会行使其职权；按职工的劳动质量、数量支付劳动报酬；加强对职工思想、文化和业务的教育、培训；改善劳动条件，搞好劳动保护和环境保护。

六、劳动关系管理制度

1. 劳动关系管理的含义 劳动关系管理是指以促进企业经营活动的正常开展为前提，以缓和及调整劳动关系的冲突为基础，以实现企业劳动关系的合作为目的的一系列组织性和综合性的措施和手段。劳动关系管理主要体现在两个方面：一是限于促进企业劳动关系的合作；二是限于缓和解决劳动关系的冲突。

2. 劳动关系管理的基本原则 基本原则主要有兼顾各方利益的原则、协商解决争议的原则、以法律为准绳的原则、劳动争议以预防为主的原则。

3. 劳动关系管理制度 在建立和完善社会主义市场经济体制的过程中，中国的劳动关系日趋复杂多样，目前初步形成了以《劳动法》为主体的调整劳动关系的法律法规体系，初步构建了劳动合同和集体合同制度、三方协调机制、劳动标准体系、劳动争议处理制度和劳动保障监察制度。

第二节 劳动合同管理

劳动合同制度是市场经济条件下确认及形成劳动关系的基本制度。为了完善劳动合同制度，明确劳动合同双方的权利和义务，保护劳动者的合法权益，构建和谐、稳定的劳动关系，我国在2008年1月1日颁发了《劳动合同法》，2013年7月1日全国人大又颁发了《劳动合同法》（修正案），经修正后的《劳动合同法》也称为新《劳动合同法》。新《劳动合同法》对劳动合同的订立、执行、变更与解除的基本程序都做了相应规定。

一、概述

（一）劳动合同的含义

劳动合同是指劳动者与用人单位确立劳动关系、明确双方权利和义务的书面协议。劳动合同又称劳动协议或劳动契约，西方国家又称雇佣合同、雇佣协议或雇佣契约。劳动合同是确立劳动关系的凭证，是建立劳动关系的法律形式，是维护双方合法权益的法律保障。理解劳动合同的含义必须把握以下几点。

1. 劳动合同是劳动关系双方主体的劳动协议　劳动合同是以用人单位和劳动者这两方为主体建立的劳动关系。其中劳动者不受年龄（未成年人除外）、性别、文化程度、民族、种族和宗教信仰等的限制，只要其具备劳动能力和人身自由，同时为用人单位所雇用，就可以成为劳动合同的一方当事人或签订人；用人单位无论其性质和生产经营方向是什么，只要依法具备雇用劳动者的资格，就可以成为与劳动者相对应的劳动合同的另一方当事人或签订人。劳动合同签订是用人单位和劳动者双方在自愿协商、达成一致的基础上完成的。

2. 劳动合同是双方当事人之间关于劳动权利和义务的约定　劳动者参加企业的劳动，要服从用人单位的劳动管理和分配，要遵守企业的劳动规则和其他规章制度等；用人单位负责安排、组织和管理劳动者的劳动，要按照劳动者的劳动成果和效率支付劳动报酬和其他福利，要给劳动者提供相应的劳动条件和环境等。劳动合同是用人单位和劳动者之间就各自的权利和义务进行的约定，是用人单位和劳动者履行义务和实现权利的依据。

3. 劳动合同一经签订，便具有法律效力　劳动合同是双方当事人之间的劳动协议，也是双方当事人之间的一种法律行为。劳动合同一经签订，便具有特定的法律属性，具有法律效力，双方当事人必须严格履行，不得违反，否则，要受到法律的制裁。

（二）劳动合同的法律特征

劳动合同是发生在用人单位与劳动者之间的一种法律事实或法律文件，具有以下法律特征。

1. 劳动合同主体的特定性　劳动合同主体一方为雇员，另一方为雇主，具体范围由国家法律规定。根据《劳动法》规定，中国境内的各类企业、个体经济组织和与之形成劳动关系的劳动者，国家机关、事业单位、社会团体和与之建立劳动合同关系的劳动者，是签订劳动合同的主体。劳动关系是在拥有生产条件的用人单位与具有劳动权利能力、劳动行为能力的劳动者之间形成的。

2. 劳动合同当事人法律地位的平等性　劳动合同是双方当事人之间平等自愿、协商一致达成的协议，是双方当事人意愿表示一致的产物。劳动合同的订立，能够充分体现企业的用人自主权和劳动者的择业自主权。劳动合同尽管体现了双方的"合意"，但劳动合同的条款已经相当多地受到国家法律和集体协议的约束。劳动合同主体双方的自由协商，要在国家法律规定的范围之内。

3. 劳动合同履行中的隶属性　劳动合同签订后，劳动者成为用人单位的一员，用人单位根据劳动法律、法规和劳动合同，有权组织和管理本单位的员工。劳动者要遵守用人单位的劳动纪律和内部劳动规则，双方在管理上存在着依从、隶属关系。这种责任上的隶属关系，是由社会化生产过程中的分工要求所形成的。

4. 劳动合同目的的过程性　劳动过程是相当复杂的，并不是所有的劳动都能直接创造出劳动成果。有些劳动直接创造或实现价值，有些劳动间接创造或实现价值；有些劳动有独立的成果，有些劳动则物化在集体劳动成果中。订立劳动合同，是为了确立劳动关系，实现一定的劳动过程。劳动合同作为确立劳动关系的凭证，它只要求劳动过程的实现，只要求劳动者按照用人单位的要求从事劳动，即有权享有获取相应的权利。

（三）劳动合同的种类

根据不同的标准，劳动合同分为不同的类型。

1. 根据劳动合同的期限分类　劳动合同期限是指劳动合同起始至终止之间的时间，或者说是劳动合同具有法律约束力的时段。我国《劳动合同法》第十二条规定："劳动合同分为固定期限劳动合同、无固定期限劳动合同和以完成一定工作任务为期限的劳动合同。"

（1）固定期限劳动合同　是指用人单位与劳动者约定合同终止时间的劳动合同。

（2）无固定期限劳动合同　是指用人单位与劳动者约定无确定终止时间的劳动合同。用人单位与劳动者协商一致，可以订立无固定期限劳动合同。有下列情形之一，劳动者提出或者同意续订劳动合同的，除劳动者提出订立固定期限劳动合同外，应当订立无固定期限劳动合同。

①劳动者在该用人单位连续工作满十年的。

②用人单位初次实行劳动合同制度或者国有企业改制重新订立劳动合同时，劳动者在该用人单位连续工作满十年且距法定退休年龄不足十年的。

③连续订立两次固定期限劳动合同，且劳动者没有《劳动合同法》第三十九条和第四十条第一项、第二项规定的情形，续订劳动合同的。

用人单位自用工之日起满一年不与劳动者订立书面劳动合同的，视为用人单位与劳动者已订立无固定期限劳动合同。

（3）以完成一定工作任务为期限的劳动合同　是指用人单位与劳动者约定以某项工作的完成为合同期限的劳动合同。这类合同多适用于建筑业、铁路交通和水利电力工程等。

2. 根据合同产生的方式分类　根据合同产生的方式，劳动合同可分为录用合同、聘用合同和借调合同。

3. 根据用工形式分类　根据用工形式，劳动合同可分为全日制劳动合同和非全日制劳动合同、兼职劳动合同和非兼职劳动合同、农民工劳动合同和学徒劳动合同。

（四）劳动合同的法律约束力

劳动合同是调整具体劳动关系的法律手段，一经依法订立即具有法律约束力，当事人必须履行劳动合同所规定的义务。劳动合同所具有的法律约束力主要表现在以下几方面。

1. 劳动合同一经依法订立，用人单位与劳动者之间的劳动关系得以确立，即当事人之间产生了法律意义上的劳动权利和义务关系。如果当事人一方不履行劳动合同就要承担法律责任，其中主要是赔偿对方经济损失的责任，必要时还应承担法律规定的其他责任。

2. 当事人必须严格履行劳动合同所规定的义务，一方当事人也有权要求对方当事人全面履行劳动合同所确定的义务。一方违反合同，不履行义务，对方有权要求赔偿由此而造成的经济损失。必要时，可以请求调解、仲裁或诉诸人民法院保护自己的合法权益。

3. 未经协商，当事人不得任意变更、增减合同内容或终止合同，否则视为违反劳动合同而需承担法律责任。

4. 用人单位法人代表的更换，不影响劳动合同的法律约束力。法人代表所签订的劳动合同，并不是以个人名义签订的，劳动合同所确定的权利、义务应由法人直接承担。因此，无论出于何种原因，只要劳动合同是依法签订的，就不能因法人代表的更换而影响劳动合同的法律效力，后任法人代表必须履行原订劳动合同所确定的义务。

5. 任何单位和个人不得非法干预当事人履行劳动合同所确定的义务。由于第三者的非法干预造成一方违约而使另一方遭受经济损失的，违约一方应先承担赔偿责任，然后由违约方向第三者追偿。

6. 双方当事人因劳动合同的订立、履行、变更、解除和终止发生争议，经协商不能解决的，均可向当地劳动争议仲裁机构申请仲裁，对仲裁裁决不服，还可以在规定期限内向人民法院提起诉讼。

二、劳动合同的内容

劳动合同的内容是指劳动者与用人单位依照法律规定和双方协商约定的关于劳动权利、义务的条款，它是双方"合意"的对象和结果，是劳动关系的具体体现。根据《劳动合同法》第十七条规定，劳动合同的条款包括必备条款和约定条款。

（一）必备条款

1. 用人单位的名称、住所和法定代表人或者主要负责人。

2. 劳动者的姓名、住址和居民身份证或者其他有效身份证件号码。

3. 劳动合同期限。

4. 工作内容和工作地点。

5. 工作时间和休息休假。

6. 劳动报酬。

7. 社会保险。

8. 劳动保护、劳动条件和职业危害防护。

9. 法律、法规规定应当纳入劳动合同的其他事项。

（二）约定条款

劳动合同除前款规定的必备条款外，用人单位与劳动者可以约定试用期、培训、保守秘密、补充保险和福利待遇等其他事项。

三、劳动合同的订立

劳动合同的订立是指劳动者与用人单位之间为建立劳动关系，依法就双方的权利、义务协商一致，设立劳动合同关系的法律行为。

（一）劳动合同订立的原则

《劳动合同法》第三条规定："订立劳动合同，应当遵循合法、公平、平等自愿、协商一致、诚实信用的原则。"它明确了订立劳动合同必须遵循的基本原则。

1. 合法性原则   合法是劳动合同有效的前提条件。所谓的合法就是劳动合同的主体、目的、内容、程序、行为、形式等方面都必须符合法律、法规的规定。

2. 公平原则　公平原则是指用人单位在与劳动者订立劳动合同时，应该给予全体劳动者公平的劳动待遇，不得因民族、种族、年龄、性别等不同而区别对待，包括提供公平、公正的劳动条件，双方当事人的权利义务要对等。公平原则既符合现代法律理念，也符合国际通行的做法，是社会公德的体现，有利于建立和谐稳定的劳动关系。

3. 平等自愿原则　平等自愿原则包括两层含义，一是平等原则，二是自愿原则。

平等原则是指订立劳动合同的双方当事人在法律上处于平等的地位，平等地决定是否缔约、平等地决定合同的内容。在订立劳动合同的过程中，双方当事人都以平等的身份出现，不存在任何依附关系，都有权选择对方并就合同内容表达各自独立的意志。自愿是指订立劳动合同完全出自双方当事人自己的意志，是从平等原则引申的。

劳动合同当事人在主张自己的权益时，任何一方不得将自己的意志强加给对方，也不允许第三者进行非法干预。凡采取欺诈、胁迫等手段，把自己的意愿强加给对方的均不符合自愿原则。

4. 协商一致原则　协商一致原则是指劳动合同双方当事人在充分表达自己意愿的基础上，经过平等协商，达成意见一致，再签订劳动合同。在订立合同的过程中，劳动者与用人单位双方如果不能就劳动合同的期限、内容、劳动条件等条款在进行充分协商的基础上达成一致，劳动合同就不能成立。协商一致的原则是维护劳动关系主体双方合法权益的基础。

5. 诚实信用原则　诚实信用原则是指双方当事人在订立劳动合同时，应诚实、守信，如实告知各自的实际情况，以善意的方式履行义务，不得滥用权力和规避法律义务。《劳动合同法》第八条规定："用人单位招用劳动者时，应当如实告知劳动者工作内容、工作条件、工作地点、职业危害、安全生产状况、劳动报酬，以及劳动者要求了解的其他情况；用人单位有权了解劳动者与劳动合同直接相关的基本情况，劳动者应如实说明。"将诚信规定为一种法定义务，实际上是将道德准则法律化，使其具有法律约束力，从而更好地约束双方当事人。

案例链接

7万元：学历造假劳动合同无效

2008年5月，上海市一中院就一起学历造假案做出终审判决：徐女士返还公司补偿金及部分多得的工资，并赔偿经济损失，合计7万余元。

案件经过：几年前，徐女士持伪造的复旦大学双学士学历，与张江高科技园区内的一家公司签订劳动合同，约定月薪9000元，后增加到1.3万元。去年2月，公司提出解除劳动合同，约定支付徐女士相当于4个月工资的经济补偿金和1个月的代通金，共计6.5万元。去年8月，徐女士提请劳动争议仲裁，要求公司支付竞业限制补偿金22万余元。9月，公司得知徐女士的学历纯属伪造，遂向劳动争议仲裁委提起反诉，要求徐女士向公司返还经济补偿金和多得的工资，并赔偿公司经济损失。

《劳动合同法》适用条款和意义：《劳动合同法》首次明确劳动合同订立中的知情权问题。第八条规定，当用人单位行使知情权时，劳动者有如实告知义务。

因此，此案中徐女士伪造假学历，属于《劳动合同法》第二十六条规定的采取欺诈手段订立的劳动合同，劳动合同自始无效。

[资料来源：http://bbs.vsharing.com/Article.aspx? aid=751918]

（二）劳动合同的订立程序

劳动合同的订立程序是指劳动者和用人单位在订立劳动合同的过程中应履行的手续和必须遵循的步骤。根据《劳动法》的有关规定和劳动合同订立实践，签订劳动合同需采用以下程序。

1. 提议　在签订劳动合同前，劳动者和用人方提出签订劳动合同的建议。一般由用人方提出劳动合同草案。用人单位向劳动者提出拟订的劳动合同草案后，必须给予劳动者一定的时间考虑，劳动者有权对劳动合同草案的条款进行修改，并提出自己的意见。

2. 协商　双方对将要签订的劳动合同内容进行充分的讨论、磋商，也可就需要补充的条款进行协商，最后达成一致意见。

3. 签约　在确认合同内容准确无误的基础上，双方当事人分别签字、盖章。若合同不需要签证，则直接具有法律效力。用人单位需要由法定代表人（负责人）或者其书面委托的代理人签字，并加盖用人单位印章；劳动者一方不得由他人代签。劳动合同书未经劳动者签字不具有法律效力。

（三）无效劳动合同的确认与处理

1. 确认　劳动合同有效应具备四个条件：劳动合同签订的主体、内容、形式和程序合法。劳动合同的无效或者部分无效是指劳动合同不具备或不完全具备劳动合同的法定有效条件，不能产生当事人预期的法律后果。

根据《劳动合同法》第二十六的规定，无效劳动合同主要是：

（1）以欺诈、胁迫的手段或者乘人之危，使对方在违背真实意思的情况下订立或者变更的劳动合同。

（2）用人单位免除自己的法定责任、排除劳动者权利订立的劳动合同。

（3）违反法律、行政法规强制性规定的劳动合同。

2. 处理　无效的劳动合同自订立之日起就没有法律约束力。《劳动合同法》规定，劳动合同部分无效，不影响其他部分效力的，其他部分仍然有效。对劳动合同的无效或者部分无效有争议的，经劳动争议仲裁机构或者人民法院确认。劳动合同被确认为无效或部分无效后，若劳动者已付出劳动，用人单位应支付相应的劳动报酬。劳动合同双方当事人，对劳动合同法律效力发生争议时，应向劳动争议仲裁委员会申请仲裁或向人民法院起诉确认。

四、劳动合同的履行与变更

（一）劳动合同的履行

劳动合同的履行是指劳动合同当事人双方按照劳动合同规定的条件，履行自己所应承担的义务的行为。劳动合同的履行，并不是当事人一方所能完成的，必须由当事人双方共同完成。只有当事人双方各自履行自己所应承担的义务，才能保证劳动合同的履行。

1. 履行劳动合同应遵循的原则

（1）全面履行原则　当事人双方必须按合同约定的时间、地点和方式，全面履行劳动合同规定的各项义务。只有当事人双方按约定履行自己的义务，才能保证劳动合同得以全面履行。

（2）实际履行原则　实际履行原则是指劳动合同双方当事人要按照合同规定的标的履行

自己的义务和实现自己的权利，不得以其他标的或方式来代替。

（3）亲自履行原则　合同双方当事人都必须以自己的行为履行各自所承担的义务和实现规定的权利，而不得由他人代理。其权利必须亲自享受，不得转让；义务必须亲自履行，不得代行或转移。

（4）协作履行原则　劳动合同双方当事人的权利和义务是相对的，一方的义务同时也是另一方的权利。因此，当事人应当帮助另一方履行义务，这实质上也是为了自己权利的实现。因此，当事人应当为对方履行义务提供条件，双方相互关心帮助，共同完成合同规定的义务，共同实现合同规定的权利。

2. 履行劳动合同容易出现纠纷的问题

（1）劳动报酬　劳动报酬是劳动合同履行中容易出现纠纷的重要内容。劳动报酬是用人单位支付给劳动者的全部报酬，包括货币工资、实物报酬和社会保险。用人单位应当按照劳动合同约定和国家规定，向劳动者及时、足额地支付劳动报酬。劳动合同中劳动报酬的条款必须符合国家的有关法律、法规和政策的规定，工资的约定标准不得低于最低工资标准，也不得低于本单位集体合同中规定的最低工资标准。用人单位拖欠或者未足额支付劳动报酬的，劳动者可依法向当地人民法院申请支付令。

（2）加班　加班是企业生产经营中的常见现象。用人单位应当严格执行劳动定额标准，不得强迫或者变相强迫劳动者加班。用人单位安排加班的，应当按照国家有关规定向劳动者支付加班费。我国《劳动法》规定了企业依法安排劳动者加班支付加班费的标准：在标准工作日内安排延长工作时间的，支付不低于工资150%的工资报酬；休息日安排劳动者工作又不能安排补休的，支付不低于工资200%的工资报酬；法定节假日安排劳动者工作的，支付不低于工资300%的工资报酬。

（3）劳动保护　劳动者拒绝用人单位管理人员违章指挥、强令冒险作业的，不视为违反劳动合同。劳动者对危害生命安全和身体健康的劳动条件，有权对用人单位提出批评、检举和控告。

（二）劳动合同的变更

劳动合同的变更是指劳动合同依法订立后，在合同尚未履行或尚未履行完毕之前，经用人单位和劳动者双方当事人协商同意，对劳动合同内容做部分修改、补充或删除的法律行为。

劳动合同的变更，其实质是双方的权利、义务发生改变。合同变更的前提是双方原已存在着合法的合同关系，变更的原因主要是客观情况发生变化，变更的目的是为了继续履行合同。劳动合同的变更一般限于内容的变更，不包括主体的变更。

劳动合同的变更同样要遵循平等自愿、协商一致的原则，任何一方不得将自己的意志强加给对方。

1. 劳动合同变更的条件

（1）订立劳动合同时所依据的法律、法规、规章发生变化的，应当依法变更劳动合同的相关内容。

（2）订立劳动合同时所依据的客观情况发生重大变化，致使劳动合同无法履行，当事人一方要求变更其相关内容的，如企业转产、调整生产任务，劳动者部分丧失劳动能力或身体健康情况发生变化而引起的合同变更等。

（3）用人单位发生合并或者分立等情况，原劳动合同继续有效，劳动合同由承继其权利和义务的用人单位继续履行。用人单位变更名称、法定代表人、主要负责人或者投资人等事项，不影响劳动合同的履行。

2. 劳动合同变更的程序　劳动合同的变更必须遵守一定的程序，一般要经过提议、答复、协商、备案或鉴证几个阶段。

（1）提议　提议是指一方当事人向另一方当事人提出变更合同的请求，说明变更合同的理由、内容、条件等。

（2）答复　答复是指被请求方按期向请求方作出答复。被请求方在接到请求方变更合同的要求后，要在请求方给出的期限内给予答复，不得对对方的请求置之不理。

（3）协商　协商是指双方达成书面协议。双方当事人就要求变更的合同内容和条款进行协商，在取得一致意见的基础上，达成变更劳动合同的书面协议。书面协议应指明对哪些条款做出变更，并说明变更后的合同生效日期。变更的书面协议要经双方当事人签名、盖章后才有效。

（4）备案或鉴证　凡在订立时经过备案或鉴证的劳动合同，变更合同的书面协议还需要送交用人单位主管部门备案，或到鉴证机构办理鉴证手续。需要鉴证的变更协议，只有鉴证后才能生效。

五、劳动合同的解除与终止

（一）劳动合同的解除

劳动合同的解除是指劳动合同签订后，尚未履行完毕之前，劳动合同一方或双方当事人依法提前终止劳动合同的履行，解除双方劳动权利和劳动义务关系的法律行为。劳动合同解除分为法定解除和协商解除。法定解除是指因发生法律、法规或劳动合同规定的情况，提前终止劳动合同的法律效力。协商解除是指当事人双方经协商一致，提前终止劳动合同的法律效力。

用人单位解除与劳动者的劳动合同应具备法律规定的条件，若违反法律的规定将承担相应法律责任。法律规定的解除劳动合同的条件，因解除的原因不同而有所不同。

1. 双方协商解除　《劳动合同法》第三十六条规定："用人单位与劳动者协商一致，可以解除劳动合同。"双方协商解除劳动合同，必须坚持平等自愿、协商一致的原则。

2. 用人单位单方解除劳动合同

（1）过失性解除劳动合同　《劳动合同法》第三十九条规定，劳动者有下列情形之一的，用人单位可以解除劳动合同。①在试用期间被证明不符合录用条件的。②严重违反用人单位规章制度的。③严重失职，营私舞弊，给用人单位造成重大损害的。④劳动者同时与其他用人单位建立劳动关系，对完成本单位的工作任务造成严重影响，或者经用人单位提出，拒不改正的。⑤因以欺诈、胁迫的手段或者乘人之危，使对方在违背真实意思的情况下订立或者变更劳动合同，致使劳动合同无效的。⑥被依法追究刑事责任的。

（2）非过失性解除劳动合同　《劳动合同法》第四十条规定，劳动者有下列情况之一，用人单位提前30天以书面形式通知劳动者本人或者额外支付劳动者1个月工资后，可以解除劳动合同。①劳动者患病或者非因工负伤，在规定的医疗期满后不能从事原工作，也不能从事由用人单位另行安排的工作的，或者不符合国家和本市从事有关行业、工种岗位规定，用人单位无法另行安排工作的。②劳动者不能胜任工作，经过培训或者调整工作岗位仍不能胜任工作的。③劳动合同订立时所依据的客观情况发生重大变化，致使原劳动合同无法履行，经用人单位与劳动者协商，未能就变更劳动合同内容达成协议的。

（3）经济性裁员导致解除劳动合同　《劳动合同法》第四十一条规定，用人单位可以通过裁员的形式解除劳动合同。有下列情形之一，需要裁减人员20人以上或者裁减不足20人但占企业职业总数10%以上的，用人单位提前30日向工会或者全体职工说明情况，听取工会或者职工的意见后，裁减人员方案经向劳动行政部门报告，可以裁减人员：①依照企业破产法规定进行重整的。②生产经营发生严重困难的。③企业转产、重大技术革新或者经营方式调整，经变更劳动合同后，仍需裁减人员的。④其他因劳动合同订立时所依据的客观经济情况发生重大变化，致使劳动合同无法履行的。

裁减人员时，应当优先留用下列人员：①与本单位订立较长期限的固定期限劳动合同的。②与本单位订立无固定期限劳动合同的。③家庭无其他就业人员，有需要扶养的老人或者未成年人的。

（4）用人单位不得解除合同的条件　为了保护劳动者合法权益，防止不公正解雇，《劳动合同法》除规定用人单位可以解除劳动合同的情况外，还规定了用人单位不得解除劳动合同的情形。根据《劳动合同法》第四十二条规定，劳动者有下列情形之一的，用人单位不得解除劳动合同。①从事接触职业病危害作业的劳动者未进行离岗前职业健康检查，或者疑似职业病病人在诊断或者医学观察期间的。②患职业病或者因工负伤并被确认丧失或部分丧失劳动能力的。③患病或者非因工负伤，在规定的医疗期内的。④女职工在孕期、产期、哺乳期内的。⑤在本单位连续工作满15年，且距法定退休年龄不足5年的。⑥法律、行政法规规定的其他情形。

3. 劳动者单方解除劳动合同的情形

（1）试用期内解除合同　劳动者在试用期内提前3日通知用人单位，可以解除劳动合同，并且无须说明理由或承担赔偿责任。

（2）被迫解除合同　用人单位以暴力、威胁或者非法限制人身自由的手段强迫劳动者劳动的，或者用人单位违章指挥、强令冒险作业危及劳动者人身安全的，劳动者可以立即解除劳动合同，无须事先告知用人单位。

（3）事先告知解除合同　劳动者提前30日以书面形式通知用人单位，可以解除合同。《劳动合同法》规定，用人单位有下列情形之一的，劳动者可以解除劳动合同。①未按照劳动合同约定提供劳动保护或者劳动条件的。②未及时足额支付劳动报酬的。③未依法为劳动者缴纳社会保险费的。④用人单位的规章制度违反法律、法规的规定，损害劳动者权益的。⑤因为以欺诈、胁迫的手段或者乘人之危，使对方在违背真实意思的情况下订立或者变更劳动合同致使劳动合同无效的。⑥法律、行政法规规定劳动者可以解除劳动合同的其他情形。

案例链接

辞退不合法可要求恢复劳动关系

具体案情：

张小姐是一家外商独资企业的技术经理，合同期限自2000年1月1日至2002年12月31日，为期3年，月薪8000元。2002年3月11日，张小姐突然接到公司人力资源部的通知，要求其 4 月 1 日离职，并在此之前办妥一切移交手续。张小姐接此通知后马上向人力资源部提出质疑，要求人力资源部做出解释，但是得到的答复是：双方签订的劳动合同中有一条约定，合同双方任何一方均可提前 30 天通知对方解除劳动合同，至于解约的理由，是公司怀疑张小姐与另外一家竞争对手接触频繁，但是公司拒绝对此原因给张小姐书面的说明。同时公司表示，由于张小姐已在公司工作两年多，可以给予张小姐两个月的工资作为补偿。

【分析】

1. 这家公司的做法合法吗？为什么？

2. 张小姐应该怎么做？

［资料来源：http://minshi.lawtime.cn/laodong/laodonghetong/guanxi/2708120.html］

（二）劳动合同的终止

劳动合同的终止是指通过合法的途径使劳动合同的法律效力消失，即劳动关系由于一定的法律事实的出现而终结，劳动者与用人单位原有的权利、义务不再存在。

劳动合同的终止有广义和狭义之分。狭义的劳动合同终止是指双方当事人已经履行完毕合同约定的所有权利和义务，或其他法律事实的出现而使双方当事人劳动关系已不复存在，且任何一方均没有提出继续保持劳动关系的请求，合同就此终止法律效力。广义的劳动合同终止不仅包括狭义的劳动合同终止，还包括劳动合同的解除。

《劳动合同法》第四十四条规定，有下列情形之一的，劳动合同终止。

（1）劳动合同期满的；

（2）劳动者开始依法享受基本养老保险待遇的；

（3）劳动者死亡，或者被人民法院宣告死亡或者宣告失踪的；

（4）用人单位被依法宣告破产的；

（5）用人单位被吊销营业执照、责令关闭、撤销或者用人单位决定提前解散的；

（6）法律、行政法规规定的其他情形。

《劳动合同法》第四十五条规定，劳动合同期满，有本法第四十二条规定（即用人单位不得解除劳动合同的条件）情形之一的，劳动合同应当续延至相应的情形消失时终止。但是《劳动合同法》第四十二条第二款规定，丧失或者部分丧失劳动能力的劳动者的劳动合同终止，按照国家有关工伤保险的规定执行。

六、违反劳动合同的责任

违反劳动合同的责任是指用人单位或劳动者本身的过错造成不履行或不适当履行合同的责任。

（一）用人单位违反劳动合同的责任

1. 承担法律责任　用人单位有下列情形之一，对劳动者造成损害的，应当承担法律责任。

（1）用人单位如果在规定的时间内没有与劳动者签订书面劳动合同，按照《劳动合同法》第八十二条第一款的规定，用人单位自用工之日起超过 1 个月不满 1 年未与劳动者订立书面劳动合同的，应当向劳动者每月支付两倍的工资。

（2）用人单位提供的劳动合同文本未载明《劳动合同法》规定的劳动合同必备条款的，由劳动行政部门责令改正；对劳动者造成损害的，应当承担赔偿责任。

（3）由于用人单位的原因订立无效劳动合同，或订立部分无效劳动合同，给劳动者造成损害的，用人单位应当依法承担赔偿责任。

（4）用人单位违反有关规定或劳动合同的约定侵害女职工或未成年人合法权益的，应当依法承担赔偿责任。

（5）用人单位违反《劳动合同法》的规定，应当签订而不签订无固定期限劳动合同，自应当订立无固定期限劳动合同之日起向劳动者每月支付两倍的工资。如果违反《劳动合同法》的规定，解除或者终止劳动合同的，在解除或者终止劳动合同时，根据《劳动合同法》第八十七条的规定，用人单位应当依照第四十七条规定的经济补偿标准的两倍向劳动者支付赔偿金。

（6）用人单位以暴力、威胁或者限制人身自由的手段强迫劳动的，用人单位应当依法承担赔偿责任。

（7）用人单位招用与其他用人单位尚未解除或者终止劳动合同的劳动者，给其他用人单位造成损失的，应当承担赔偿责任。

2. 支付经济补偿

根据《劳动合同法》第四十六条规定，有下列情形之一的，用人单位应当向劳动者支付经济补偿：

（1）劳动者依照本法第三十八条规定解除劳动合同的；

（2）用人单位依照本法第三十六条规定向劳动者提出解除劳动合同并与劳动者协商一致解除劳动合同的；

（3）用人单位依照本法第四十条规定解除劳动合同的；

（4）用人单位依照本法第四十一条第一款规定解除劳动合同的；

（5）除用人单位维持或者提高劳动合同约定条件续订劳动合同，劳动者不同意续订的情形外，依照本法第四十四条第一款规定终止固定期限劳动合同的；

（6）依照本法第四十四条第四款、第五款规定终止劳动合同的；

（7）法律、行政法规规定的其他情形。

《劳动合同法》第四十七条规定：经济补偿按劳动者在本单位工作的年限，每满一年支付一个月工资的标准向劳动者支付。六个月以上不满一年的，按一年计算；不满六个月的，向劳动者支付半个月工资的经济补偿。

劳动者月工资高于用人单位所在直辖市、设区的市级人民政府公布的本地区上年度职工月平均工资三倍的，向其支付经济补偿的标准按职工月平均工资三倍的数额支付，向其支付经济补偿的年限最高不超过十二年。

本条所称月工资是指劳动者在劳动合同解除或者终止前十二个月的平均工资。

（二）劳动者违反劳动合同的责任

1. 违反法律规定和合同约定的责任　劳动者违反规定或者劳动合同的约定解除劳动合同，给用人单位造成损失的，应当赔偿下列损失。

（1）用人单位为录用劳动者直接支付的费用。

（2）用人单位为劳动者支付的培训费用。

（3）对生产经营和工作造成的直接经济损失。

（4）因劳动者严重违反劳动纪律或者用人单位规章制度，严重失职，营私舞弊，对用人单位利益造成重大损害，被解除合同的，应当承担赔偿责任。

（5）劳动合同约定的其他赔偿费用。

2. 违反保密条款的责任　劳动者违反劳动合同中约定的保密事项或者竞业限制条款，对用人单位造成经济损失的，应当承担赔偿责任。

案例链接

人事主管因自身的原因不签订书面劳动合同不得主张双倍工资

【裁决要旨】作为公司的人事主管，应当按照公司的要求为自己及其他员工签订书面劳动合同，其在不履行相应职责后又以公司未与其签订书面劳动合同为由主张双倍工资的，不予支持。

【案情概要】2012 年 5 月 11 日，周某签署某广告公司的《员工登记表》后于 5 月 14 日起开始工作，主要从事人事管理工作。6 月 10 日，公司法定代表人王某将劳动合同文本在 QQ 上传送给周某，让其办理为新员工订立劳动合同的事项。2012 年 11 月 21 日，劳动监察机构来公司核查用工资料，公司让周某整理相关资料用于检查，发现资料中没有周某自己的劳动合同。公司让周某签订劳动合同，但周某拖延签订。公司表示如果周某不肯签，将无法继续与其维持用工关系。同日，周某离职。因双方对退工理由不能达成一致意见，周某诉至法院，请求判令某广告公司支付未签订书面劳动合同的双倍工资等。法院认为，公司法定代表人将劳动合同文本在 QQ 上传送给周某，让其为新员工签订劳动合同，说明该公司与劳动者签订劳动合同的意愿明确，而为员工签订劳动合同本身就是周某的工作职责之一，其不为自己签订劳动合同不能归责于公司，故法院未支持周某要求公司支付双倍工资的主张。

【法官点评】作为公司负责人事管理的职工，负有代表公司与劳动者签订书面劳动合同的职责。在公司已明确发出为新员工签订劳动合同的工作指令后，其自己不予签订，事后又以公司未与其签订书面劳动合同为由主张双倍工资是不会获得支持的。因为其行为违反了《劳动合同法》第三条关于诚实信用的原则，而且《劳动合同法》关于支付双倍工资请求权成立的构成要件之一是须用人单位在主观上有不与劳动者签订书面劳动合同的故意，在劳动者拒绝签订书面劳动合同的情形下，用人单位有权将其辞退。

〔资料来源：http：//www.jsfy.gov.cn/jdal/dxal/2014/05/06092709699.html〕

七、特别规定

（一）集体合同

1. 集体合同的概念　集体合同也称为团体协议、集体协议、集体契约等，是相对于个人劳动合同的称谓。集体合同是指用人单位与本单位职工双方代表根据法律、法规的规定，就劳动者的劳动报酬、工作时间、休息休假、劳动安全卫生、保险福利等事项，通过集体协商所签订的书面协议。

我国《劳动合同法》第五十一条规定："企业职工一方与用人单位通过平等协商，可以就劳动报酬、工作时间、休息休假、劳动安全卫生、保险福利等事项订立集体合同。集体合同草案应当提交职工代表大会或者全体职工讨论通过。"

2. 集体合同的内容

（1）劳动标准性条款　劳动标准性条款包括劳动报酬、工作时间、休息休假、劳动安全卫生、保险福利等。在集体合同中处于核心地位，不得低于法律法规的最低标准。

（2）程序性条款　程序性条款即规定集体合同自身运行的程序规则方面的条款，包括集体合同订立、履行、变更、解除、终止及续订的程序，双方的权利义务，以及违反集体合同责任的承担和争议的处理等。

（3）目标性条款　目标性条款规定在合同有效期内应达到的具体目标和实现这些目标的主要措施条款，可分为用人单位采取的措施、工会采取的措施和共同采取的措施。如规定建成某项劳动安全卫生保护工程或设施，建设、改善或完成某些福利设施等。

3. 集体合同的协商与签订

（1）集体合同的协商　集体合同的签订是建立在平等协商基础上的，平等协商是指用人单位指导的协商代表与工会选派的协商代表（没有建立工会的，由职工推选协商代表）为签订集体合同进行商议的行为。双方平等协商签订集体合同应遵循合法原则、平等合作原则、协商一致原则、兼顾各方利益原则和审查原则。

（2）集体合同的签订　集体合同由工会代表企业职工一方与用人单位订立，尚未建立工会的用人单位，由上级工会指导劳动者推举的代表与用人单位订立。签订集体合同要履行下列程序。

①协商：也称谈判，这是签订集体合同的必经程序。双方代表就拟定的集体合同草案进行平等协商，双方代表人数应对等，每方至少3人，各确定1名首席代表。

②审议：经双方协商一致的集体合同草案或专项集体合同草案应当提交职工代表大会或者全体职工讨论，并做出审议决议。

③签约：集体合同草案或专项集体合同草案经职工代表大会或全体职工审议通过后，由集体协商双方首席代表签字。签字是集体合同的形式要件。

④审核备案：集体合同签字后，应当由用人单位一方在10日内将集体合同文本一式三份及说明材料报送县级以上政府劳动行政部门审查。劳动行政部门在收到集体合同的15天内将《审核意见书》送达双方协商代表；集体合同的生效日期以《审核意见书》确认的日期为生效日期。若劳动行政部门在收到集体合同的15日内未提出疑义的，集体合同自行生效。

⑤公布实施：经审核确认生效或自行生效的集体合同及专项集体合同，签约双方及时以适当的方式向各自代表的全体成员公布并实施。

4. 集体合同的变更、解除与终止

（1）集体合同的变更　引起集体合同变更的情形主要有两种：一是协商一致引起的变更；二是法定原因引起的变更。集体合同变更的原因主要有：①订立集体合同所依据的劳动法律、

法规和政策被修改或废止。②企业停产、兼并、转让，使集体合同无法完全履行。③因发生不可抗拒因素，如战争、水灾等，使集体合同无法履行。④双方约定的变更集体合同的条件出现。⑤其他需要变更集体合同的情况出现。

（2）集体合同的解除 集体合同的解除是指在集体合同有效期内，由于签订集体合同的客观情况发生变化而导致集体合同不能或不必要继续履行，集体合同当事人依法解除双方权利关系。

（3）集体合同的终止 集体合同终止是指因某种法律事实的发生而导致集体合同法律关系终结。集体合同期限届满、集体合同主体一方资格消失、集体合同主体双方约定的终止条件出现，集体合同即行终止。

5. 集体合同的形式与期限 集体合同为法定要式合同，其形式可以分为主件和附件。主件为综合性，其内容涵盖劳动关系的各个方面。附件是专项集体合同，是就劳动关系的某一特定方面的事项签订的专项协议。国家劳动和社会保障部《工资集体协商试行办法》规定，企业依法开展工资集体协商，签订工资协议；已订立集体合同的，工资协议作为集体合同的附件，并与集体合同具有同等效力。集体合同均为定期集体合同，我国劳动立法规定集体合同的期限为1~3年。

知识链接

集体合同与劳动合同的区别

1. 主体不同 集体合同主体一方是企业，另一方是工会或职工代表，所以也称为团体协议或集体协议。劳动合同的主体一方是用人单位，另一方是劳动者本人。

2. 作用不同 集体合同的作用是调整和改善劳动关系，维护职工的群体利益。劳动合同的作用是确立双方的劳动关系，维护劳动者和用人单位的权益。

3. 内容不同 集体合同所规定的内容具有普遍适用性特点，包括职工集体的劳动报酬、工作时间、休息时间、劳动安全卫生、保险福利等，规范的是整个企业劳动关系双方的权利和义务。劳动合同所规定的劳动关系是劳动者个人与用人单位之间的权利与义务，合同内容只涉及单个劳动者的劳动条件和福利待遇，其适用范围具有特定性。

4. 合同期限不同 集体合同的期限多以1年为限，最长不得超过3年。劳动合同的期限分为固定期限、无固定期限和以完成一定任务为期限的3种形式，即使有固定期限的劳动合同，我国法律也未作期限上的限制，完全由双方当事人自愿协商订立。

5. 产生的时间不同 集体合同产生于劳动关系运行过程中，它不以单个劳动者参加劳动为前提。劳动合同产生于作为当事人一方的劳动者参加劳动前，是以劳动者就业为前提，是劳动者个人建立劳动关系的法律凭证。

6. 效力不同 依法签订的集体合同对企业和企业全体职工都具有约束力。劳动合同只对劳动者个人有效，且劳动条件和劳动报酬等标准不得低于集体合同的规定。集体合同的法律效力高于劳动合同的法律效力。

（二）劳务派遣

劳务派遣是指劳务派遣单位根据用人单位的实际用工需求，招聘合格人员，并将所聘的合格人员派遣到用人单位工作的劳务用工模式。其主要特点是招聘与用人相分离。

劳务派遣单位是《劳动合同法》所称用人单位，应当履行用人单位对劳动者的义务。劳务派遣单位与被派遣劳动者订立的劳动合同，除应当载明《劳动合同法》第十七条规定的事项外，还应当载明被派遣劳动者的用工单位，以及派遣期限、工作岗位等情况。劳务派遣单位应当与被派遣劳动者订立两年以上的固定期限劳动合同，按月支付劳动报酬；被派遣劳动者在无工作期间，劳务派遣单位应当按照所在地人民政府规定的最低工资标准，向其按月支付报酬。

劳务派遣单位派遣劳动者应当与接受以劳务派遣形式用工的单位（以下称用工单位）订立劳务派遣协议。劳务派遣协议应当约定派遣岗位、人员数量、派遣期限、劳动报酬、社会保险费的数额与支付方式，以及违反协议的责任。用工单位应当根据工作岗位的实际需要与劳务派遣单位确定派遣期限，不得将连续用工期限分割订立数个短期劳务派遣协议。

被派遣劳动者享有与用工单位的劳动者同工同酬的权利。用工单位应当按照同工同酬原则，对被派遣劳动者与本单位同类岗位的劳动者实行相同的劳动报酬分配办法。用工单位无同类岗位劳动者的，参照用工单位所在地相同或者相近岗位劳动者的劳动报酬确定。

劳务派遣单位与被派遣劳动者订立的劳动合同和与用工单位订立的劳务派遣协议，载明或者约定的向被派遣劳动者支付的劳动报酬应当符合前款规定。

劳动合同用工是我国企业的基本用工形式。劳务派遣用工是补充形式，只能在临时性、辅助性或者替代性的工作岗位上实施。所谓的临时性工作岗位是指存续时间不超过6个月的岗位；辅助性工作岗位是指为主营业务岗位提供服务的非主营业务岗位；替代性工作岗位是指用工单位的劳动者因脱产学习、休假等原因无法工作的一定期间内，可以由其他劳动者替代工作的岗位。

（三）非全日制用工

非全日制用工是指以小时计酬为主，劳动者在同一用人单位一般平均每日工作时间不超过4小时，每周工作时间累计不超过24小时的用工形式。

非全日制用工双方当事人可以订立口头协议。从事非全日制用工的劳动者可以与一个或者一个以上用人单位订立劳动合同；但是后订立的劳动合同不得影响先订立的劳动合同的履行。非全日制用工双方当事人不得约定试用期。非全日制用工双方当事人任何一方都可以随时通知对方终止用工。终止用工，用人单位不向劳动者支付经济补偿。非全日制用工小时计酬标准不得低于用人单位所在地人民政府规定的最低小时工资标准。非全日制用工劳动报酬结算支付周期最长不得超过15日。

第三节　劳动争议处理

一、概述

《劳动法》《中华人民共和国企业劳动争议处理条例》和《中华人民共和国劳动争议调解仲裁法》就争议双方劳动关系的协调、具体权利义务的处理，以及处理程序等方面都做出了规定。以劳动关系为中心所发生的一切争议都属于劳动争议范畴。

（一）劳动争议的概念

劳动争议又称劳动纠纷，是指劳动关系双方当事人之间关于劳动权利和劳动义务发生的争执和纠纷，具体是指围绕劳动者和用人单位之间在劳动关系的产生、变更、解除、终止和续订等问题上引起的纠纷。

（二）劳动争议的范围

劳动争议的范围因国家不同而有所区别。《中华人民共和国劳动争议调解仲裁法》规定了我国境内用人单位与劳动者发生的劳动争议范围。

1. 因确认劳动关系发生的争议。

2. 因订立、履行、变更、解除和终止劳动合同发生的争议。

3. 因除名、辞退和辞职、离职发生的争议。

4. 因工作时间、休息休假、社会保险、福利、培训，以及劳动保护发生的争议。

5. 因劳动报酬、工伤医疗费、经济补偿或者赔偿金等发生的争议。

6. 因法律、法规规定的其他劳动争议。

（三）劳动争议的特征

1. 劳动争议的主体是特定的 劳动争议的主体一方是具有用人权利能力和行为能力的经济组织或个人，另一方是具有劳动权利能力和行为能力的劳动者，彼此间存在着合法的劳动关系。

2. 劳动争议的内容是限定的 劳动争议的内容是劳动关系中的权利和义务。这些法律法规明文规定的权利义务，在一方不履行义务时，另一方必然受到侵害。

3. 劳动争议的影响较大 一旦发生劳动争议，就可能引起社会的不稳定、不团结，甚至会破坏劳动生产力，从而给国家造成损失，如罢工等突发事件。因此，劳动争议常常被作为社会问题，由专门机构加以调整。

（四）劳动争议处理的原则

劳动争议的处理原则是指劳动争议处理机构在解决劳动争议过程中应当遵循的行为原则。《劳动法》第七十八条规定："解决劳动争议，应根据合法、公正、及时处理的原则，依法维护劳动争议当事人的合法权益。"《中华人民共和国劳动争议调解仲裁法》第三条规定："解决劳动争议，应根据事实，遵循合法、公正、及时、着重调解的原则，依法保护当事人的合法权益。"

1. 合法性原则 合法性原则是指劳动争议处理机构在处理劳动争议案件的过程中应当坚持以事实为依据，以法律为准绳，依法处理劳动争议。依法是指依照《宪法》，劳动法律、法规的相关规定，劳动合同或集体合同中的有效约定，以及对相关当事人具有约束力的合法的内部规章制度。贯彻合法原则还要求劳动争议的处理程序、处理方法、处理结果要合法，不得损害社会公众利益和他人的合法利益。

2. 着重调解原则 调解是指在第三方的主持下，依法劝说争议双方当事人进行协商，在互谅互让的基础上达成协议，从而消除争议的原则。调解是处理劳动争议的基本手段，它贯穿于劳动争议处理的全过程，无论是企业调解委员会进行调解，还是劳动委员会进行仲裁，或是法院进行审判都必须先行调解。调解必须在当事人自愿的情况下依法进行。

3. 公正性原则　公正性原则是指在处理劳动争议时，当事人在适用法律上一律平等的原则。劳动争议处理机构要站在公平的立场上，秉公执法，不徇私情，不偏袒任何一方，保证双方当事人处于平等的法律地位，具有平等的权利和义务。

4. 及时处理原则　及时处理原则是指劳动争议处理机构受理劳动争议案件后，应在法律、法规规定的时限内迅速结案，防止久拖不决。劳动争议案具有特殊性，处理不及时，甚至可能引发突发事件，影响社会稳定和公众利益。

（五）劳动争议处理的程序

我国劳动争议处理的程序包括协商、调解、仲裁、诉讼等。根据《劳动法》第七十九条规定："劳动争议发生后，当事人可以向本单位的劳动争议调解委员会申请调解；调解不成，当事人一方要求仲裁的，可以向劳动争议仲裁委员会申请仲裁。当事人一方也可以直接向劳动争议仲裁委员会申请仲裁。对仲裁裁决不服的，可以向人民法院提出诉讼。"这条规定说明了我国解决劳动争议的程序方法，也说明了调解、仲裁和诉讼之间的关系。

1. 协商　协商是指劳动争议双方当事人在平等、自愿的基础上，在没有第三者参与的情况下，自行协商解决劳动争议的一种手段。协商不是解决劳动争议的必经程序。

2. 调解　调解是指在独立第三方的主持斡旋下，在查明事实、分清争议责任的基础上，对双方进行说服教育，促使双方互谅互让，达成协议，从而解决争议。我国《劳动法》规定的劳动争议调解机构分别是用人单位劳动争议调解委员会、劳动争议仲裁委员会和人民法院。其中，用人单位调解委员会的调解完全依靠当事人双方的自觉履行，不具有法律强制力，也不是法定的劳动争议处理程序。劳动仲裁委员会的调解是法定的劳动争议处理程序，且调解一旦生效，就具有法律效力，双方当事人必须执行。人民法院的调解不是法定必经程序，但调解一旦生效，就具有法律效力。

3. 仲裁　仲裁是指劳动争议仲裁委员会以独立第三方的身份，根据劳动争议当事人一方或双方的申请，依法就争议的事实及当事人应当承担的责任作出判断和判决的活动。在我国，劳动争议仲裁是一种执法活动，由法定的劳动争议仲裁委员会主持并行使法律赋予的仲裁权。

4. 诉讼　劳动争议的诉讼是人民法院依据劳动法规和有关政策对劳动争议案件行使最终审判的活动。人民法院的审理是我国处理劳动争议的最终程序。

（六）劳动争议处理制度

随着我国经济体制的建立，劳动关系呈现出多样化和复杂化的特性，劳动争议也逐渐增多。1987 年 8 月我国实施《国营企业劳动争议处理的暂行规定》，1993 年 7 月国务院发布了《中华人民共和国劳动争议处理条例》，1994 年 7 月颁布了《中华人民共和国劳动法》，2007 年 12 月颁布了《中华人民共和国劳动争议调解仲裁法》，2007 年 6 月颁布了《劳动合同法》，2012 年 12 月又颁布了《劳动合同法》修正案，这些法律法规的出台标志着我国劳动争议处理法律制度基本形成。

劳动争议处理制度是指通过劳动立法的形式将劳动争议处理的机构、原则、程序确定下来，用以处理劳动争议的一项法律制度。我国现行劳动争议处理制度由企业调解、地方劳动仲裁和劳动争议诉讼三种制度构成。

知识链接

劳动争议的举证责任

用人单位负责举证责任的事项。

1. 工资支付凭证或者记录（职工工资发放花名册）、缴纳各项保险费的记录，劳动者填写的用人单位招工招聘登记表、报名表等招用记录，以及考勤记录等证明是否存在劳动关系的争议。

2. 因用人单位做出的开除、除名、辞退、解除劳动合同、减少劳动报酬、计算劳动者工作年限等决定而发生的劳动争议。

3. 用人单位与劳动者或者劳动者直系亲属对于是否构成工伤发生争议的，由用人单位承担举证责任。

二、劳动争议调解

（一）劳动争议调解的基本概念

劳动争议调解是指企业调解委员会对企业与劳动者之间发生的劳动争议，在查明事实、分清是非、明确责任的基础上，以国家的劳动法律、法规为准绳，以民主协商的方式，推动双方当事人互谅互让，达成协议，从而消除劳动争议的一种方法和活动。劳动争议调解是我国处理劳动争议的基本形式之一。

（二）劳动争议调解的组织机构

1. 企业劳动争议调解委员会。劳动争议调解委员会是进行调解工作的机构。《劳动法》第八十条明确规定："在用人单位内，可以设立劳动争议调解委员会。劳动争议调解委员会由职工代表、用人单位代表和工会代表组成。劳动争议调解委员会主任由工会代表担任。"没有建立工会组织的企业，调解委员会的设立及其组成由职工代表和企业代表协商决定。

2. 依法设立的基层人民调解组织。

3. 在乡镇、街道设立的具有劳动争议调解职能的组织。

（三）劳动争议调解的程序

1. 申请调解　按照我国现行劳动法律、法规的规定，劳动争议发生后，当事人申请调解，应当在知道其权利被侵害之日起 30 日内，以口头方式或书面方式向劳动争议调解委员会提出申请，并填写《劳动争议调解申请书》。

2. 受理劳动争议　劳动争议调解委员会接到一方当事人的调解申请后，首先进行审查工作，即对当事人的主体资格、争议内容、调解时效等进行审查；然后征询对方当事人是否同意调解；对方当事人不愿意调解的，应做好记录，在 3 日内以书面形式通知申请人；对方当事人愿意参加调解的，调解委员会应在 4 日内做出受理或者不受理的决定。不予受理的也应该以口头或书面方式通知当事人，并说明不予受理的原因。

3. 实施调解　具体程序如下。

（1）对争议事项进行全面调查核实，并做记录。

（2）召开调解会议进行调解。听取双方当事人对争议事实和理由的陈述，并依据相关劳动法律、法规、企业合法规章和劳动合同进行调解，简单争议可以直接调解。

（3）制作调解协议书。经调解达成协议的，制作调解协议书，调解委员会及双方当事人各执一份，且加盖三方参与人印章和调解委员会公章。

（4）执行调解协议书。调解协议书制订后，劳动争议调解委员会可检查和督促当事人执行；一方当事人在协议约定期限内不履行调解协议的，另一方当事人可以依法申请仲裁。劳动争议调解委员会调解劳动争议应在当事人申请调解之日起30日内结案。

《劳动争议调解仲裁法》第十六条规定：因支付拖欠劳动报酬、工伤医疗费、经济补偿或者赔偿金事项达成调解协议，用人单位在协议约定期限内不履行的，劳动者可以持调解协议书依法向人民法院申请支付令。人民法院应当依法发出支付令。

三、劳动争议仲裁

（一）劳动争议仲裁的基本概念

劳动争议仲裁是指劳动争议仲裁委员会对用人单位与劳动者之间发生的劳动争议，在查明事实、明确是非、分清责任的基础上，依法做出对双方当事人具有约束力裁决的活动。

根据我国劳动法律法规的规定，仲裁程序是处理劳动争议法定的必经程序。劳动争议当事人只有在仲裁委员会裁决后，对裁决不服时，才能向人民法院起诉，否则法院不予受理。

（二）劳动争议仲裁委员会的组成及职责

根据《劳动争议调解仲裁法》第十九条规定，劳动争议仲裁委员会由劳动行政部门代表、工会代表和企业方面的代表组成。劳动争议仲裁委员会组成人员为单数。

劳动争议仲裁委员会依法履行下列职责：①聘任、解聘专职或兼职仲裁员。②受理劳动争议案件。③讨论重大或者疑难的劳动争议案件。④对仲裁活动进行监督。

（三）劳动争议仲裁的原则

1. 一次裁决原则 劳动争议仲裁实行一次裁决制度，当事人对裁决不服的，不得再次申请仲裁，可以在收到裁决书之日起15天内向人民法院起诉。

2. 合议原则 合议原则即少数服从多数原则。《企业劳动争议处理条例》第二十九条规定，仲裁庭裁决劳动争议案件，实行少数服从多数的原则。合议原则是民主集中制原则在劳动争议仲裁中的具体体现。

3. 回避原则 《企业劳动争议处理条例》第三十五条规定了回避原则。仲裁员自行回避的情况有三种：一是仲裁员是劳动争议当事人或当事人的近亲属的；二是仲裁员与劳动争议有利害关系的；三是仲裁员与劳动争议当事人有其他关系，可能会影响到公正裁决的。

4. 强制原则 强制原则主要体现在三个方面：一是当事人一方申请，仲裁委员会就可以受理；二是仲裁调解不成，即可依法裁决；三是对发生法律效力的调解书或裁决书，人民法院可以强制当事人执行。

5. 区分举证责任的原则 劳动争议仲裁对当事人的举证责任进行区分，因履行劳动合同发生的争议，是一种平等关系中的争议，适用谁主张、谁举证的原则；因用人单位在劳动管理过程中处分违纪职工发生的争议是一种隶属关系的争议，适用谁决定、谁举证的原则。

（四）劳动争议仲裁的程序

根据《劳动争议调解仲裁法》第三章第二节、第三节的规定，程序如下。

1. 申请　劳动争议申请仲裁的时效期间为1年。仲裁时效期间从当事人知道或者应当知道其权利被侵害之日起计算。

该仲裁时效，因当事人一方向对方当事人主张权利，或者向有关部门请求权利救济，或者对方当事人同意履行义务而中断。从中断时起，仲裁时效期间重新计算。

因不可抗力或者有其他正当理由，当事人不能在规定的仲裁时效期间申请仲裁的，仲裁时效中止。从中止时效的原因消除之日起，仲裁时效期间继续计算。

劳动关系存续期间因拖欠劳动报酬发生争议的，劳动者申请仲裁不受本条第一款规定的仲裁时效期间的限制；但是，劳动关系终止的，应当自劳动关系终止之日起1年内提出。

申请人申请仲裁，应当提交书面仲裁申请，并按照被申请人人数提交副本。仲裁申请书应当包括以下内容：①劳动者的姓名、性别、年龄、职业、工作单位和住所，用人单位的名称、住所和法定代表人或者主要负责人的姓名、职务。②仲裁请求和所根据的事实、理由。③证据和证据来源、证人姓名和住所。

2. 受理　劳动争议仲裁委员会收到仲裁申请之日起五日内，认为符合受理条件的，应当受理，并通知申请人；认为不符合受理条件的，应当书面通知申请人不予受理，并说明理由。对劳动争议仲裁委员会不予受理或者逾期未做出决定的，申请人可以就该劳动争议事项向人民法院提起诉讼。

3. 开庭　劳动争议仲裁委员会裁决劳动争议案件实行仲裁庭制。仲裁庭由三名仲裁员组成，设首席仲裁员。简单的劳动争议案件可以由一名仲裁员独任仲裁。

劳动争议仲裁委员会应当在受理仲裁申请之日起五日内将仲裁庭的组成情况书面通知当事人。仲裁庭应在开庭五日前，将开庭时间、地点书面通知双方当事人。当事人有正当理由的，可以在开庭三日前请求延期开庭。是否延期，由劳动争议仲裁委员会决定。

当事人在开庭仲裁过程中有权进行质证和辩论。质证和辩论终结时，首席仲裁员或者独任仲裁员应当征询当事人的最后意见。

仲裁庭应当将开庭情况记入笔录。笔录由仲裁员、记录人员、当事人和其他仲裁参加人签名或盖章。

4. 调解　仲裁庭在做出裁决前，应当先行调解。

调解达成协议的，仲裁庭应当制作调解书，并写明仲裁请求和当事人协议的结果。调解书由仲裁员签名，加盖劳动争议仲裁委员会印章，送达双方当事人。经双方当事人签收后，发生法律效力，调解不成或者调解书送达前，一方当事人反悔的，仲裁庭应当及时做出裁决。

5. 裁决　对调解达不成协议或不宜继续调解的，应及时休庭进行合议并做出裁决；仲裁庭裁决后，应制作仲裁裁决书，裁决书应载明仲裁请求、争议事实、裁决理由、裁决结果和日期。裁决书由仲裁员签名，加盖仲裁委员会印章，送达双方当事人。

仲裁庭裁决劳动争议案件，应当自劳动争议仲裁委员会受理仲裁申请之日起45日内结束。案件复杂需要延期的，延长期限不得超过15日。逾期未做出裁决的，当事人可以就该劳动争议事项向人民法院提起诉讼。

下列劳动争议，除《劳动争议调解仲裁法》另有规定外，仲裁庭裁决为终局裁决，裁决书自做出之日起生效。①追索劳动报酬、工伤医疗费、经济补偿或者赔偿金，不超过当地月最低工资标准12个月金额的争议。②因执行国家的劳动标准在工作时间、休息休假、社会保险等方面发生的争议。

（五）仲裁裁决的效力和时限

当事人对仲裁裁决不服的，自收到裁决书之日起 15 日内，可以向人民法院起诉。若当事人对仲裁裁决无异议，或者对裁决不服但在超过法定期限后不起诉的，裁决书即发生法律效力。

劳动争议仲裁委会审理劳动争议案件，仲裁裁决一般应在收到仲裁申请的 60 日内做出。

四、劳动争议诉讼

（一）劳动争议诉讼的概念

劳动争议诉讼是劳动争议当事人向人民法院的起诉、上诉，以至人民法院对劳动争议案件进行审理的活动。

劳动争议诉讼，是当事人不服劳动争议仲裁委员会的裁决的司法求助，是处理劳动争议的最终程序。人民法院审理劳动争议案件适用民事诉讼法所规定的诉讼程序。

（二）提起劳动争议诉讼的条件

根据《劳动法》的规定，劳动争议当事人可以依法向人民法院起诉。但当事人提起的劳动争议诉讼必须符合法定的条件，否则法院不予受理。依照我国《诉讼法》的有关规定，起诉条件为：起诉人必须是劳动争议的当事人；必须是劳动争议仲裁机关裁决后当事人不服的；必须有明确的被告和具体的起诉请求；必须有事实依据；必须在法律规定的时效期限内提起诉讼。

（三）人民法院审理劳动争议案件的程序

1. 起诉与受理 《企业劳动争议处理条例》第三十条规定，当事人对仲裁裁决不服的，自收到裁决书之日起 15 日内可以向人民法院起诉。人民法院收到原告的起诉，应该依法进行审查，审查是否符合起诉条件。《民事诉讼法》第一百一十二条规定："人民法院在收到起诉状或者口头起诉，经审查符合起诉条件的，应该在 7 日内立案，并通知当事人；认为不符合条件的，应当在 7 日之内裁定不予受理；原告不服的，可以提起上诉。"

2. 审理前的准备及调查取证 人民法院在立案之日起 5 日内将起诉副本发送到被告，被告在收到副本之日起 15 天内提出答辩状，人民法院在收到答辩状之日起 5 日内将答辩状发送原告，并对诉讼材料进行研究，同时进行调查取证。

3. 调解和审判 人民法院在开庭前三天通告当事人和其他诉讼参与人，开庭审理首先告之当事人权利和义务；然后进行法庭调查、法庭辩论；在查清事实的基础上进行法庭调解；调解不成时合议庭进行合议并做出判决。

人民法院审理劳动争议案件适用普通程序，应在立案之日起 6 个月内审结。劳动争议当事人对一审人民法院的判决不服的，可以在收到判决书之日起 15 天内向上一级人民法院提起上诉。人民法院审理判决的案件，应该在第二审立案之日起三个月内结案。人民法院的二审判决就是终审判决。

4. 执行 执行判决的法律效力。

案例链接

企业与劳动者不签劳动合同需付两倍工资

刘某自2014年2月11日入职梅州某科技公司，约定报酬为每月3200元，平均每月上班时间为22.75天。到2015年4月22日，刘某被该公司以存在工作失误造成公司损失为由辞退，在此期间双方一直未签订书面劳动合同。2015年5月22日该公司仅向刘某支付离职补助3000元。

刘某觉得自己在该科技公司上班一直恪尽职守、兢兢业业，无缘无故被解雇甚感委屈，而该公司一直未履行订立书面劳动合同的法定义务，理应承担相应法律责任，故于2015年6月3日向平远县劳动人事争议调解仲裁院申请劳动争议仲裁，要求该公司支付其任职一年多期间的两倍工资差额，以及经济补偿金，合计4万余元。

2015年7月19日，该仲裁院做出裁决，支持了刘某的追偿请求。

该科技公司因不服仲裁裁决，起诉到平远县人民法院，请求判决其不需要向刘某支付两倍工资、经济补偿金，以及额外一个月的工资。

平远法院经审理认为，刘某自2014年2月11日至2015年4月22日在该科技公司上班，平均每月上班时间为22.75天，平均工资为每月3430元。该科技公司未依法与刘某签订劳动合同，双方之间已构成事实劳动关系。根据《劳动合同法》第八十二条之规定，用人单位自用工之日起超过一个月不满一年未与劳动者订立书面劳动合同的，应当向劳动者每月支付两倍的工资。该公司未与刘某签订书面劳动合同存在一定过错，依法应向刘某支付2014年3月起至2015年1月的两倍工资差额37595元。

另根据《劳动合同法》第四十六条和第四十七条，该公司辞退刘某的情形符合用人单位应当向劳动者支付经济补偿的法律规定。经济补偿金根据劳动者在本单位工作的年限，每满一年按一个月工资标准支付，不满六个月的按半个月工资标准支付。刘某在该公司工作一年零两个月，该公司应当支付刘某1.5个月的经济补偿金5145元。

平远法院做出一审判决后，该公司仍不服，上诉至梅州中院。经梅州中院调解，双方最终各退一步达成了调解协议，该公司同意一次性支付包括工资差额、经济补偿金等款项3.5万元给刘某，刘某放弃对剩余款项的追偿。

[资料来源：http：//hr.hr369.com/case/201605/184967.html]

本章小结

劳动关系是指劳动者与用人单位之间在劳动过程中发生的关系，如工作条件、工作任务、工作时间、工作期限、劳动报酬、社会保险、劳动纪律、生活福利及其他权利和义务等。劳动关系具有平等性、隶属性和经济利益性。劳动关系的表现形式是冲突和合作，其基本表现形式是合作。劳动关系管理制度主要有劳动合同和集体合同制度、三方协调机制、劳动标准体系、劳动争议处理制度和劳动保障监察制度。

劳动合同是指劳动者与用人单位确立劳动关系、明确双方权利和义务的协议。劳动合同的法律特征是劳动合同主体的特定性、劳动合同当事人法律地位的平等性、劳动合同履行中的隶属性和劳动合同目的的过程性。劳动合同根据期限划分，可分为固定期限劳动合同、无固定期限劳动合同和以完成一定工作任务为期限的劳动合同。劳动合同的必备条款主要包括劳动合同期限、工作内容和工作地点、劳动保护和劳动条件、劳动报酬、工作时间和休息休假、劳动合同终止的条件、违反劳动合同的责任。劳动合同订立要坚持合法、公平、平等自愿、协商一致、诚实信用的原则。劳动合同的变更、解除、续订和终止均有特定的条件规定。集体合同是指用人单位与本单位职工双方代表根据法律、法规的规定，就劳动者的劳动报酬、工作时间、休息休假、劳动安全卫生、保险福利等事项，通过集体协商所签订的书面协议。签订集体合同的原则有合法原则、平等合作原则、协商一致原则、兼顾各方利益原则和审查原则。

劳动争议又称劳动纠纷，是指劳动关系双方当事人之间关于劳动权利和劳动义务发生的争执和纠纷。劳动争议处理的原则有合法性原则、着重调解原则、公正性原则及及时处理原则。我国劳动争议处理的程序包括协商、调解、仲裁、诉讼等。劳动争议调解的程序有申请调解、受理劳动争议和实施调解。劳动争议仲裁的程序有申请、受理、开庭、调解、裁决。劳动争议的诉讼是劳动争议当事人向人民法院的起诉、上诉，以至人民法院对劳动争议案件进行审理的活动。人民法院审理劳动争议案件的程序有起诉与受理、审理前的准备与调查取证、调解和审判、执行。

【推荐资料】

1. 中华人民共和国劳动合同法（2013 年版）。

2. 中华人民共和国劳动法。

【思考题】

1. 什么是劳动关系？试述劳动合同订立与劳动关系确立之间的关系。

2. 劳动合同订立应遵循什么原则？

3. 劳动合同的主要内容有哪些？简述劳动合同解除的方式。

4. 什么情况下劳动者可以立即解除劳动合同，且不需要事先告知用人单位？

5. 什么是集体合同？集体合同与劳动合同有何区别？

6. 劳务派遣应在什么样的工作岗位上实施？

7. 试述劳动争议的概念、特征及劳动争议处理应遵循的原则与程序。

【案例分析】

张伟的劳动仲裁

张伟在 2004 年 4 月 8 日与 A 化工厂签订了为期 3 年的劳动合同，担任该工厂注塑车间工程师。合同书中规定张伟的试用期为 1 年，并且约定张伟在试用期内不得单方与化工厂解除劳动合同。试用期满后，张伟要求解除合同时，需提前 60 天通知厂方，并须征得厂方的同意，否则厂方不负责转移档案关系。合同中规定，实行每周 5 天、每天 10 小时工作制，且约定张伟应为公司严守各项商业秘密，凡公司的商业信息、生产、工艺技术，以及被聘期间所承担的设计项目等任何时候均不得向外单位、个人泄露和提供。如果在公司工作 3 个月以上，张伟离开公司后 1 年内不得在省内同行业其他公司中从事与本公司相同或与本公司相冲突的技术业务工作，否则张伟应承担相应的经济及法律责任。

2005 年 6 月 7 日注塑车间的 2 号设备发生故障，影响了全厂的生产，急需抢修。厂长要求所有职工加班，抢修设备。张伟以自己家住得太远、小孩太小没人照顾为由，不愿意加班。而张伟是车间骨干，如果不参加加班，会使抢修工作受到一定影响。工厂经了解得知，张伟住处离工厂并不太远，儿子已上小学，并且张伟的妻子和父母都可以照顾小孩。于是厂长在征求工会意见后，做出给予张伟警告处分并扣发半年奖金的处罚决定。张伟一气之下，不辞而别，跳槽到公司的竞争对手企业。为此，A 化工厂认为张伟作为公司的骨干，不辞而别给公司造成工作岗位的空缺，使企业蒙受一定的经济损失，而且在其他职工中产生了不良影响。为此，A 化工厂以张伟违反劳动合同，应予以赔偿为由，于 2005 年 7 月 1 日向劳动仲裁部门申请仲裁，要求张伟赔偿违约金 5 万元。张伟则认为，用人单位决定加班未与工会协商，而且本人也未同意加班，不能以违反纪律为由给予处罚，于 2005 年 10 月 1 日以对除名处分不服为由向人民法院起诉。人民法院不予受理，张伟则向劳动争议仲裁委员会申请仲裁，仲裁委员会也未受理。

【讨论】

1. 张伟的工作合同哪些内容违反劳动法规定？

2. 张伟是否违法解除劳动合同？

3. 张伟要求解决争议的程序上是否有不符合法律规定的地方？为什么？

4. 仲裁委员会是否应受理张伟的仲裁申请？如果受理申请，是否应支持张伟的请求？

[资料来源：郑兴山. 人力资源管理. 上海：上海交通大学出版社，2008：394]

第十一章 人力资源管理前沿

学习目标

1. 掌握电子化人力资源管理和跨文化人力资源管理的概念、特点及模式；医药人力资源外包的内容。

2. 熟悉电子化人力资源管理系统实施；跨文化人力资源管理策略；医药人力资源外包流程及风险防控。

3. 了解人力资源管理前沿的基本内容。

【导入案例】

北京同仁堂集团的人力资源外包

近年，北京同仁堂集团爆出一则新闻：同仁堂总部机关的 200 多名干部被集体解聘并重新竞聘上岗。尤为让人意想不到的是，主持本次竞聘上岗工作的不是公司的组织人事部门，而是委托北京工业发展咨询有限公司全权负责。据同仁堂称，运用外包形式选拔干部，解决了六大问题：一是管理机制彻底理顺了；二是选择干部过程中的复杂问题变简单了；三是真正的人才脱颖而出了；四是人力资源得到了全面盘点；五是干部队伍的危机意识普遍增强。每年一次业绩考评、重新聘任和培训仍不合格者将末位淘汰，已成为干部努力学习、主动学习、不断提升能力建设的原动力；六是为全面完善企业法人治理结构奠定了基础。所以说，同仁堂虽然是第一次尝试这种外包形式，却感到"此举确实收到了意想不到的效果"。

［资料来源：http://arts.51job.com/arts/07/278777.html，有修改］

【思考】

北京同仁堂集团是如何有效进行人力资源外包工作的？

随着我国"供给侧改革"时代来临，以及医药行业政策的变化，现代医药企业正处于一个充满变革和高度不确定的时代。自 2013 年以来，医药产业内部面临营销大转型，新一轮大并购、大整合开始，产业大变革必然导致医药企业人力资源管理面临前所未有的挑战，迫使管理者必须深入医药人力资源管理的最前沿，不断提升自身的创新能力，助推医药行业健康发展。

第一节 电子化人力资源管理

互联网＋时代的到来给人力资源提出了新的挑战。随着电子信息技术的飞速发展，应用信息技术对人力资源管理进行整合，利用计算机网络技术构建电子化人力资源管理（e‐human resource，e‐HR）系统正成为人力资源管理领域的新热点。

一、概述

(一) 电子化人力资源管理 (e–HR) 的概念

电子化人力资源管理(e–HR)是基于先进软件和高速、大容量的硬件基础上新的人力资源管理模式,通过集中式的信息库、自动处理信息、员工自助服务、外协及服务共享,达到降低成本、提高效率、改进员工服务模式的目的。

狭义的 e–HR 是指 Electronic Human Resource,即电子化的人力资源管理。广义的 e–HR 中的 e 还包含 efficiency,即高效率的人力资源管理;enabling,即更强功能的人力资源管理;empowering,即更有能力的人力资源管理;extending,即扩展的人力资源管理。

e–HR 的"e"体现在三个方面。

1. 基于互联网的人力资源管理流程化与自动化。

2. 实现人力资源管理的 B2B (获得外部服务)。

3. 实现人力资源管理的 B2C (实现内部自助服务)。

(二) 电子化人力资源管理 (e–HR) 的特点

1. 网络化的数据管理模式　e–HR 利用 Internet/Intranet 技术为人力资源管理搭建一个标准化、规范化、网络化的工作平台。人力资源部门可以着重发挥网络资源共享及数据库开放式共管的特性,使处于离散状态的信息全部转向中心服务器的动态汇总,并允许用户在任何时间和地点联入网络访问,实现数据的统一管理和分布式应用。例如,拜耳(中国)公司使用 e–HR 系统,与银行建立网络服务关系后,一个人就可以完成遍布各地的数千名员工的薪酬计算与发放,提高了工作效率。

2. 自助化的功能服务模式　e–HR 从全面人力资源管理的角度出发,利用员工自助服务(Employee Self–Service,ESS)将人力资源管理生态链上不同的角色联系起来,使各级管理者及普通员工都可以参与到 HR 的管理活动中。e–HR 为员工提供有效的培训课程和学习交流平台,采用公正、客观的评估机制,以提高员工绩效,还提供基于 Internet/Intranet 的员工虚拟社区系统,方便企业新闻的发布、员工间的互相交流,构筑了透明、快捷、低成本的信息传递互动途径。

3. 战略化的决策发展模式　e–HR 不仅是管理方式上的转变,更是理念上的革新。e–HR 使人力资源部门的主要服务从提供简单的人力资源信息,转变为人力资源知识和解决方案,即随时随地向管理层提供决策支持,向知识型员工提供服务和帮助等,以确保支撑企业整体战略目标的实现。

知识链接

"云"技术带新契机

2015 年中国市场逐渐感受到了人力资源的压力,用信息技术驱动人力资源管理的需求日高,开始拉动人力资源云服务的快速崛起。

从一定意义上来说,云技术是为人力资源管理而生。所谓云,即云计算,是一种基于大数据、互联网和移动通讯综合技术的数据处理方式。通过这种方式,多台终端共享的软硬件资源信息可以按需求提供给其他计算机和设备。云计算极大地提高了人力数据的利用率和业务响应速度，聚合人力资源管理的内外部、上下级管理链条。金蝶、用友等传统管理软件供应商也在开发基于云端技术的管理系统……

（三）电子化人力资源管理（e–HR）的主要内容

e–HR利用各种IT手段和技术，使系统包括核心人力资源管理业务功能，比如，招聘、薪酬管理、培训、绩效管理等。使用者除了一般的人力资源从业者外，普通员工、经理和总裁都将与该系统的基础平台发生相应权限的互动关系（图11–1）。e–HR系统主要由九个子系统构成（图11–2）。

图11–1　e–HR系统面向不同角色的价值

图11–2　e–HR系统示意图

1. 组织结构构造系统（e–Organizer）　实现组织结构建立、重组，职务、职称体系的建立和调整等。

2. 人事管理系统（e–Staff）　实现员工的基本信息管理，档案、合同、奖惩等信息的录入，统计，人员流动管理等。

3. 薪资福利系统（e – Payroll）　实现各类薪资福利项目的设置、薪资计算，薪资发放、变动，各种薪资福利数据的查询和统计等。

4. 招聘系统（e – Recruiting）　实现招聘网站和人力资源管理系统有机地结合在一起，实现在线招聘录入，并对外部人才库进行有效的管理。

5. 培训系统（e – Learning）　对培训资源进行的整合和管理，实现从培训需求统计到在线考核评分完整的培训流程，并对培训教师选择、培训课程设置或者培训时间安排等进行有效的管理。

6. 人力资源规划和分析系统（e – Analyser）　实现对企业的人事、薪资、考勤、培训、机构等基础数据的分析，能快捷、方便地获得各种统计分析结果报表或统计图，为企业的战略目标的实现提供人力资源要素的决策支持。

7. 360 度反馈评价系统（e – Feedback）　为企业员工提供了一个科学、系统的评价反馈系统，让企业获得对所有员工综合素质、能力的评价，给企业评价员工工作效果、规划员工职业发展方向和员工自我管理职业发展道路做出理论依据。

8. 员工满意度调查和分析系统（Employee satisfaction survey and Analysis System，e – Essas）　提供员工在线满意度调查，并对调查结果进行分析，为企业了解员工、改善管理提供科学的依据。

9. 考勤系统（e – Timeclock）　实现员工考勤数据的管理和维护，并可以将考勤结果与员工的薪资挂钩。

（四）电子化人力资源管理（e – HR）的功能

1. 将岗位的工作分析或者胜任力数据库经过数据处理，实现数据库存储，并能在各个功能模块中调用。

2. 以工作分析或者胜任力模型为核心，实现人力资源管理所有环节的功能，如员工的招聘与录用、培训管理、绩效管理、薪酬管理、职业生涯管理和日常人事管理。

3. 数据的兼容性：系统充分分析用户的各种需求，采用开放式设计，符合通用数据库接口设计标准，可以与企业原有的多种企业管理数据库软件进行通信和连接，并提供 Excel 等数据文件的导入功能。

4. 采用现代人力资源管理理论，兼顾传统人力资源管理政策，借鉴成功组织的人力资源管理经验进行设计，以满足企业的实际需求。e – HR 系统提供完善的组织结构设计和薪资福利设计等功能，可以完整设计出符合企业各种制度的系统功能模块，并且随企业制度变化可随时自由修改或更新相应模块的内容。

二、电子化人力资源管理的优势

（一）降低管理成本

e – HR 通过减少人力资源工作的操作成本、减少行政性人力资源人员、减少通信费用等达到降低企业运作成本的目的。借助信息技术的应用，通过授权员工进行自助服务、外协及服务共享等，人力资源管理业务流程中大量事务性、程序性工作不仅可实现无纸化办公，而且可以大大节省费用和时间，显著提高效率。

（二）畅通信息传递

传统人力资源管理是层次推进的树型结构，政策与信息要从总部逐级传递贯彻到基层，速度较慢且信息容易变形和衰减，导致贯彻中的走样变形或难以实现。而 e－HR 的实施，使高级的有关信息和资料可以直接传递到基层员工，加强内部的信息沟通，使人力资源信息服务实现自助式，利于管理和政策的实施。

（三）满足员工需要

知识型员工十分注重个性化的人力资源发展计划，需要对自身的职业生涯规划、薪酬福利计划、激励措施等有更多的决策自主权。网络的交互性、动态性使人力资源管理部门根据个人需求和特长进行工作安排、学习、培训和激励，让员工实施自我管理成为可能。

（四）技术促进变革

技术的进步最终解放了人力资源的"双手和大脑"，使人力资源工作发生了较大变革。e－HR 通过计算机网络和数据库的应用，使企业的人力资源管理更为科学，人才配置更加合理，有关人力资源管理方面的各项政策、规定也因员工广泛参与而变得更加切实可行，拓展了人力资源管理范围和深度，全面提高了人力资源管理决策能力和战略管理能力。

三、电子化人力资源管理系统的实施

电子化人力资源管理系统要成功实施必须具备五点。

（一）系统功能的完整性和实用性

系统的功能是基于完整而标准的业务流程设计，是企业日常工作信息化管理平台；数据的输入只需一次，即可与其他模块得到信息共享，作为一个完整的系统发挥作用，各模块也可独立工作，必要时整合和扩展为一个系统。

（二）系统的安全性能超群

系统提供完备的安全加密模式，能够执行对数据库和操作功能的多层次加密，严格控制权限管理，数据方面提供多层次安全进入功能，设定不同级别在不同模块的操作权限。对于误操作或修改设置造成的错误可以随时恢复操作。

（三）员工自助服务功能强大

系统具有强大的定制和自制报表生成功能，操作界面友好、直观、美观，设置灵活，查询方便快捷，员工满意度高。

（四）具备持续开发能力

电子化人力资源管理系统在投入运行后进行定期分析评估和改进升级以适应新的业务管理需求，实现动态改进和完善。同时，保留 e－HR 系统实施团队的主要成员，包括业务人员和技术人员，保障电子化人力资源管理系统日常安全、稳定和高效的运行，及时处理出现的问题。

（五）开放性和智能化

系统提供功能强大的数据接口，轻松实现各种数据的导入、导出，以及与外部系统的无缝衔接。设置提醒功能，以便用户定时操作（如员工合同到期、员工生日等），系统能够自动按照预先设置发送信息给员工个人，大大降低人力资源人员的工作强度。

案例链接

三九医药集团的 e – HR 系统解决方案

三九医药集团在科技是第一生产力的思想指导下，不断进行制度创新、技术创新、管理创新，建设形成了有针对性、高效且适用的 e – HR 系统解决方案，主要体现在四个方面。

1. 员工角色区分的薪资管理解决方案。

2. 全新的绩效管理流程。

①绩效指标体系中实现了指标的复用与个性化兼备。

②全方位评估和多角度评测。

③具有极强操作性的绩效计划制订过程。

④加入"反馈与指导"的操作环节。

⑤强有力的"绩效跟踪"。

⑥加入了岗位能力评估方式。

⑦让绩效考核结果转化为与员工密切相关的奖金与薪酬。

3. 体现员工参与的培训管理解决方案。

①员工自主申请将要参加何种培训，以及何时参加等信息。

②体现"以人为本"，注重员工个人能力的发展与提升。

③用户可以灵活根据企业现有的组织管理体系制订审批流程。

④及时地交流强化培训效果。

4. 自定义的自助风格与员工角色。

①操作简便，指导性强。

②直线经理可以及时得到下属员工信息的动态变化。

③提供人力资源部门直接为 CEO 服务的接口。

【思考】

三九医药集团是如何构建符合集团特色的 e – HR 系统的？

［资料来源：http：//www.doc88.com/p – 8806854809983.html 有修改］

第二节　跨文化人力资源管理

随着经济全球化的深入，国际分工日益精细，国家间依赖性日益增强，越来越多的医药企业成为跨文化企业。这些企业在管理上要面对诸多的文化差异，给人力资源管理提出了新的挑战。跨文化人力资源管理已成为影响企业生存发展的一个关键性因素。

一、概述

（一）跨文化人力资源管理的定义

1. 跨文化的含义　跨文化（Inter – Cultural），即交叉文化（Cross – Culture），是指具有两

种以上不同文化背景的群体之间的交互作用和影响。当一种文化跨越了在价值观、宗教信仰、思维方式、语言、风俗习惯及心理状态等方面与之不同的另一种文化时，就称为跨文化。它包括三个层次差异：即双方母国（或民族）文化差异、双方母公司自身特有的企业文化差异和员工个体文化差异，正是这些差异造成了人力资源管理上的困境。

2. 跨文化人力资源管理的内涵 跨文化人力资源管理是由来自不同文化背景的、存在跨文化差异的员工组成的企业对人力资源进行获取、保持、培训开发、融合和调整等一系列的管理活动和管理过程。跨文化人力资源管理主体是企业，如跨国企业、跨地区的企业；管理对象是具有不同文化背景的群体，可能来自企业外部，如驻地国政府部门、民族、人才中介机构、社区等，也可能来自企业内部，如管理者、员工等；管理目的是找到最有效的人力资源管理模式，在不同文化差异群体相互融合影响过程中解决矛盾冲突，实现人力资源最优配置。

值得注意的是，跨文化人力资源管理绝不是文化的同一化，而是在保持本土文化基础上的兼收并蓄，不断创新，建立既有自己特色又充分吸纳异文化成果的管理模式。

（二）跨文化人力资源管理的特征

1. 人员结构多元化 跨文化企业的雇员来自不同的国家或地区。由于文化背景的不同，外来的管理人员和技术人员与当地雇员之间在管理风格和价值取向上存在很大差异，容易造成管理层与员工层之间矛盾、对立的局面。

2. 文化认同的过程性 跨文化企业中存在着差异较大甚至冲突的文化模式。受民族、价值观、宗教信仰、种族优越感和语言沟通障碍等方面因素影响，跨文化企业所有成员都要了解对方的文化模式，进行文化沟通以消除障碍，接受或建立企业全新的特有文化。

3. 管理难度增加 跨国企业的员工来自不同的文化背景，存在着文化差异，对管理目标的理解、执行和评价可能都不一样，因此，国际化员工所组成的工作群体容易形成不同文化派别，使人力资源管理更加困难。

4. 管理风险加大 因为各国的法律、管理体系、劳动关系、工会的背景都不同，跨国企业所面临的劳资关系与单纯的国内企业有很大不同。比如在法国，工会的影响力很大，甚至要求公司董事会中必须有工会或员工代表；而在一些国家，企业中工会的影响力非常小或者根本不存在。当管理方式不为员工接受时，就有可能导致管理失败。

案例链接

跨国药企跨地域拓展之人力资源管理问题

某公司是一家全球知名的药业公司，在华投资已有十多年时间，总部设在上海，在内地拥有一家工厂，公司销售人员则遍及全国40多个城市。随着公司业务迅速发展，市场份额不断扩大，却被一些复杂的人事管理问题困扰着。

由于各地的个人所得税和社会保障政策各有不同，而销售人员的流动率又比较高，总部的人力资源部门很难在第一时间掌握到这些变化，因此经常会造成个人所得税、加班工资计算错误，社会保险扣缴错误或迟缴，进而造成员工工资晚发，外埠员工对此意见很大，影响了公司的正常运作。另外，总部对外地员工的档案和劳动关系无法直接管理，有的是员工自己保管档案，有的是由当地销售团队中的主管兼管。由此带来的是销售人员的离职管理滞后，甚至出现营业款还未清算人就"蒸发"的情况，公司蒙受了不少损失。

[资料来源：http：//arts. 51 job. com/arts/07/278777. html 有修改]

【思考】

该公司如何解决跨地域发展与人力资源管理滞后的矛盾呢？

二、跨文化人力资源管理模式

（一）民族中心模式

该模式指跨国企业将在本国母公司中的政策与操作方法直接移植到海外子公司，由母公司派出的本国员工进行管理，东道国雇员只占据低层次的和辅助性的岗位。人力资源管理政策由母公司统一制订，各海外子公司只是严格执行已经标准化的政策。民族中心模式主要适用于无差异策略推广单一产品的特大跨国企业，典型例子是美国麦当劳。

（二）多中心模式

该模式中，母公司与子公司基本上是相互独立的，各子公司实行适合当地特定环境的人力资源管理政策，主要管理人员由当地员工担任，如瑞士罗氏制药非常强调人才本地化战略，很好地避免文化冲突，顺利开展业务。

（三）地区中心模式

跨国公司将分支机构按地区进行分类，如欧洲区、北美区等。为子公司配置职员时，不考虑雇员国籍，只是要求子公司经理人员来自东道国所在地区。地区管理人员虽不可能被提升到总部位置，却享有一定程度的地区决策自主权，如拜耳医药（中国）。

（四）全球中心模式

该模式是一种理想的模式，指母公司对子公司的管理采用"分权式的计划与集权式的控制"，企业总部与子公司的相互关系强调在保证企业总部有效控制的前提下，给予子公司较大的自主权。

知识链接

4 种跨文化人力资源管理模式比较

4 种跨文化人力资源管理模式比较见表 11 - 1。

表 11 - 1　4 种跨文化人力资源管理模式比较

对比项	民族中心模式	多中心模式	地区中心模式	全球中心模式
组织的复杂程度	母国复杂，国外子公司简单	各地子公司情况不同，具有较大的独立性	在地区层次上有较大独立性	复杂
决策权的分配	集中在总部	交给各地子公司	地区分部与子公司共同决策	全球范围内总部与子公司相互配合，共同决策
文化特征	母国文化	东道国文化	地区文化	全球文化

续表

对比项	民族中心模式	多中心模式	地区中心模式	全球中心模式
人员	本国员工担任管理人员	东道国员工担任管理人员	本地区内各国员工担任管理人员	适人适位，最好的员工被安排到最合适的地方
评价标准	母国标准	各国当地标准	在区域层次上决定	通用标准并使之适合各地具体情况

案例链接

西安杨森的雁文化

西安杨森作为目前我国规模最大、品种最多、剂型最齐全的合资医药企业，曾两度摘取全国十大最佳合资企业第一名的桂冠，其成功在很大程度上是跨越文化障碍，土洋并举形成了独特的雁文化。

和谐的团队精神是雁文化的精髓所在，对一个外来的洋企业来讲，如何在企业文化建设中克服水土不服带来的负面影响，只能利用和适应中国文化。与此相应，企业在进行人力资源管理时，要利用文化因素，实现人与文化的融合，必须使企业文化成为员工、公司与社会之间的纽带，做到在进行人力资源管理时，实现企业文化与员工心理需求的紧密结合；调整企业文化，使公司的人力资源管理与公司的文化环境相适应。西安杨森在这两个方面均做得相当出色。首先在培训时将企业文化融入培训全过程，在提高员工能力的同时，增强员工对企业文化的认同感。根据公司和员工的具体特点，在销售人员中唤起他们的进取精神和接受挑战的意识，提倡做销售"雄鹰"，在全体员工中则宣传"雁的启示"，倡导团队精神。前者符合员工对高薪金和事业成功、自我实现的双重追求，后者则利用了人渴望相互接近、相互帮助的心理。同时根据中国员工福利思想浓厚的状况，西安杨森一方面教育员工要摒弃福利思想，另一方面又充分考虑到中国社会保障体系不完善，尽可能地为员工解决实际生活问题，具体表现为：职工个人待业、就业、退休保险、人身保险由公司承担，有部门专门负责；员工的医疗费用可以全部报销；在住房上，公司借鉴新加坡的做法，并结合中国房改政策，由员工每月按工资支出25%，公司相应支出35%，建立职工购房基金。这已超过了一般国有企业的公积金比例。如果基金不够，在所购房屋被抵押的情况下，公司负责担保，帮助员工贷款。这样在西安杨森工作4~6年的员工基本上都可以购买住房。

正是通过鹰的勇敢精神和雁的和谐文化的结合，现代文化与传统文化的有机统一，成就了西安杨森的经营实践。

[资料来源：http://www.xian‑janssen.com.cn/有修改]

三、跨文化人力资源管理策略

跨文化人力资源管理要规避和化解经营管理过程中可能出现的文化冲突，以维系不同文化背景的员工共同的行为准则，可采取以下策略。

（一）识别文化差异

正确区分文化差异的程度和维度，对文化差异可能产生的积极或消极作用做出预测和评估，发现和预见其中的文化冲突因素，对可能产生的文化对立予以防范和规避，从而防止和避免企业文化冲突导致的人力资源管理失控。对不同文化从理念层、制度层、行为层、符号层等进行融合创新，形成兼容性强、多元化的既"适应他人"又"保持自我"的文化合金。"适应他人"指尊重、理解东道国文化，"保持自我"是将本国优秀文化变为强势竞争力，塑造文化合金。

（二）加强跨文化培训

加强跨文化培训是跨文化人力资源管理的重心所在，把具有不同文化背景的员工集中一起进行专门的文化教育研究、文化的敏感性训练、跨文化沟通及冲突处理、实地考察、地区环境模拟、情景对话、角色扮演、语言培训等，以打破个人文化障碍和角色束缚，造就高质量各类跨文化人才。

（三）严格甄选外派人员

对于跨国公司而言，一项失败的外派任职直接损失在 25 万 ~ 50 万美元之间，而 99.9% 的驻外人员不能适应海外跨国公司工作的主要原因是不能适应海外的文化差异和工作方式。因此，选择外派人员时，除考察忠诚和才干外，还应侧重考察其对不同文化的适应和协调能力，包括民族优越感倾向、对多元文化的体验、认识及承受能力和人际交往的敏感性等，以提高外派成功率。

（四）推行人力资源本土化战略

本土化策略，通俗地说就是要入乡随俗。本土化的实质是跨国公司将人事等全方位融入东道国经济文化中的过程，通过全面调查，了解本土实际经济、文化、生活习俗等情况而进行的一系列融入性调整。人力资源本土化有利于降低跨国公司海外派遣人员和跨国经营的高昂费用，与当地社会文化融合，减少东道国对外来资本的危机情绪；有利于东道国经济安全，增加就业机会，增强跨文化环境的适应能力。

（五）实施全球导向的国际人力资源管理战略

通用电器（GE）前总裁韦尔奇曾说："除非将人才全球化，否则就没有将公司真正全球化。"全球导向的跨文化人力资源管理，要求选拔和培训具有不同文化背景的经理人，注重与职位的匹配性，淡化个人国籍或任职国家，主动接受全球公司文化，灵活对待不同的文化和国家社会制度。另一方面，要求制订合理的薪酬绩效机制，在全球范围内吸引人才。

第三节　医药人力资源外包

把不懂的业务全部包出去，我们只做我们熟悉的！

彼得·德鲁克（Peter F. Drucker）

目前，人力资源外包作为业务流程外包（Business Process Outsourcing，BPO）的重要组成部分，已成为世界范围内的管理变革趋势。美国管理协会（AMA）最近所做的调查中，94%

的企业承认他们将一项或多项人力资源职能外包。我国人力资源外包市场仅相当于美国的1/25，但市场潜力却是美国的5.6倍，拥有巨大的发展空间和机会。

一、概述

伴随科技的迅猛发展，行业竞争日益激烈。我国医药产业正进入一个快速和空前剧烈的分化、调整和重组的新时期。医药企业强调聚焦于自身核心业务，而从外部获取专业、高效、低成本的服务，通过非重要业务流程的外包，从而实现企业精简，更好适应迅速变化的市场环境。

（一）医药人力资源外包的定义

1. 外包　1990年，美国学者加里·哈默尔（Gary Hamel）和普拉哈拉德（C. K. Prahalad）在《哈佛商业评论》上发表了《企业的核心竞争力》一文，最早提出"外包"的概念。外包（Outsourcing）是指企业整合利用其外部最优秀的专业化资源，从而达到降低成本、提高效率、充分发挥自身核心竞争力和增强企业对环境的迅速应变能力的一种管理模式。

2. 人力资源外包　人力资源外包（Human Resources Outsourcing，HRO）是指企业将人力资源管理中非核心部分的工作全部或部分委托专业化人力资源管理外包服务机构完成，是一种新型的人力资源管理模式，能使管理者集中精力于战略性人力资源管理及核心业务，从而使企业降低运营成本和风险，提升核心竞争力。HRO和HRM外包是有区别的两个概念。HRO泛指伴随着业务外包而引起的人力或劳务外包，HRM外包往往单指管理职能的外包。

3. 医药人力资源外包　医药人力资源外包，即医药企业人力资源外包，指医药企业将招聘、绩效、测评和培训等业务活动外包给专业服务机构，一方面可以减少企业自身能力不足造成的管理风险和消除内部管理带来的营私舞弊等情况的发生；另一方面可以通过合同约定对供应商的服务提出要求，当他们的服务达不到要求时，可以索取赔偿金，从而达到风险转移的目的。

（二）医药人力资源外包的内容

1. 人力资源业务流程外包　人力资源业务流程外包（HR Business Process Outsourcing，HRBPO）指通过将技术性人力资源工作转移给外部服务商，而使得企业自身更专注于战略性人力资源管理工作，有利于提升人力资源管理的战略价值。当前，HRBPO主要涉及招聘管理、员工培训、绩效管理、薪资与福利管理（图11-3）。例如，2011年南京医药股份有限公司与合易咨询公司签订人力资源重点项目外包协议，公司在中高端人才市场化引进、人力资源内部市场化运作方面进行尝试，全面开展与外部市场化招聘相结合的岗位遴选，并启动人力资源内部服务外包工作，为部分控股子公司及事业部提供了内部市场化服务，在一定程度上降低了管理成本。

2. 人力资源咨询外包　人力资源咨询外包（HR Consulting Outsourcing，HRCO）是指以顾问形式而非参与管理与执行来帮助企业建立人力资源战略或人力资源管理体系。主要包括人力资源治理模式、人力资源规划、组织再造、人力资源业务流程设计，以及职位、绩效、薪酬体系设计等。人力资源咨询是一种服务商对企业进行人力资源管理理念、方法与技术的知识转移，并且往往是一次性的服务。对于中小型医药企业，采用人力资源咨询外包的方式来进行公司的人力资源管理，是一个实用的方法。

图 11 - 3　人力资源业务流程外包的内容

3. 劳务派遣和劳动关系外包　劳务派遣指用人单位根据自身工作和发展的需要，通过正规劳务公司，派遣所需要的各类工作人员。派遣机构与被派遣劳动者建立劳动关系，负责工资支付及保险缴纳等日常管理工作，用工单位则实际使用劳动者，并向派遣机构支付服务费用（图 11 -4）。劳务派遣主要有两种形式：一种是按一定期限租赁人员；另一种是以完成某个工作项目为准租赁人员。劳动关系外包是随着劳务派遣的产生而产生的，用人单位实行劳务派遣的同时也就意味着用人单位将员工与公司的关系外包给了派遣公司。

图 11 - 4　劳务派遣

知识链接

人力资源外包细分项目

根据统计，目前较常见的人力资源外包细分项目有以下几种。

1. 代办员工的录用、调档、退工手续、社保开户变更手续、年检手续、外来人员综合保险。

2. 受用人单位委托招聘派遣岗位所需人才。

3. 代办人才引进、居住证、就业证手续。

4. 代理户口挂靠及档案委托管理相关人事手续。

5. 提供各类商业保险、福利及培训方案，规章制度设计、薪酬设计等。

6. 提供人事政策、法规咨询、调解劳动争议等。

7. 调查员工满意度、调查薪资、拟定岗位描述。

8. 人力资源规划。

［资料来源：http：//baike.baidu.com/subview/8969317/8956965.htm］

（三）人力资源外包的理论基础

人力资源外包的产生不但有现实的社会需求，也有其理论基础。

1. 交易成本理论　科斯在《企业的性质》一文中指出，企业之所以出现是因为市场运行是需要付出成本的，当企业内部组织一笔交易所产生的边际成本与在公开市场上达成一笔交易所产生的边际成本相等时，企业的扩张就不能再继续下去。根据交易成本理论，当企业在组织内部进行人力资源管理所产生的成本大于其将人力资源外包给市场上专业外包服务机构所需要的费用时，企业就会将人力资源外包出去，以降低总的交易成本。

2. 核心竞争力理论　那些能给企业带来长期竞争优势和超额利润的能力和专长，才是企业的核心能力。通过人力资源外包，将非核心业务外包给外部服务商，通过联盟与合作，企业可以集中有限的资源发展核心业务，以增强人力资源活动在提升企业核心竞争力方面的作用。

3. 资源配置理论　资源是在特定时期构成企业强势和弱势的任何有形和无形资产（Wernerfelt，1984），人力资源外包是发挥资源选择机制作用的过程，企业采用人力资源外包，通过合理的运用外部资源，促使企业对内部资源进行最合理、最有效的配置，从而发挥企业外部资源和内部资源的协同作用，建立企业竞争优势。

知识链接

名人名言

任何企业中仅做后台支持而不创造营业额的工作都应该外包出去，任何不提供向高级发展机会的活动与业务也应该采取外包形式。

彼德·德鲁克（Peter Druker）

在过去，资源外取被认为是企业的一种劣势，但是现在，资源外取却可能是智慧型企业运作的关键，项目外包是推动企业和产业结构转型的重要力量之一。

詹姆斯·奎因（James Quinees）

外包将成为战略经营工具箱中的常备工具。

迈克·比尔（Michael Beer）

（四）医药人力资源外包的方式

1. 全面人力资源职能外包　全面人力资源职能外包指将医药企业的绝大部分人力资源职能包给服务商去完成的外包方式。鉴于服务商的能力和企业对外包活动的控制力还在发展中，目前实行全面人力资源外包的主要是小型企业，中型和大型医药企业较少。

2. 部分人力资源职能外包　部分人力资源职能外包是目前采用最普遍的方式。企业根据自身实际需要，将特定人力资源活动（如人员配置、薪资发放、福利管理等）外包出去，同时在内部保留一些人力资源职能。若选择得当，能获得更好的成本效益。例如，北京外企人力资源服务有限公司（FESCO）为某国有药业集团 OTC 项目提供全国 40 个城市的医药代表及区域销售经理的项目外包服务。

3. 人力资源职能人员外包　人力资源职能人员外包指医药企业保留所有人力资源职能，但让一个外部服务商来提供维持企业内部人力资源职能运作的人员。这基本上是一种员工租赁方法。采用这类方法的企业常常要求外部服务商雇用他们现有的人力资源工作人员。

4. 分时外包　分时外包是指企业分时间段选择外部服务商，根据企业计划系统和设备的使用时间，由服务商提供技术人员，集中处理企业人力资源事务。这种模式比较经济，关键要做好资源分配计划。

（五）医药人力资源外包的程序

医药人力资源外包有其严格、规范的程序（图 11－5）。

图1－5　人力资源外包的程序

1. 确定外包的内容　确定合适的人力资源外包项目是外包取得成功的前提和关键。根据企业发展目标和人力资源部门的实际情况，确定人力资源外包的内容。譬如，目前很多企业已经把人才招聘外包出去，而档案管理、考勤记录、工资发放、薪酬福利的外包也呈现高速增长的趋势。但涉及企业文化、员工关系等事关企业核心竞争力的事务，即战略性工作，不能轻易外包。

2. 选择外包服务商　企业在选择服务商时，一般应当选择那些信誉度良好、实力雄厚、在业内享有良好口碑的公司。同时也要考虑外包服务商的企业文化，如与本企业的文化相似或兼容，则沟通合作起来往往会比较顺利，外包成功的可能性也更大。

知识链接

大中华区人力资源服务机构品牌 10 强榜单

大中华区人力资源服务机构品牌 10 强榜单见表 11－2。

表 11－2　大中华区人力资源服务机构品牌 10 强榜单

排名	LOGO	品牌	总部	成立时间（年）	主营业务
1	ADP	安德普翰 ADP	🇺🇸	1949	人力资源外包与人才派遣
2	ciic	中智 CIIC	🇨🇳	1987	人力资源外包与人才派遣
3	randstad	任仕达 Randstad		1960	人力资源外包与人才派遣
4	AonHewitt	怡安翰威特 AonHewitt	🇬🇧	2010	人力资源外包、人力资源咨询

续表

排名	LOGO	品牌	总部	成立时间 （年）	主营业务
5		智睿咨询 DDI		1970	人力资源咨询、人才评鉴
6	SAP	思爱普 SAP		1972	电子化人力资源管理
7	前程无忧	前程无忧 51job		1999	招聘
8	MERCER	美世 Mercer		1937	人力资源咨询
9	FESCO	北京外企 FESCO		1979	人力资源外包与人才派遣
10	ORACLE	甲骨文 ORACLE		1977	电子化人力资源管理

［资料来源：http：//www.hroot.com/Rankings/2014/brands.html］

3. 选择外包的方式 企业寻求人力资源管理外包服务商的方式可分为三大类。第一类是普通的中介咨询机构，第二类是专业的人才或人力资源服务机构，第三类是高等院校、科研院所的人力资源专家或研究机构。在实际操作中企业往往会召集各类人员，组成一个"智囊团"，力求把工作做好。

4. 实施外包 经过上述工作，人力资源外包就可以由相应的服务商来负责实施。在这期间，企业一方面要注意外包风险的防范与控制，另一方面应积极参与和配合外包服务商，尽可能提供帮助，共同把工作做好。

二、医药人力资源外包的优势

自 20 世纪末，外包的趋势开始向医药业蔓延时，这个市场便不断扩大。正是基于这种经营模式的创新，它有如下优势。

（一）节约管理成本

我国大多数医药企业规模较小，受制于规模、成本、效益等诸多因素，由于减少了在用工手续、薪酬发放、档案管理、劳资纠纷等方面的人力和费用支出，节省了大量事务性工作的资金和时间，医药企业从专业公司那里获取人力资源方面的信息和高质量的服务，远比自身拥有庞大繁杂的人事管理队伍更能节约成本。企业足不出户就能易如反掌地圆满完成人事工作，做到了"用人不管人"。

（二）降低用工风险

医药企业与第三方服务机构建立受法律保护的合作关系，可以有效避免法律风险并减少适应劳动政策变革所耗费的精力。第三方专业机构与员工建立劳动关系，医药企业与员工只是一种有偿使用关系，从而避免了与劳务人员的人事及劳动纠纷。

（三）增强企业的应变能力

医药企业根据自身的经营状况来确定劳务人员的增减，为市场急剧变化或因季节性的用工而导致用工数量较大变化提供了有效途径，增强了企业的应变能力。

（四）提高核心竞争力

通过外包服务，医药企业更专注于自己的核心业务，对于面临新机遇与新挑战的人力资源部门来说，可以从日常人事管理和大量事务性工作中解脱出来，集中精力于战略与文化的整合，从而提升人力资源管理的高度和核心竞争力。

（五）增强企业的凝聚力

专业的外包服务商能够规范操作，有效遏制随意性的薪资、员工管理，对管理工作的规范性、公正性起到促进作用，并通过多种渠道为医药企业员工提供迅捷、及时的反馈与服务，有效提高员工对人力资源基础服务的满意度，从而增强企业的凝聚力。

外包已被证明是医药企业整合上下游资源、提升管理核心业务的一种有效工具，它必将越来越多地促进企业从灵活的企业管理中受益。

知识链接

企业各阶段面临的挑战与人力资源外包的优势

企业各阶段面临挑战与人力资源外包的优势见表11-3。

表11-3　企业各阶段面临的挑战与人力资源外包的优势

阶段	面临的挑战	人力资源外包的优势
初创期	·人力资源部门与政府部门之间、企业内部都存在大量繁杂性事务 ·资金、人手和精力有限，短期内企业无法考虑在人事上过多地投入	·只需要少量费用，在最短的时间内，由熟练的人事操作人员专业而圆满地完成人事业务操作
快速扩张期	·企业新发展地区的人事政策和操作方式与总公司的有不少差异 ·管理成本和用工成本大幅增加	·可选择在当地有分支机构的人才机构，方便人事管理 ·降低管理成本，节省人员成本
稳定期	·需要激发员工的工作热情和创造力，保持企业的活力 ·人事工作范围和胜任力出现新的变化，以适应日益激烈的竞争	·提供全球最先进的人事运作经验、模式和技术 ·协助人力资源部门更加专注于企业文化、员工职业生涯规划、核心员工保留及人才阶梯计划等企业战略性工作
突破期	·市场变化日新月异，更需要人力资源部门与业务部门、财务部门紧密合作，最大化地促进企业发展	·人力资源部门协助财务部门优化财务数据管理，支持业务部门发展，提高员工绩效管理

三、医药人力资源外包的风险

医药产业是高科技、高风险、高投入、高产出的产业，人力资源是其第一资源，人力资源外包作为一种新型的人力资源管理方式，有其自身潜在的风险。

（一）企业经营安全风险

在外包过程中，存在着信息不对称现象，很多时候企业难以准确掌握反映外包服务商真正实力的信息，外包服务商可能会向企业提供不充分或不真实的信息，使企业难以做出科学的外包决策。另外，企业商业秘密或所有权信息可能通过外包服务商泄露给竞争对手，从而使企业面临潜在的风险。

（二）来自员工方面的风险

外包对于企业及员工而言是一种变革，原来的管理流程、职责分配、汇报关系及个人的职业发展定位都会有不同程度的改变，员工产生各种顾虑和猜疑在所难免。这些猜疑和顾虑的存在会直接或间接地影响员工的工作情绪，从而加剧企业内部人员的流动，导致新一轮矛盾的加剧和内部冲突。另外，由于外包是利用外部人才来承担企业的内部职能，在外包的同时，若忽视了内部员工的作用，则会挫伤他们的工作热情，带来恶果。

（三）企业文化沟通方面的风险

企业文化的形成是一个长期的过程，且一旦形成很难改变。人力资源外包作为企业与外包商之间的一种合作行为，合作过程中必然产生文化的交叉与碰撞。若外包商在提供服务时不能很好地适应企业文化，则会造成服务质量与效率的下降，引起发包方企业员工的不满。目前我国一些外资人力资源外包商，正是由于政治、经济、文化上的差异，导致"水土不服"。

（四）企业内部管理风险

企业内部管理风险主要包括企业自身人力资源职能边缘化和人力资源管理失控两方面。

随着人力资源外包在国内的不断发展，外包服务的内容已经逐渐涵盖了人力资源的主要职能。在这种趋势下，选择进行外包的医药企业自身的人力资源管理人员从实际工作中获得的经验、知识、技能越来越少，企业可能随之产生对外包的依赖性，逐渐使自身的人力资源管理能力削弱。

此外，当企业将自有的部分或全部人力资源管理职能外包出去时，组织结构由直线式朝着扁平化发展，对外包的相关业务的监控通常会减少，并可能造成责任不清、权责不明，从而产生弱化甚至失去对外包管理职能控制的风险。

（五）企业与外包服务商之间的适应性风险

一方面，外包服务商能否深刻理解、适应企业文化的特点，全面分析企业现状并对服务进行相应的客户化；另一方面，企业是否已准备好项目实施的平台，是否对外包服务本身适应，现有的组织机构设置、制度、相关人力资源流程、企业执行力等是否能够保证外包服务的效果等，都需要双方的适应与磨合。

四、医药人力资源外包风险的规避措施

针对人力资源外包存在的种种风险，企业有必要事前采取一些风险规避措施（图11-6）。

图11-6　人力资源外包风险的规避措施

（一）正确判断企业的核心能力

组织在外包任何关键活动时首先要判断到底哪些功能适合外包，哪些不适合外包。作为企业的决策者，不妨把每项功能细分成具体的活动，考虑每一项活动的战略意义，然后确定哪些工作可以外包出去，哪些工作由企业自己来做。对于一些属于企业商业机密或外包服务商难以提供有效支持的特殊职能是不适合外包的。

（二）进行外包的成本－效益分析

利用服务商的专业化和规模化效应确实可以降低成本，但签订合同前应对成本进行准确的预测，既对显性成本，如薪酬福利、办公设备、场地租赁等进行全面的分解和剖析，又要充分重视一些隐形成本，如维护与服务商的良好关系，企业员工对外包完成工作的满意度，以及由此可能引起组织的混乱程度等有充分的预判。只有进行全面、合理的分析和研究，才能更好地服务于外包决策。

（三）做好企业内部的沟通工作

通过沟通获得企业执行层的全力支持，这是人力资源外包成功的基础。同时，还要与员工进行合理、有效的沟通，将信息和新的策略传递到企业的各个层面，让员工意识到实行外包是一种真正多赢、有效的方式，而且要对遭受损失的员工给予物质补偿和精神慰藉，避免由此给企业运转带来不稳定的因素，进而推动外包工作的顺利进行。

（四）签订规范、完善的外包合同

在协议中必须明确双方相应的责、权、利，以及出现例外情况如何处理的问题。要指定相应的外包工作负责人和相关的联系方式，明确合作期间的定期联系和相互通报体系。对于一些敏感问题和数据，双方应当平等协商，若不能达成一致，应当通过法律程序对有争议的问题予以明确。在合同内容方面，应当对外包项目的具体内容、有效期限、绩效标准、预期效果、信息安全、损失赔偿等问题进行详细规定，尽量减少产生争议的可能。

（五）有效监控、评估外包服务商

合同执行期，医药企业与外部服务商属于战略合作伙伴关系。双方应随时沟通，积极主动，相互配合，以建立和维护良好的关系。双方应相互监督，严格按照双方确定的时间表执行。医药企业定期或不定期地对外包服务商进行绩效评估，建立有效的监控机制，以保证合同顺利进行，使外包项目达到最佳效果，实现人力资源职能水平专业化。

本章小结

电子化人力资源管理（e-HR）是基于先进软件和高速、大容量的硬件基础上新的人力资源管理模式，通过集中式的信息库、自动处理信息、员工自助服务、外协及服务共享，达到降低成本、提高效率、改进员工服务模式的目的。e-HR系统主要包括组织结构构造系统、人事管理系统、薪资福利系统、招聘系统、培训系统、人力资源规划和分析系统、360度反馈评价系统、员工满意度调查和分析系统、考勤系统。e-HR不仅可使企业的人力资源管理自动化，实现了与财务流、物流、供应链、客户关系管理等ERP系统的关联和一体化，而且整合了企业内外人力资源信息和资源与企业的人力资本经营相匹配，使人力资源管理者真正成为企业的战略性经营伙伴。系统实施中要注意系统功能的完整性和实用性、开放性和智能化，同时又要确保系统的安全性能超群、员工自助服务功能强大，以及具备持续开发能力。

跨文化人力资源管理是由来自不同文化背景的、存在跨文化差异的员工组成的企业对人力资源进行获取、保持、培训开发、融合和调整等一系列的管理活动和管理过程。其具有人员结构多元化、文化认同的过程性等特征。跨文化人力资源管理模式分为民族中心模式、多中心模式、地区中心模式和全球中心模式。在跨文化人力资源管理中要采取识别文化差异、加强跨文化培训、严格甄选外派人员、推行人力资源本土化战略、实施全球导向的国际人力资源管理战略等策略。

医药人力资源外包，即医药企业将人力资源管理中非核心部分的工作全部或部分委托专业化人才服务机构办理，但托管人员仍隶属于委托企业，这是一种全方位、高层次的人事代理服务，主要包括人力资源业务流程外包、人力资源咨询外包、劳务派遣和劳动关系外包，分为全面人力资源职能外包、部分人力资源职能外包、人力资源职能人员外包和分时外包4种方式。人力资源外包强调聚焦于自身核心业务，而从外部获取专业、高效、低成本的服务，通过非重要业务流程的外包，实现企业精简，更好地适应迅速变化的市场环境。医药人力资源外包面临着企业经营安全风险、来自员工方面的风险、企业文化沟通方面的风险、企业内部管理风险和企业与外包服务商之间的适应性风险。这些风险可以通过判断企业的核心能力、进行外包的成本效益分析、做好企业内部的沟通工作、签订规范完善的外包合同和有效监控评估外包服务商等措施予以规避。

【推荐网站】

1. http：//www. mohrss. gov. cn 中国人力资源和社会保障部网站

2. http：//www. bls. gov/美国劳工部网站

3. http：//www. hr. com. cn 中国人力资源网

4. http：//www. hroot. com 全球领先的人力资源管理网站

5. http：//www. ceconline. com 世界经理人网站

6. http：//www. hros. cn 中国人力资源外包网

【思考题】

1. 什么是电子化人力资源管理（e－HR）？其主要内容有哪些？

2. e－HR 系统成功实施的注意事项有哪些？

3. 跨文化人力资源管理包括哪些策略？

4. 简述跨文化人力资源管理的概念及模式。

5. 简述医药人力资源外包的内涵及主要内容。

6. 试分析医药人力资源外包面临的主要风险有哪些？如何规避？

【案例分析1】

吴先生的"归属感"困惑

吴先生曾在某大型国营医药企业从事营销工作十多年，最近辞职，跳槽到另一家外企医药公司任区域销售总监。办完正式入职手续后他发现，他的劳动关系跟以前不一样。他认为，他不是该外企的正式员工，用工合同、工资福利等都由另一个公司——上海对外人力资源服务公司负责。后来他了解到该外企除了少数高管之外，同事们的薪酬、福利和保险等事务都由上海对外人力资源服务公司打理。当他还在为"我到底是哪个公司的人"困惑时，却不知道自己已进入了一种新型的人力资源管理模式。它就是日益普及的"人力资源外包"。如今，越来越多的外企将人力资源管理的非核心流程外包给专业人力资源机构，从而让人力资源管理专业人员将主要精力集中于人力资源战略与绩效管理等核心环节上。

【思考】

1. 吴先生的"归属感"困惑如何解除？

2. 试分析医药人力资源外包中的风险和规避措施。

【案例分析2】

G公司的薪酬外包

G公司隶属于医药行业内首屈一指的大型跨国集团，总部设在北京。随着业务量的稳步攀升，公司陆续在上海、广州、深圳等十多个地区设立了分支机构，人员迅速增长至700多人。随着人员增长和业务复杂度增加，加之G公司薪酬体系较复杂，多个事业线存在多类薪资规则，各地薪资发放日期不同，缺乏薪酬计算系统工具，薪酬管理的困扰日益凸显，人力资源部门苦不堪言。

基于上述原因，G公司迫切考虑薪酬外包，或建立薪资系统，但系统的建立需要遵从集团统一规划。目前，集团下属的各企业统一采用全球指定的系统进行基础人事信息记录，但该系统不能满足人力资源日常对员工基础信息管理和薪资管理等需求，处于"人为系统服务"状态，而且在可预见的相当长的时间内尚无法解决本土的人力资源管理需求。自建系统一方面违背集团的统一规划，另一方面需要考虑高额的软件成本和实施过程中中大量人力投入。此外，薪酬计算需要来自于不同流程的数据，如何有效地从日常服务中收集这些数据，也是尤为棘手的问题。如果不能很好地解决这个问题，大量入职、离职和收集数据的工作量依然留在人力资源手中，则很难通过传统的薪酬外包有效提升人力资源管理的效率，缓解人力资源部门的工作压力。

【思考】

医药企业如何有效进行薪酬外包？

【模拟实训】

角色模拟训练

场景描述：高乐军、赵天成、刘洪飞和崔凤利大学计算机专业毕业后，进入一家广州的美资医药软件企业工作。目前主要从事一个中型软件项目的研发工作，他们的顶头上司是美方的项目经理詹姆斯。因为项目时限马上就要到了，5个人一起加班加点赶工期，关系还算融洽。一天晚上10点，他们终于提前两天完成了任务，詹姆斯提议去附近的一家餐厅吃夜宵，这个提议很快得到大家的积极响应。餐毕，詹姆斯招呼餐厅服务生过来买单："一共是498元，我付100元。"他一边看着账单说，一边打开皮夹，从一叠百元大钞中抽出一张面值100元的纸币放在托盘上，原本没有意料到要付钱的高乐军、赵天成大梦方醒，一下子反应过来，赶紧掏出钱包，捏着5张百元钞票争着买单，最终还是高乐军一人掏出了400元钞票，加上詹姆斯执意要付的100元，结了账。

此事之后不久，高乐军、赵天成就相继辞职了。詹姆斯百思不得其解。

【任务】

1. 讨论为什么高乐军、赵天成会相继辞职，其中深层次原因是什么？如何避免？举例说明。

2. 参与者根据自己所扮演的角色，分析母国的地域文化差异如何影响管理实践，以及为了应对这些文化差异，管理者必须采取哪些措施？

主要参考文献

[1] 彭剑锋. 人力资源管理概论. 上海：复旦大学出版社，2011.

[2] 方福祥. 我国医药行业人力资源管理现状及其信息化模式构建. 企业研究，2010（9）：18.

[3] 张小兵，孔凡柱. 人力资源管理. 2 版. 北京：机械工业出版社，2013.

[4] 常亚平，赵应文，李亚慧. 精编人力资源管理. 2 版. 武汉：武汉理工大学出版社，2012.

[5] 赵永乐，陈丽芬. 人力资源规划. 北京：电子工业出版社，2010.

[6] 吴宝华. 人力资源管理实用教程. 2 版. 北京：北京大学出版社，2012.

[7] 赵曙明. 人力资源战略与规划. 3 版. 北京：中国人民大学出版社，2012.

[8] 王悦，熊季霞. 医药人力资源管理. 北京：科学出版社，2006.

[9] 劳伦斯·S·克雷曼. 人力资源管理：获取竞争优势的工具. 上海：机械工业出版社，2009.

[10] 廖三余，曹会勇. 人力资源管理. 2 版. 北京：清华大学出版社，2011.

[11] 朱勇国. 工作分析. 北京：高等教育出版社，2014.

[12] 陈维政，余凯成，程文文. 人力资源管理. 北京：高等教育出版社，2002.

[13] 胡君辰，郑绍廉. 人力资源开发与管理. 上海：复旦大学出版社，2002.

[14] 廖泉文. 招聘与录用. 北京：中国人民大学出版社，2002.

[15] 李宝元，于然，李静. 现代人力资源管理学. 北京：北京师范大学出版社，2011.

[16] 窦胜功，卢纪华，周玉良. 人力资源管理与开发. 北京：清华大学出版社，2013.

[17] 刘磊. 人力资源管理与开发. 北京：中国电力出版社，2013.

[18] ［美］雷蒙德·A·诺伊，等. 雇员培训与开发. 3 版. 北京：中国人民大学出版社，2007.

[19] 惠婷. 新编人力资源管理实务. 上海：上海交通大学出版社，2015.

[20] 邹华，修桂华. 人力资源管理原理与实务. 2 版. 北京：北京大学出版社，2015.

[21] 甘斌. 员工培训与塑造. 北京：电子工业出版社，2008.

[22] 黄铁鹰，梁钧平，慕凤丽. 人力资源管理案例. 北京：中国人民大学出版社，2011.

[23] 刘昕. 薪酬管理. 4 版. 北京：中国人民大学出版社，2014.

[24] 张雪飞，杜立夫. 薪酬管理. 北京：机械工业出版社，2015.

[25] ［美］罗伯特·L·马西斯. 人力资源管理. 10 版. 北京：北京大学出版社，2013.

[26] 周斌，汪勤. 薪酬管理——理论·实务·案例. 北京：清华大学出版社，2014.

[27] 杜娟. 人力资源管理. 北京：中国原子能出版社，2012.

[28] 张岩. 员工激励方法及其运用原则初探. 中国科技创新导刊，2011（35）：138.

[29] 杜映梅. 职业生涯管理. 北京：中国发展出版社，2012.

[30] 冉军，万玺. 职业生涯管理. 北京：科学出版社，2011.

[31] 李宝元. 职业生涯管理：原理·方法·实践. 北京：北京师范大学出版社，2007.

[32] 徐怀伏. 医药组织人力资源管理. 北京：中国医药科技出版社，2015.

［33］朱家勇．医药人力资源管理学．北京：中国医药科技出版社，2005.

［34］廖泉文．人力资源管理．2 版．北京：高等教育出版社，2011.

［35］［美］玛丽·F·库克．人力资源外包策略．北京：中国人民大学出版社，2003.

［36］余建年．跨文化人力资源管理．武汉：武汉大学出版社，2007.